轻轻松松话健康丛书

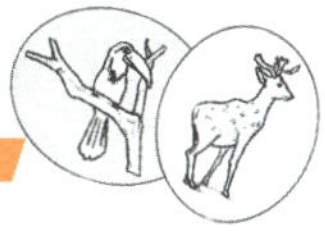

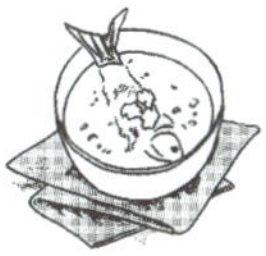

食疗养生

SHILIAO YANGSHENG

主　编　邢金芳
副主编　李　青　潘兴乾　吴庆民　毕永梅　洪永富
编　委　陈海燕　陈　静　崔海游　高竹青　缪　莉
　　　　任德玲　宋　涛　王　瑾　王　军　夏　杰
　　　　张　洁　周楠楠　周　琼

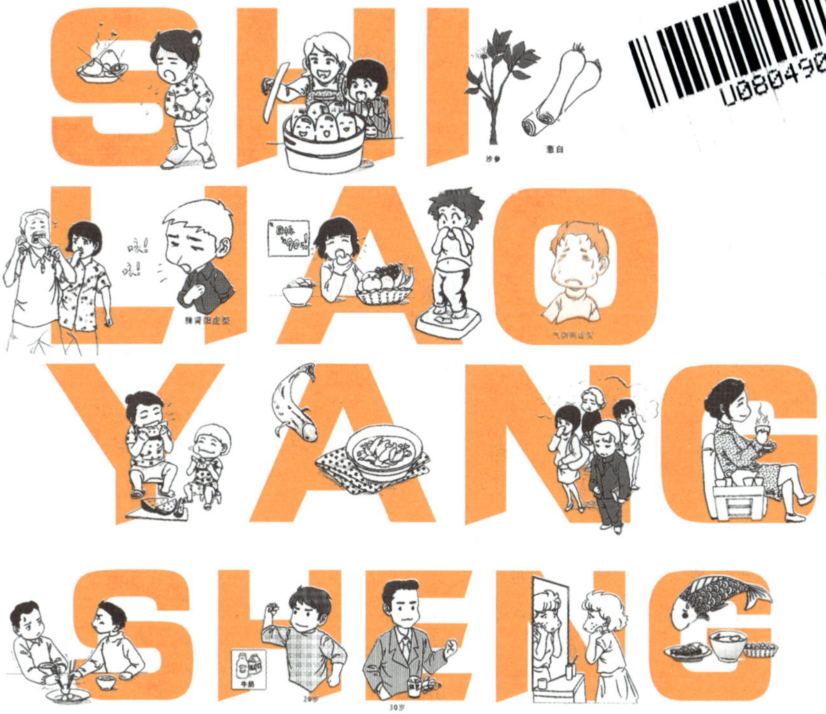

时代出版传媒股份有限公司
安徽科学技术出版社

图书在版编目(CIP)数据

食疗养生 / 邢金芳主编. --合肥:安徽科学技术出版社,2017.1(2025.6 重印)
(轻轻松松话健康丛书)
ISBN 978-7-5337-7104-1

Ⅰ.①食… Ⅱ.①邢… Ⅲ.①食物养生-基本知识 Ⅳ.①R247.1

中国版本图书馆 CIP 数据核字(2016)第 312158 号

食疗养生 主编 邢金芳

出 版 人:王筱文 选题策划:吴 玲 责任编辑:吴 玲
责任校对:王一帆 责任印制:梁东兵 封面设计:朱 婧
出版发行:安徽科学技术出版社 http://www.ahstp.net
(合肥市政务文化新区翡翠路 1118 号出版传媒广场,邮编:230071)
电话:(0551)63533330
印 制:河北晔盛亚印刷有限公司 电话:15811513201
(如发现印装质量问题,影响阅读,请与印刷厂商联系调换)

开本:710×1010 1/16 印张:16.25 字数:300 千
版次:2017 年 1 月第 1 版 2025 年 6 月第 3 次印刷

ISBN 978-7-5337-7104-1 定价:85.00 元

前　言

随着社会老龄化问题的日益严重，健康已被越来越多的中老年人所关注。什么是健康？简单地说，健康就是拥有强壮的体魄，能抵御各种疾病的侵袭；深层次地说，健康还包含健全的精神状态，良好的心理调节能力。因此，提升自我保健意识，培养健康的生活习惯，必将成为越来越多的中老年朋友的追求。

近年来，安徽益寿文化传媒有限公司出版的《益寿文摘》报畅销全国，影响力大，已发展成为“中国报业领军品牌”“中国老年健康报业龙头报纸”，“益寿文摘”注册商标也被评为“中国驰名商标”。其传授的医学养生保健知识，引领众多中老年人形成了健康的生活方式，解除了无数读者的病患。为惠及全国中老年朋友，《益寿文摘》报社特组织多名医学专家，从《益寿文摘》报中遴选精华，编撰了这套《轻轻松松话健康丛书》。

本套丛书共计100余万字，分《家庭医生》《运动养生》《食疗养生》《中医验方》四个分册。丛书图文并茂、通俗易懂，集科学性、知识性、趣味性、实用性于一体，旨在帮助中老年人正确认识疾病，制订正确、合理的膳食及运动计划，采取科学、有效的治疗方法，寻找最适合自己的保健方式，从而享有高品质的生活。不过需要说明的是，书中介绍的内容仅供读者朋友诊断、治疗疾病时参考，如果身体不适，患者还是要及时去医院诊治。

希望本套丛书能为您开启健康长寿之门，陪您共度瑰丽夕阳人生。由于编者时间及水平有限，丛书难免存在不足之处，敬请广大读者批评、指正，以便再版时修订。

编者

2016年5月

目　　录

第一篇　饮食指南与攻略

第二篇 疾病与食疗

第三篇　食物与养生

第四篇 食疗药膳方

第五篇 季节与饮食

第六篇 家常美味食谱

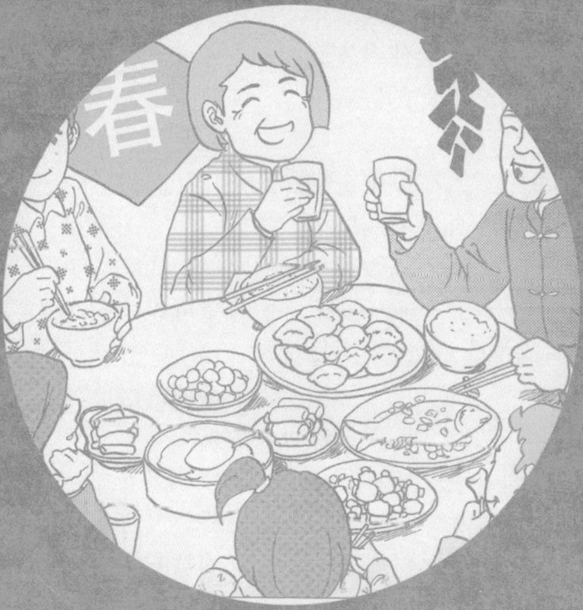

第一篇

饮食指南与攻略

健康饮食的 20 条金标准

营养专家总结出 20 条健康饮食的“金标准”，并指出，这 20 条中若能达到 12 条，就算得上达标；若在 5 条以下，需引起注意，并应及时纠正。

1.吃饭时挺直腰背。人们吃饭时很容易含胸驼背。殊不知，这样会使食管和胃部受压，影响食物消化。正确的进餐姿势：挺直腰背。

2.特别饿时喝点粥。人在极度饥饿时看到什么都想吃。其实，此刻胃肠的消化功能已经受损，如果大吃大喝很容易造成食滞。特别饿时，应少量进食一些半流质食物，如粥、面或米线，再慢慢恢复正常饮食。

3.两餐间隔 4~6 小时。一般混合食物在胃里的停留时间是 4~5 小时，因此，两餐间隔 4~6 小时比较合适。

4.先吃爱吃的食物。先吃自己喜爱的食物，这会让你在情绪上获得满足。愉快的心情能较快地产生饱胀感，避免吃得太多。

5.饭后别马上用脑。饭后，体内的血液会集中流向消化器官，大脑相对缺血。因而饭后不宜马上用脑，可以听听音乐、散散步，这些都是不错的选择。

6.吃饭时不谈扫兴的事。就餐时讨论复杂或令人扫兴的问题，会影响人的食欲和消化。

7.早餐吃热的。早餐应该吃热食，保护胃气。建议早餐选择热稀饭、热麦片、热豆浆等，搭配包子、面包等主食。

8.饭后半小时再喝茶。

9.晚上别吃冷饮。晚上 7 点后，人体体液代谢下降，此时吃凉的食物，尤其是冷饮，影响胃肠功能，影响睡眠。

10.饭后甜点要少吃。

11.多吃深色蔬菜。

12.动、植物油混着吃。用 1 份动物油、2 份植物油制成混合油，可以取长补短。

13.吃饭环境要安静。嘈杂的就餐环境会使人的味觉变得迟钝。有轻柔音乐做背景可以让人吃得更香。

14.别一个人吃饭。单独进餐容易产生不良情绪，且饮食单调，更易造成营养失衡。

15.骨头汤加点醋。做骨头汤时适当加点醋，可使食物中的钙转化成容易被吸收的醋酸钙。

16.每天吃一次含纤维素的食物。人体摄取了多余的脂肪和蛋白质，与大肠杆菌相互作用，会变成有害的腐败物质。纤维素可以促进胃肠蠕动，把废物排出体外。

17.多嚼硬的食物。根据年龄不同，可适当补充一些硬的食物，当咀嚼次数增多或频率加快时，大脑的血流量明显增加，活化了大脑皮质，可防止大脑老化和预防老年痴呆症。

18. 细嚼慢咽。细嚼慢咽有助于消化，每一口都要细细地咀嚼 30 次以上。

19.少吃盐。

20.调味品别滥用。美国食品药品管理局的研究显示，桂皮、小茴香等天然调味品中或多或少含有黄樟素，它可引起肝癌。多吃不仅会口干、咽喉痛、精神不振，还容易导致胃酸分泌过多和胃胀气。因此，在烹制食物时不要过度使用这些调味品。

（唐珍/文）

五招教你躲避肉类残留药物

自从媒体曝出可让鱼儿活蹦乱跳的“鱼浮灵”，对人体有致畸、致癌危害的非法鱼药“孔雀石绿”，在甲鱼、鳜鱼、多宝鱼等水产品中检出氯霉素等违禁药物残留后，人们就对吃鱼产生了疑虑。猪肉可能含有瘦肉精、抗生素。而禽类也不让人安心：鸡从孵化出壳一星期就开始不断地打针、吃药。

若这些药物在动物体内过量残留，会给食肉者带来危害：①引起食物中毒。②长期食用“有抗猪”“有抗鸡”和“有抗奶”，抗生素会在人体内累积，增强细菌的抗药性。③长期过度食用“快大鸡”“快大猪”，会导致孩子早熟，降低身体素质。

我们如何才能远离兽药滥用的危害？

1.去正规市场、超市购买新鲜肉类和水产品，选择有规范屠宰和销售证明的品牌企业的产品，看清是否有检疫印章和检疫合格证明。不要向无证摊贩购买。

2.猪肉不是越瘦越好。“瘦肉精”猪肉颜色较红；皮下脂肪层明显较薄，通常不足1厘米；肉质较软，切成两三指宽不能立于案上。

3.分清草鸡和“快大鸡”。草鸡嘴硬、色深、爪锐、掌有茧，“快大鸡”则反之，腿粗大而无力，体形肥大而笨重。草鸡羽毛颜色深且有光泽，“快大鸡”的羽毛颜色浅而无光。草鸡的皮薄，有光泽，呈黄色，毛孔很细；“快大鸡”的皮厚，呈白色，无光泽，毛孔粗大。

4.控制儿童、青少年对炸鸡、炸猪排等食物的摄入量。

5.冬季少吃河虾、小龙虾、黄鳝等水产品。

（马志英/文）

食物的气味决定用餐量

美味食物可提高10%的用餐量。

减肥是当今爱美人士的代名词，不过面对美味可口的食物，许多人还是很难抵抗住诱惑。荷兰的科学家发现，食物的香味是引诱人们吃多少的关键。

荷兰科学家经过研究，发现食物的气味决定食用量的多少，气味是一种控制食量的重要手段。科学家认为，如果食物的味道香浓，会使人不由自主地咬上一口，而咀嚼也常常与味道相联系。香气食物似乎有着特别的功效，这样的食物也更容易咀嚼。而当遇到味道不好的菜肴或者没熟的食物时，人们会不由自主地选择小口进食，明显与香味食物相反。

此次研究的负责人雷内博士表明："我们对测试者进行观察，发现：甜味的食物使他们加快进食的速度，味道也决定了测试者咬食物的大小。实验结果表明，控制食物的气味，可以调节5%~10%的用餐量。这个实验集中了化学、心理学等问题。"

雷内也认为这样的研究会对减肥人士有所帮助，可以有效地控制体重。科学家也认为，超重会产生严重的危险，特别是妇女，肥胖的妇女更容易死亡和发生乳腺癌。

（乔尔/文）

大蒜熟吃无药用功效

大蒜要怎么吃呢？虽然有些人不喜欢它的味道，但生吃的确要比熟吃好。

蒜的药用功效来自它的辛辣味，也就是其中的大蒜素。如果炒熟吃，大蒜素大部分会挥发或受热分解，这样就大大降低了大蒜的保健功效。因此，大蒜还是生吃好，如果实在受不了蒜辣味，可以在炒菜要出锅时撒上蒜蓉，这样辣味即可减淡。也可选择吃糖蒜和醋蒜。

如果将大蒜整个吃下去，会无法发挥药用功效。因为大蒜素并不是直接存在的，而是要由独立存在于大蒜中的蒜氨酸和蒜酶两种物质合成，只有把大蒜拍碎或捣碎，才能结合成大蒜素。不要空腹生吃大蒜，因为辛辣味过于强烈，会让人产生上腹部烧灼感，易引起急性胃炎，诱发慢性胃炎及溃疡病的复发。

另外，紫皮大蒜味浓，抗菌作用强，适合生食或做调味品；白皮大蒜味淡，抗菌作用较弱，适合腌糖醋蒜。

（王凤歧/文）

喝剩菜汤危害健康

对吃完剩下的菜汤汁，不少老年人喜欢喝掉或者拌着饭吃掉。其实在这些菜汤汁中不但所含的营养成分已经非常少，而且汤汁中往往漂浮着一层油，其中含有大量的盐以及嘌呤等不利于健康的物质。

根据中国营养学会推荐，老年人每日脂肪摄入量以占全天总能量的 20%为宜，要比青年人更低，盐也应控制在 5 克以下。

在炒菜时为了入味，人们往往要加入过量的油和盐。菜盘子底剩下的汤汁除了油就是盐，偶尔吃一两口也不要紧。但是，作为一种饮食习惯，老年人如果天天吃盖浇饭，或者天天都将剩下的菜汤全部吃掉，就会造成脂肪及盐摄入超标，加上重口味的饮食很容易吃过量，对血脂、血压和体重的控制都不利。

因此，老年人应在烹饪前做好计划，吃多少做多少，剩的菜汤就别吃了。

（葛声　朱乾堃/文）

改掉 10 个烹饪坏习惯

很多人没有意识到普通的烹饪习惯也会影响食物营养，甚至有损健康。近日，美国《赫芬顿邮报》总结了人们在厨房里常见的 10 个烹饪坏习惯。

1.把油加热到冒烟

大部分烹调油加热到冒烟后，不仅口感变差，还会被分解，其中有益健康的抗氧化剂成分也被破坏，并形成有害健康的化合物。因此，油被加热时，只要看到锅中的油开始发出微光就可以放心烹饪了。

2.过度翻炒食物

过度翻炒会让食物无法被充分加热，欠缺特有的滋味，还会将一锅美味菜肴变成杂碎糊糊。

3.锅中食材放得过满

这样会延缓烹饪速度，让食材变得软而黏。如果一道菜肴需要嫩煎，食材装得过多会导致它们散发出大量水汽，使其丧失脆嫩口感。同样，锅中放的肉太多会让锅内温度迅速下降，导致粘锅和烹饪时间过长。最佳措施是根据食材的软硬程度和质地分批烹饪。

4.烤肉刚出炉就切

烤肉出炉后应该在热环境下静置一会儿，让肉组织松弛。否则切时会出现血水，影响美观和口感。

5.洗完生肉不清洗水池

冲洗生肉时水池会受到生肉中细菌的污染，很可能引发由食物传播的疾病。因此冲洗生肉后要立即清洗水池。

6.用高温加热不粘锅

高温会使不粘锅内壁以烟雾的形式释放出有毒物质，引发肝脏受损和生长发育功能等问题。所以，使用平底锅烹饪前一定要调低温度。

7.在不粘锅中用金属器具搅拌

金属器具会把不粘锅表面刮破，使其内壁的全氟化碳进入消化系统，对人体健康造成危害。用不粘锅烹饪时，最好用木质锅铲。

8.直接用食品搅拌机搅拌很热的液体

这种做法很有可能让高温液体四处迸溅。如果在搅拌时移开食品搅拌机顶端的瓶塞，用折叠的纸巾或毛巾盖住瓶口，就能有效预防这种情况。

9.将耐热玻璃制成的餐盘放进烤箱

虽然耐热玻璃能直接在炉火上加热，但仍然无法承受烤箱的温度，高温会使它破碎。

10.过度搅拌面糊

这样会让面粉变成面筋，做出的点心口感很硬。最好轻微搅拌，直到面糊的颜色均匀即可。

（田山/文）

怎样科学吃螃蟹

螃蟹肉质细嫩，营养丰富，味道鲜美，但如果吃得不当可能会损害健康。

1.吃死蟹会中毒

当螃蟹垂死或已死时，蟹体内的蛋白质会分解产生一种叫组胺的有毒物质。随着死亡时间的延长，蟹体内积累的组胺越来越多，毒气越来越大，即使煮熟了，这种毒素也不易被破坏。因此，千万不要吃死蟹。

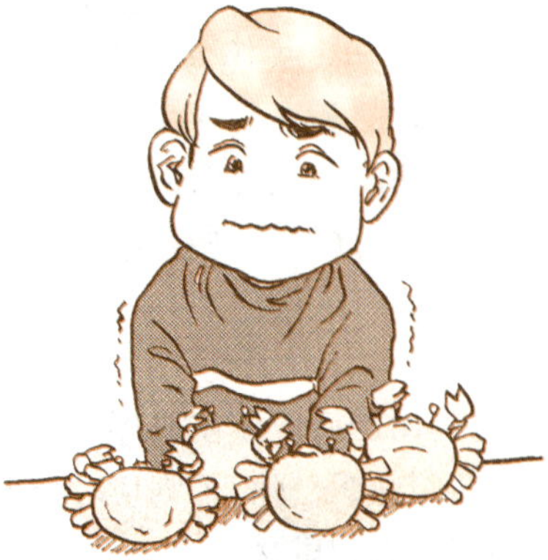

选蟹时要做到“五看”：一看颜色，二看个体，三看肚脐，四看蟹毛，五看动作。蟹的颜色要青背白肚、金爪黄毛，个体要大而老健，肚脐要向外凸出，蟹脚上要蟹毛丛生，动作要敏捷活跃。

2.吃蒸煮的蟹最安全

螃蟹生长在江河湖泊里，又喜食小生物、水草及腐烂动物，蟹的体表、鳃部和胃肠道均沾满了细菌、病毒等致病微生物。如果是生吃、腌吃或醉吃螃蟹，可能会被感染一种名为肺吸虫的寄生虫，刺激或破坏肺组织，能引起咳嗽，甚至咯血，如果侵入脑部，则会导致脑瘫痪。生吃螃蟹，还可能会被副溶血性弧菌感染，表现出肠道发炎、水肿及充血等症状。所以，吃蒸煮熟的螃蟹是最安全的。蒸煮螃蟹时要注意，在水开后至少还要再煮20分钟，煮熟、煮透才可能把蟹肉中的病菌杀死。吃时必须除尽蟹鳃、蟹心、蟹胃、蟹肠四样物质，因为这四样东西含有细菌、病毒、污泥等。

3.吃蟹不是人人皆宜

螃蟹性寒，脾胃虚寒者也应尽量少吃，以免导致腹痛、腹泻，吃时可蘸姜汁，以去其寒意。另外，伤风、发热、胃病、腹泻者不宜吃螃蟹，否则会加重病情。患有高血压、冠心病、动脉硬化者，尽量少吃蟹黄，以免胆固醇水平增高。

（韩素芹/文）

肉类如何解冻才科学

肉类解冻主要应符合以下三个要求：①解冻均匀。②味道和口感保持不变。③微生物繁殖少、安全性高。

1.热水解冻最糟糕

用热水解冻显然是最糟糕的。将冻肉泡在热水里，表面迅速升温、解冻，而中间还是一块大冰核，马上拿出来吧，中间没有化；继续泡着呢，微生物的增殖程度非常可怕。同时还会发现，泡肉水变成了混浊状态，其中溶解了大量肉的可溶性含氮物——它们可是鲜味的重要来源啊，还包括水溶性的B族维生素，实在太可惜了。

2.冷水解冻比热水好

用冷水解冻比热水稍微好一点，但也不能让人安心。因为在几小时的浸泡过程中，在冷水中也会溶出含氮物质和维生素，只是溶出的量比在热水中溶出的少一些。泡肉水中仍会滋生微生物，只是繁殖速度稍慢。

3.冷藏室解冻最理想

放在冷藏室中解冻是最理想的方法。可以在前一天晚上把肉从冷冻室中取出，放在保鲜盒或保鲜袋中，然后放在冰箱的冷藏室下层，最好是-1~1℃的保鲜盒中。这样，冻肉不会立即从外面融化，而是会在冰冻状态下整体升温，均匀解冻，解冻之后因为温度仍然保持在0℃左右，不会滋生大量微生物。

4.临时解冻可选择微波炉

缺乏计划的临时解冻也不是没有办法，那就是第四个选择——借助微波炉。微波炉的妙处是它可以通过让水分子升温的原理由内而外地来加热食物。微波炉解冻的正确方法，就是一点一点地尝试。先设定一个比较短的时间，然后停几分钟,并给要解冻的食物换个方向,让食物的受热部位均匀一些，再继续按一两分钟的进度增加时间。最后的解冻目标不是彻底变软,而是保持稍微冻结状态,这时候取出来,既方便切割,又不至于滋生过多的微生物，而且不至于因为过热使肉的口感变硬。

（范志红/文）

糖尿病患者做菜少勾芡

做菜勾芡,是中国人的一大发明。勾芡之后的菜肴，不但变得油光光、亮晶晶,还吸足了味道。不过,勾芡这个方法,却不适合糖尿病患者。原因就在于,勾芡的原料,就是百分之百的纯淀粉。淀粉跟面粉还不一样，因面粉中还含有蛋白质和维生素等，能在一定程度上延缓血糖升高,而淀粉中只含有碳水化合物(糖)。而且,在勾芡的过程中,淀粉遇到水,加热后会迅速糊化。糊化后的淀粉升高血糖的速度近似于白糖。当然,做菜勾芡放的淀粉数量不会很大，对血糖的影响不会真的像白糖一样剧烈。不过,出于健康考虑,建议糖尿病患者在做菜的时候,最好不要勾芡,或者尽量少勾芡。

另外，糖尿病患者在做菜时还应注意以下两点。第一,不放糖。放过糖的菜肴不但会让血糖飙升，还会让你不知不觉地吃下更多的盐。过多的盐摄入,会增加患高血压的危险。第二,少放油,少用高脂原料。油脂不但能转化成大量的能量，造成脂肪堆积，而且对于保护心血管、预防糖尿病的并发症非常不利。

（吴佳/文）

健康吃蔬菜的几个问题

1.为什么说蔬菜具有防病的功效?

有关癌症、心脑血管疾病、糖尿病、骨质疏松症等方面的营养流行病学调查证明，吃菜多的人患这些疾病的风险较小，而吃维生素片和抗氧化制剂则没有这样肯定的正面效果。

2.颜色越深的蔬菜是否越有营养?

总体而言，颜色深的蔬菜中营养素和抗氧化因子的含量较高。同一类蔬菜中,也是颜色深的品种保健效果更好。比如说，深红色的西红柿中番茄红素的含量远高于粉红色的西红柿；浅绿色的叶菜中，维生素 B_2、叶酸、镁、类黄酮等多种健康成分含量要低于深绿色的叶菜。

3.大蒜、洋葱等是保健作用最强的蔬菜吗？

大蒜、洋葱的效果没有那么神奇，而用来炝锅的大蒜经过油炸后作用也不大。相比而言，多吃青菜的意义要大得多，所以营养学会推荐人们每天吃 200 克以上的深绿色叶菜。越是深绿的叶子，叶绿素含量越高，营养成分越多，抗突变、减少致癌物作用的功效就越强。

4.除了抗癌之外，蔬菜还有哪些防病和保健效果？

研究证明，深绿色叶菜对扩张血管、降低血压起着不可忽视的作用。对老年人来说，绿叶菜中的钙、镁、钾和维生素 K 能帮助减少骨质疏松和骨折风险。对孕妇来说，多吃绿叶蔬菜有助于生出个聪明的宝宝；对用眼多的人来说，蔬菜中的叶黄素和胡萝卜素有利于减缓眼睛的衰老。

5.有哪些不当的做菜法会危害健康？

对于蔬菜，主要的错误做法有以下几种：①放太多的油脂，或炒菜温度过高，大量冒油烟。②将外层绿叶全剥下来抛弃。

6.多吃蔬菜是否会造成胃肠不适？

不同身体状况和消化能力的人对蔬菜的接受能力有所差异。对于部分人来说，有些蔬菜可能会引起肠胃不适，比如苦瓜、黄瓜、韭菜、大蒜、生洋葱等，此时无需勉强，只要换成其他蔬菜即可。

7.每天的蔬菜、主食和鱼肉的合理数量搭配是什么？

按照我国的膳食指南，应以素食为主。每日鱼肉类食品 50~100 克，而蔬菜推荐 300~500 克。对于高血压、高血脂患者来说，还需要更多的蔬菜摄入量，才有利于控制疾病。

8.蔬菜虽好，可让人担心的农药问题怎么办？

目前，我国所用农药的毒性越来越小，超标浓度也越来越低。蔬菜中的抗氧化物质有利于减少有毒物质的作用。经综合评价，蔬菜的益处远远大于它的风险。人们要多吃蔬菜，远离疾病！

（邵瑞琳/文）

十大海鲜，营养各异

海鲜营养丰富，研究发现，每周吃一次海鲜，患心脏病的风险会减半。人们常吃的海鲜到底有什么营养？吃的时候需要注意什么呢？英国《每日邮报》载文，采访了英国营养治疗学家杰基·林奇。

1.三文鱼和鲑鱼

欧米伽 3 脂肪酸含量极高，有助于老年黄斑变性患者保护视力。不过其中的钠含量较高，85 克即可提供每日钠需求量的 20%。注意：高血压患者不宜过量食用。

2.螃蟹

富含蛋白质、欧米伽3脂肪酸、硒、铬、钙、铜和锌。欧米伽3脂肪酸有助于防治关节炎、降低血压。热量低，饱和脂肪酸少，有益心脏健康。注意：高血脂患者只能偶尔食用。

3.鱿鱼

含蛋白质、欧米伽3脂肪酸、铜、锌、磷、B族维生素和碘。B族维生素有助于缓解偏头痛，磷有助于钙吸收。100克鱿鱼只有70千卡（1千卡=4.184千焦）能量。注意：每天吃鱿鱼不要超过一个拳头的量，吃时最好不要油炸。

4.牡蛎

富含蛋白质、锌、欧米伽3脂肪酸和酪氨酸，胆固醇含量低。其中锌含量极高，有助于改善男性性功能。注意：6只牡蛎的含锌量是人体日需求量的两倍。如果牡蛎不新鲜，容易引起食物中毒。

5.贻贝

富含硒、铁、叶酸、维生素A、B族维生素、碘和锌。常吃贻贝有益甲状腺健康。注意：一小碗贻贝就能满足人体一天的维生素B_{12}需求，及碘需求的一半。不过孕妇尽量别吃。

6.扇贝

富含蛋白质、欧米伽3脂肪酸、B族维生素、镁和钾，热量低且不含饱和脂肪酸。常吃扇贝有助于预防心脏病、脑卒中及老年痴呆症。注意：与其他海鲜相比热量较高，减肥者要适当食用。

7.虾、小龙虾、对虾

含大量的维生素B_{12}，同时富含锌、碘和硒，热量和脂肪含量较低。注意：胆固醇含量较高，胆固醇偏高者不可过量食用。

8.海螺和蛤

富含维生素A和锌。蛋白质含量比羊肉还高。这类海鲜锌含量较高，也有益皮肤和头发健康。维生素A有助于改善视力。注意：产地很重要，尽量别买近海的，因为受污染的可能性比较大。

9.龙虾

富含碘、硒、B族维生素、维生素E及健康蛋白质。胆固醇含量和热量较低。150克龙虾肉中含33克蛋白质。注意：胆固醇偏高人群只能偶尔食用。

10.章鱼

含大量的B族维生素、钾、硒、牛磺酸和铁，不含饱和脂肪酸。牛磺酸可降低血中胆固醇水平，有助于预防心脏病，缓解压力。85克章鱼中含热量140千卡。注意：买章鱼时尽量挑小的，太大、太老的不容易煮烂。

（陈宗伦/文）

蔬菜营养分高低

根据蔬菜所含营养成分的高低，将蔬菜分为甲、乙、丙、丁四类。甲类蔬菜富含胡萝卜素、维生素 B_2、维生素 C、钙、纤维素等，营养价值较高，主要有小白菜、菠菜、芥菜、苋菜、韭菜、雪里蕻等。乙类蔬菜营养次于甲类，通常又分三种。第一种含维生素 B_2较多，包括所有豆类蔬菜；第二种含胡萝卜素和维生素 C 较多，包括胡萝卜、芹菜、大葱、青蒜、西红柿、辣椒等；第三种主要含维生素 C，包括大白菜、圆白菜、花椰菜等。丙类蔬菜含维生素类较少，但含热量高，包括红薯、山药、芋头、南瓜等。丁类蔬菜含少量维生素 C，营养价值较低，有冬瓜、竹笋、茄子、茭白等。

建议中老年人每日吃甲类蔬菜不少于 250 克，吃乙类蔬菜不少于 150 克，丁类蔬菜应在保证甲类、乙类蔬菜的基础上，适量选食。丙类蔬菜可作为主食类食物食用，与谷物、豆类搭配着吃。

（丁柏林/文）

无须谈塑化剂色变

有媒体曝出酒鬼酒被检出塑化剂邻苯二甲酸二丁酯超标 2.6 倍。塑化剂这个老百姓生活里的冷僻词，突然之间变得家喻户晓，人们对其避之不及。专家提示，塑化剂又称增塑剂，是邻苯二甲酸形成的大约 30 种酯类的统称，常温下为无色透明的油状液体，难溶于水，易溶于甲醇、乙醇、乙醚等多种有机溶剂，且可通过呼吸道、消化道和皮肤吸收进入人体。

塑化剂是工业上广泛使用的高分子材料助剂，在塑料加工中添加的目的是增强其柔韧性，可合法地用于工业用途。其中的邻苯二甲酸二丁酯（DBP），是硝基纤维素的优良增塑剂。

1.白酒中何以出现塑化剂

中国酒业协会调查发现，白酒在生产过程中自身发酵环节并不产生塑化剂。白酒产品中的塑化剂主要源于塑料接酒桶、塑料输酒管、封酒缸塑料布、成品酒塑料内盖、成品酒塑料包装等暴露环节。因为在白酒的生产中，不可避免会接触到含有塑化剂的塑料转移容器、乳胶管等，而塑化剂在乙醇中具有良好的溶解性，接触乙醇后会使塑料中的塑化剂转移到乙醇中。高档酒一般都是高度酒，乙醇含量较高，接触同样含量的塑料制品时的溶出量高，因而塑化剂含量也

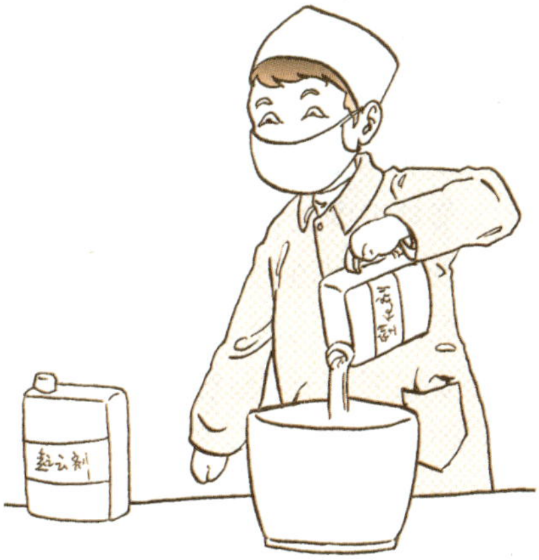

高。可见,白酒中的塑化剂主要来源于生产中接触的塑料和橡胶制品。

2.DBP 具有激素样作用

从 DBP 的毒理性质来看,DBP 能导致中枢神经和周围神经系统的损伤,具有中等程度的蓄积作用和轻度刺激作用。

3.远离塑化剂,从选择盛油用具开始

远离塑化剂,不仅仅是不喝白酒、不吃含有塑化剂的食品那么简单。在我们的生活中,到处都有可能摄入塑化剂,比如塑料水杯,特别是一些价格便宜的水杯、含有内衬层的纸杯等,都可能会有微量的塑化剂在热水中溶出。

由于塑化剂在水中的溶解度很低,在有机溶剂和油中的溶解度高,所以我国植物油生产企业普遍使用不含塑化剂的包装材料。但有些厂家的生产设备中有一些塑料垫、塑料管线,可能会在油脂生产过程中有微量的塑化剂溶出。因此,若想远离塑化剂,需要我们在生活中认真地审视我们的生活用具,尽量不用含塑化剂的塑料制品盛装油脂和温度高的水。

(何计国/文)

关于腌菜的那些事

初冬季节,是适合腌菜的时节。这些年来,虽然餐桌上的菜式丰富、花样翻新,腌菜却仍是百姓餐桌上的“常客”。腌菜因其味道好、促进食欲而深受人们的喜爱。但其营养价值也受到人们的质疑。那么爱吃腌菜会致癌是危言耸听还是确有其事呢?

1.三种制法,风味各异

腌菜是中国的传统食品,各地民间均有做腌菜的习俗,且各具特色。腌菜的做法不仅局限在用盐,还包括糖、醋、酱、酒等浸渍加工。归纳起来,腌菜的制作方法有三种,即腌制法、酱制法和糖醋制法。腌制法是利用高浓度盐液来保存蔬菜,其他两种方法是蔬菜经过腌制后,再浸入酱料或糖醋液中浸渍。无论何种制法,都能增加腌菜的独特风味。

2.营养价值,美中不足

腌菜中含有丰富的膳食纤维和一定量的钙、镁、钾等矿物质,适当吃腌菜可以补充这些物质,而且能调节胃口,增加食欲。但如果把腌菜作为主菜甚至替代新鲜蔬菜就不妥了,长期吃腌菜还会给身体带来一定的害处。缺点一:蔬菜在腌制过程中,维生素 C 被大量破坏。长期以腌菜代替新鲜蔬菜的人,容易发生维生素 C 缺乏。缺点二:腌菜中含有较多的草酸和钙,食用后不易被排出体外,被机体大量吸收后,草酸钙结晶会沉积在泌尿系统形成结石。缺点三:腌制过程中需要放大量盐，食用腌菜后导致盐摄入过多,肾脏负担过重,增加患高血压的风险，还会严重损害胃肠道黏膜。另据测定,常进食腌制类食品的人,胃肠炎症和溃疡的发病率较高。缺点四:腌菜中对人体危害最大的物质之一就是亚硝酸盐。亚硝酸盐进入胃之后，成为易诱发胃癌的危险因素之一。不过,蔬菜腌制后其中的亚硝酸盐含量会不断变化，到一周左右,亚硝酸盐含量最高,腌制 9 天后开始下降,15 天后下降至安全的剂量范围内,到 20 天之后就更低了。因此,腌菜腌制 20 天以上食用更安全。但是很多人喜欢吃暴腌菜，还有人喜欢自己把蔬菜切碎,加点盐拌一下,在冰箱里放几天,做脆口小菜吃,这些做法都是不健康的。

3.改良制作,降其危害

腌菜时加点葱、姜、蒜、辣椒汁、柠檬汁,可以降低亚硝酸盐的含量,加蒜还能防止微生物生长。在食用腌菜时,最好同时食入一些新鲜蔬菜,如辣椒、蒜苗、芥菜、苦瓜等,或鲜橘、鲜枣、山楂等水果，这些蔬菜和水果中都含有丰富的维生素、胡萝卜素等抗氧化成分,可以与亚硝酸盐发生化学反应，阻止致癌物质的生成。

（戴秋萍/文）

6 种含亚硝酸盐最多的食物

亚硝酸盐不但会导致急性的食物中毒,还会增加患胃癌的风险。现在让我们来找出 6 种最严重的亚硝酸盐的“潜藏地”,并找出安全饮食攻略。

第 1 名　粉嫩熟肉

各种外卖中的熟肉中亚硝酸盐的含量是现在最高的。因为它可以让肉煮熟后颜色粉红、口感鲜嫩,还会延长食品保质期。即使在餐馆里,厨师们烹调许多肉菜都离不了它,还有各种烧烤肉制品、腌制品等,几乎都会加入亚硝酸盐。

安全攻略:别太红,别太嫩

熟肉如果颜色是粉红色的，而且这种粉红色从里到外都一样，那么一定是添加了亚硝酸盐。此外,用了亚硝酸盐的肉特别水嫩。本来肉类是由肌纤维构成的,煮熟后能够撕出非常细小的肉丝。但如果熟肉基本上吃不出肉丝的感觉来,就有可能加入了亚硝酸盐。

第 2 名　刚做的腌菜

腌制食品除了盐含量过高之外,亚硝酸盐或者亚硝胺的含量也很高。不过,只有在腌制时间不合适的产品中，亚硝酸盐的含量才会高到引起麻烦的程度。

安全攻略:腌制 20 天以上

一般来说，腌制 20 天之后的腌菜中亚硝酸盐含量已经明显下降,一个月后是很安全的。此外,添加鲜蒜、鲜姜、鲜辣椒、维生素 C 等均可降低亚硝酸盐的含量。

第 3 名　吃隔夜菜

隔夜菜也会产生亚硝酸盐，这是因为细菌开始大量繁殖。吃菜时经过筷子搅来搅去，细菌会和蔬菜充分接触，即便吃完后把剩菜放在冰箱里，细菌也会缓慢地滋生。而且放的时间越长，产生的亚硝酸盐就越多。

安全攻略：现炒现吃更安全

炒过的菜餐后马上放入冰箱里，下一顿就全吃完，产生的亚硝酸盐也不会达到中毒、致癌的程度。不过，最好在炒菜时先要有计划。如果是肉类等荤菜烧多了，可以事先拨出一部分放在干净的碗或保鲜盒里，冷却到室温后盖好直接放入冰箱；如果是蔬菜，最好是现炒现吃。

第 4 名　久置凉拌菜

拌多了的凉拌菜放在冰箱里，虽然一两天之后看起来还是很新鲜脆嫩，但其实其中的亚硝酸盐已经非常多了。

安全攻略：加入蒜泥和醋

凉拌菜中加入蒜泥、醋和柠檬汁等都能抑制细菌繁殖，自然也就有利于控制亚硝酸盐的产生，且要在 24 小时之内吃完。

第 5 名　久煮火锅汤

涮了很久的火锅汤很容易出现亚硝酸盐超标的问题，因为肉类和蔬菜中的亚硝酸盐很快会溶解在汤里面。

安全攻略：少选酸菜、海鲜锅底，半小时内喝汤

火锅汤在涮火锅的时候，各种蔬菜中的硝酸盐都会溶入汤中，在滚沸状态下本来就容易转变成亚硝酸盐，其中一部分还与肉、鱼、海鲜中的蛋白质分解产物合成亚硝胺，使汤的危险性不断上升。因此吃火锅时，最好在半小时内喝汤，一小时后就不要喝了。

第 6 名　刺鼻海鲜干货

很多人喜欢吃虾皮、虾米、小鱼、贝粒等干制海鲜类产品，以及鱿鱼丝、鱼片干、咸鱼等。然而，这些食品都含有亚硝酸盐。

安全攻略：不能有刺鼻气味

在吃虾皮、虾米、鱼片、鱿鱼丝等食品之前，一定要闻一下味道，如果感觉不够新鲜，有刺鼻气味，那么亚硝胺类物质一定少不了。另外，因为新鲜的虾皮应该是白色的，如果发红，就说明亚硝酸盐含量过高，或者被染了色。此外，吃海鲜干货一定要控制数量，鱼片和鱿鱼丝只能偶尔吃。

（赵英敏/文）

怎样吃鱼最健康

目前我国的烹鱼方法，无非分为几类：

1.油炸类

直接下油锅或者拍淀粉之后下油

锅,包括干炸鱼,以及油炸之后浇汁调味的鱼,如松鼠鱼、菊花鱼等。

2.油煎类

用大量油两面煎透、煎黄,如香煎鳕鱼等,或者煎透之后再加各种调料炖煮,如红烧鱼、瓦块鱼、干烧鱼等。

3.烧烤类

我国的重庆烤鱼、贵州烤鱼等通常要加大量植物油烤制,介于油煎和烤之间。烤出来的鱼外层略有焦煳,中间部分不直接受热,质嫩油少。日式烤鱼不放油,用盐和调料略腌之后在烤箱中定温烤制。

4.水炖类

先加油爆香各种香辛料,再加水、酱油等煮沸,放入鱼,小火慢炖,直到鱼入味。

5.清蒸类

鱼略腌,放蒸锅或者微波炉中快速蒸熟。

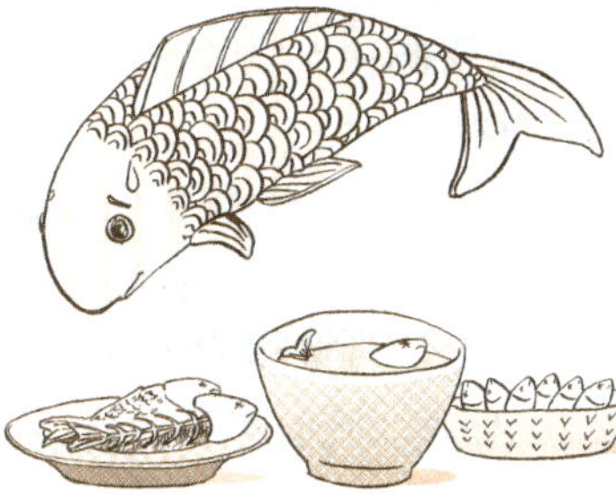

从健康角度来说,清蒸方法最有利于保持鱼的低脂、健康特色,水炖类也比较好,因为不会受到120℃以上的高热,可基本保持脂肪酸的稳定。烧烤鱼应当注意少吃外层焦煳部分,避免受到致癌物的危害,多吃中间软嫩部分,获取有益的欧米伽3脂肪酸。制作红烧鱼的时候,宜适当缩短油煎时间。各种油炸鱼类固然口感香酥,但不要指望它能够带来什么健康方面的益处。

(林彬/文)

吃火锅五忌

1.忌喝汤

火锅食材多是肉类、海鲜和蔬菜等,这些材料混合在一起煮后所形成的浓汤汁中含有一种浓度极高的叫嘌呤的物质。嘌呤经过消化分解后,经肝脏代谢生成尿酸,能够使肾功能减退、排泄受阻,致使过多的尿酸沉积在血液和组织中,引发痛风。因此,吃火锅后应尽量喝水,以利于尿酸的排泄。

2.忌时长

长时间吃火锅会使胃肠处于“超负荷”工作状态,加上喝酒对食管黏膜有严重的刺激作用,对健康不利。因此,吃火锅一定要把握好时间,忌长时间食用。

3.忌食生

为追求鲜脆嫩滑的口感,很多人吃火锅时喜欢把食物在火锅里烫一下就吃。其实,这样的吃法除了会造成消化不良外，潜藏于食物中的细菌、寄生虫卵会随食物吞入胃肠从而导致疾病的发生。

4.忌过烫

人的口腔、食管和胃黏膜一般只能耐受50℃的温度，吃了太烫的食物会损伤黏膜，而火锅浓汤的温度可高达120℃，取出即吃的话，很易烫伤口腔、舌部、食管以及胃的黏膜。一些本来就有复发性口疮的人，吃了火锅后容易上火，其口疮发生机会会多出好几倍，或者使原有的口腔黏膜炎症加重。如此反复，还会诱发食管癌变。最危险的是那些患有口腔黏膜白斑或扁平苔癣等癌前病变的人，火锅的高温和调料的刺激都会使这些人病情加重。

5.忌过辣

辣味有刺激性，对于肺结核、痔疮、慢性腹泻、过敏性疾病等患者，辣味过于厉害会加重病情。

（邬时民/文）

食品涨价，如何应对

食品涨价对生活会产生不利影响，但思路决定出路，坏事也能变成尽在掌握的好事，比如：

少买可乐、奶茶和其他市售甜饮料，自己喝茶水、白开水，不仅健康还能预防肥胖。

不吃休闲食品和加工零食，哪怕打折也不买，因为买得越多就越吃亏。

不买饼干、蛋糕、派、蛋挞之类西式点心，正好远离反式脂肪酸。

少下一次馆子，全家就省去少则几十元多则两三百元的花销。

把早餐面包换成烤馒头片，反式脂肪酸没了，糖没了，热量还更低了。

把各种速冻食品和加工主食省去，自己在家包饺子、做煎饼、煮八宝粥。

把香肠、火腿之类加工肉食换成鲜肉、鸡蛋和豆制品，减少亚硝酸盐，减少盐分，减少饱和脂肪，还能增加维生素和钙。

把各种乳酸饮料和果味酸奶换成纯牛奶，自己买个酸奶器发酵做酸奶，不仅能省下三分之二的钱，而且能吃到更多的活乳酸菌。

把生日蛋糕换成长寿面，既有文化又吉祥喜庆，也远离反式脂肪酸。

做菜少放点油，不吃油炸食品，多做炖煮食物，减少致癌物，还能预防肥胖。

（范志红/文）

保健酒是酒不是药

随着人们保健意识的增强，饮保健酒的人越来越多。消费者要正确认识保健酒的身份与功效，谨防走入保健酒的误区。

误区1：保健酒等于药酒　由于保健酒一般都添加一些中药材，与药酒有相似之处，这让很多人将保健酒混同于药酒。但事实并非如此，药酒主要以治疗疾病为主，必须取得“国药准字号”，有药物的基本特征，有明确的适应证、禁忌证、限量、限期，必须在医生监督下饮用。根据国家规定，药酒必须在正规医院药房或药店才能销售。而“保健酒”以养生为主，主要具有抗疲劳和调节免疫两项功能，没有治疗作用，产品上不能明确宣传其疗效，必须获得保健食品批号。

误区2：保健酒老少皆宜　实际上，许多人并不适宜喝保健酒。总体来看，少年儿童、妊娠期妇女、肝炎患者、心功能或肾功能不全者、心脑血管疾病患者等人群不宜服用。中老年是保健酒的重要消费人群，但也是高血压的高发人群，盲目饮用保健酒有害无益。

误区3：保健酒要坚持喝　其实，保健酒基本都是白酒加药材炮制而成的，虽然属于保健食品，但首先还是酒，乙醇对人体的危害不会因为加入中药而减弱。所以，饮用保健酒要控制好量，宁少毋多。酒喝多了不仅会伤肝，而且保健酒里添加的补益类的中药材易使人上火。保健酒不要天天喝，每天最好不要超过100毫升，喝几天后停几天再喝。

（朱本浩/文）

淘洗米三注意

米不宜多淘

因为米中含有一些溶于水的维生素和无机盐，而且很大一部分在米粒的外层，多淘或用力搓、过度搅拌，会使米粒表层的营养素随水大量流失掉。

米不宜久泡

如果淘洗之前久泡，米粒中的无机盐和可溶性维生素会有一部分溶于水中，再经淘洗，损失更大。在淘米过程中，维生素 B_1 损失率可达60%，维生素 B_2 和维生素PP损失率可达25%，蛋白质、脂肪、糖等也会有不同程度的损失。

用凉水淘洗

不要用温水或热水淘洗；用水量、淘洗次数要尽量减少，以去除泥沙为度；不要用力搓和过度搅拌；淘米前后均不应浸泡，淘米后如果已经浸泡，应将浸泡的米水和米一同下锅煮饭。

（刘玉雯/文）

人参与茶能同服吗

人参中与茶不能同服，这在很多的中医书上都有记载。究竟是什么原因使茶和人参不可同服？或者二者需要间隔多长时间才能解除不利影响？

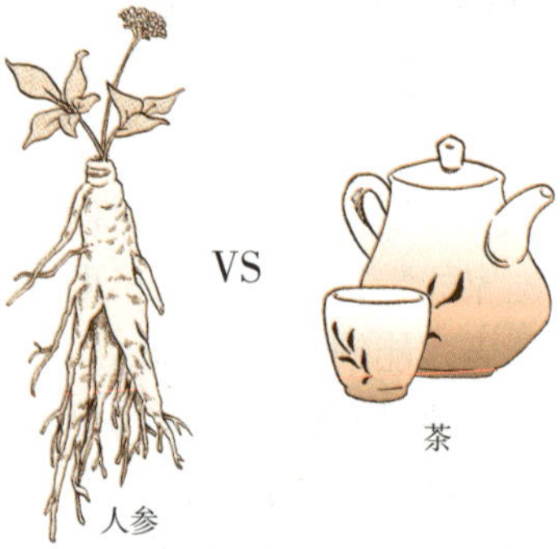

人参中含有很多的功能物质，如蛋白质、多种矿物质等，其中含有大量的苷类，人参皂苷有很强的抗氧化功能，在防止细胞衰老和凋亡上有很好的作用。

茶中除含有抗氧化剂茶多酚外，还含有较多的茶碱和鞣酸。茶碱和鞣酸可以同我们所吃食物中的营养成分产生反应，从而影响它们的吸收。茶碱和鞣酸会影响人参苷类等物质的作用，降低人参的有效功能。因为茶是液体，其消化吸收比一般固体食物快，3~4 小时后，对后来食物的影响已可以忽略不计了。所以，只要错开饮茶和服用人参的时间，就不必担心“浪费”了。饮茶后，间隔 4 小时再服用人参；服用人参后，间隔 14 小时再饮茶，就可以了。

（龙智/文）

热牛奶有学问

不少人在喝牛奶时喜欢加热了再喝，尤其是中老年人和肠胃“脆弱”的人，给牛奶加热、加温可以减少对胃肠道的刺激，使人体更容易适应。但是，加热牛奶时应注意方法。

一杯约 250 毫升的牛奶，用煤气灶

加热的话，通常是70℃的高温煮3分钟，60℃煮6分钟即可。牛奶加热的时间越长、温度越高，其营养物质(如维生素、乳糖等)的流失就越严重。

如果用微波炉加热，1分钟左右就可以了。用微波炉加热牛奶时间过长，会使牛奶中的蛋白质受高温作用，由溶胶状态变成凝胶状态，导致沉积物出现，影响乳品质量。使用微波炉加热，会有温度不均的现象，所以喝之前应先搅拌一下。

另外需注意的是，如果包装袋上没有注明“可用微波炉加热”的字样，直接把袋装奶放进微波炉加热，对人体健康可能会产生不利影响。应先将牛奶倒入微波炉专用的容器内，再进行加热，还可以用100℃以下的热水烫温奶袋，使牛奶温热。

（孙惠/文）

养生谨记“不时不食，不善不食”

中国的饮食文化博大精深，“不时不食，不善不食”是精髓所在。

孔子对饮食有非常严谨的态度：“色恶不食，臭恶不食”。即腐败的、颜色不对的、味道不正的食物都不要吃！

古人讲究五谷为养，五菜为充。粮食是最养生的食物，肉类菜类只是搭配。这个观点越来越被现代营养学界认同。

孔子认为“不多食”，而且要“食不言”。暴饮暴食伤的不仅仅是肠胃，还有心肺功能。边吃饭边聊天，这在生活中很难避免，尤其是所谓的“饭局”更是要边吃边谈工作。如此就餐不仅容易噎着，吃饭时神思不在食物上而集中在别的事物上，消化系统难以进入工作状态，难免会消化不良。

遵守以上这些规矩还不算太困难，而“不时不食”却很难做到。反季节蔬菜、水果早已把人们的胃口养刁了，很难适应过去守着大白菜、土豆、萝卜过一冬的单调餐桌，不过主次还是要分一分。比如，冬天餐桌上大白菜、土豆、萝卜应该唱主角，烹调方式不妨多样化；夏天瓜果丰盛，也需挑选大量上市的品种，抢先“尝鲜”其实有害无益。

其实，养生道理不过如此：该睡觉时睡觉，该吃饭时吃饭。反其道行之，自然与健康无缘。比如该睡觉时吃饭，自然越吃越胖；该吃饭时饿着，肠胃定要遭殃。简言之，一切要遵循自然规律，切莫任意妄为。

（明慧/文）

迷恋水果引发的健康问题

1.水果吃多了一样会发胖

人们认为，要想身体好，一天至少要吃5份蔬菜和水果。

但是，这个摄入量针对的是体重正常的人群，对于那些身体肥胖、体重超重或者胆固醇过高、患有糖尿病的人来说，吃太多水果就会遇到麻烦。这就是为什么有些人有着健康的生活方式，体重却一直在增加的原因。

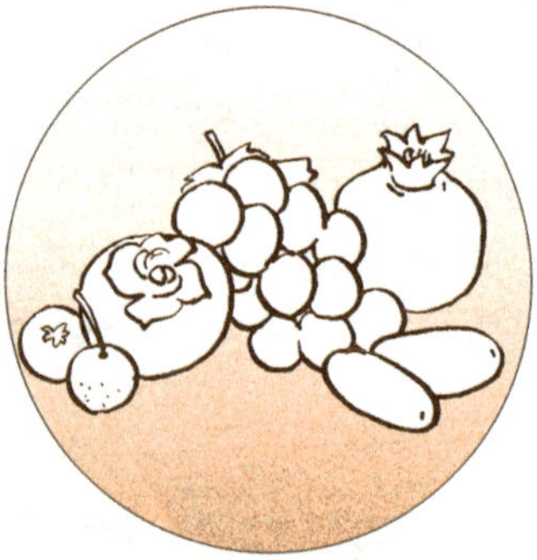

英国伦敦帝国学院代谢药物顾问卡莱尔·勒·鲁克斯说："那些因水果吃得过多导致体重超标者，其实都是些比较注重保持体重的人。我看见过一些人根本无法理解自己为何会超重，他们的饮食很健康。检查结果表明，正是'健康'的饮食方式导致了他们体重增加。他们吃了太多的水果或者喝了太多的果奶，几分钟之内就能摄入300卡的热量。"这并不是他们缺乏自我控制的能力，而是水果里含有大量的果糖，这种物质不会让他们感到饱。

2.吃完水果要适当刷牙

水果吃多了对牙齿也不好。咀嚼水果会在口中释放糖分，牙齿会受到伤害。果汁或果奶的问题更严重，它们是水果压榨做成的，会在口中释放更多的糖分。

遇到酸性的柑橘类水果，牙齿就显得特别脆弱，因为柑橘类水果能软化牙釉质。虽然30分钟后牙釉质就会坚硬如初，但如果你在喝了橙汁之后立刻刷牙，你就会把一些牙釉质刷掉了，牙齿腐蚀的危险性将大大提高。

除此之外，葡萄干之类的干果对牙齿的伤害也很大，因为它不仅含糖量高，还非常有黏性。牙科医生安加利·夏曦说："小块干果可以粘在牙上很长时间，这会导致龋齿。"夏曦注意到，随着人们更加注重健康，更强调吃水果，龋齿的发病率急速上升。

3.果糖摄入过多对身体不利

美国科罗拉多大学的科学家们对4500名没有高血压病史的人进行了跟踪调查。结果发现，那些每天摄入果糖74克以上者患高血压的风险增大了87%。

值得注意的是，香蕉、草莓以及其他一些水果成熟之后果糖的含量会更高，因为部分淀粉会在成熟后转化为糖分。

果糖还会提高血液中甘油三酯的含量，诱发心脏病。卡莱尔·勒·鲁克斯说："我们告诉患者水果会导致胆固醇过高，会增加甘油三酯含量，糖尿病患者也要小心，因为果糖会导致血糖水平过高。”

那么，吃多少水果为好呢？与盐和饱和脂肪不同，对于果糖的摄入量并没有统一的标准，近期也不可能有统一的标准。

4.水果摄入搭配要合理

真正健康的食用水果方法是，合理搭配每天的5份蔬菜和水果。

卡莱尔·勒·鲁克斯说：“肥胖者和心脏病患者每天应该吃1份水果、4份蔬菜。这样他仍然摄入了大量的抗氧化剂，但是摄入的果糖和热量都大大减少了。”

然而，大多数人认为水果仍然是健康饮食的关键组成部分。

营养学家格莱斯尼·琼斯认为：“一切都在自我控制。正如你决定不能吃一整包饼干一样，吃水果时也应该控制食量。”

（姚玲玲/文）

给食物找到安全“住房”

房子是人的庇护所，食物同样需要“房子”来为它遮挡紫外线、隔绝空气中氧的侵害、避免周围腐败的能量对它的影响。否则，食物的能量会降低，甚至威胁我们的健康和生命。

粮食该“住”哪

首先有个大原则，那就是少买、少存，尤其是夏天。粮食的“房子”可以有很多种，比如，无毒材料制成的大密封盒子，而且盒子一定是不透明的。这样的房子，不仅为粮食挡住了阳光和空气，还能保持食品原有的香味不会散失。

还有一种方便的手段，即买个小型的真空包装机。可以把塑料袋里面的空气抽出，让里面的食物“与世隔绝”，然后用牛皮纸袋给它们遮上光，放进冰柜里。这样的储存方法还适用于茶叶、零食和中药等体积小的东西。

食用油该“住”哪

每天在灶台上用的油，可以用一只棕色的玻璃瓶子盛装，瓶子一定要有严实的盖子，保证倒完油马上就密封好。如果是储备食用油，一定要放在一个通风凉爽的地方，最好上面扣个能“呼吸”的纸箱子，以挡住光线的侵害。

盐、糖、调料、茶叶该“住”哪

盐罐、糖罐、调料罐，盖子上最好有密封的塑料圈。用小规格的调料罐是明智之举，因为像胡椒粉、大料、花椒等调料怕潮气，容易长真菌。

茶叶必须要防潮、防晒、防气味。如前面说的，真空后避光，放入冰柜，可以保存 2~3 年。而普通的保存方式，用锡罐或茶叶罐，只能保存 1 年左右。

对食物安全的房子

所有的食物包装和盛放问题，都来自于人类为了获取更多商业利润的贪婪和不恰当的审美虚荣心。

冰箱绝不是食物们最安全的房子。因为冰箱不过是抑制了一部分不耐冷细菌的繁殖，另有一些嗜冷菌是可以继续生长和繁殖的。那些简单、朴素的包装和容器，反而对食物的能量保存有好处，比如封了水的坛子，用来保存茶叶的风干柚子，干爽的草纸，密封的玻璃，光洁、没有釉质的瓷器、瓦制容器，都很安全。

（刘纳/文）

早吃咸、晚吃甜可养胃

中医学把食物的味划分为咸、甘、酸、苦、辛五种，不同的食味分别对应人体不同的脏器，即“咸入肾、甘入脾、酸入肝、苦入心、辛入肺”，五味进入哪一脏，就会对哪一脏产生相应的养生作用。

古人早就总结出“朝朝盐水、暮暮蜜糖”的养生之道，即早上喝一杯淡盐水，晚上饮一杯蜂蜜水，清肠养胃，润肺养颜。按照中医学理论，咸归肾经，可以保养人一天的精神，而晚上喝点蜂蜜对胃液分泌具有双向调节作用，既可增加胃酸分泌、帮助消化，又可抑制胃液分泌、中和胃酸、保护胃黏膜，有养胃的作用。

蜂蜜宜用温开水冲服，或兑入温牛奶、豆浆中食用。需要注意的是糖尿病患者应慎喝蜂蜜，过敏体质者尤其是对花粉过敏者，也应尽量避免进食蜂蜜。

适合早上吃的具有咸味的食物主要有大麦、小米、海带、紫菜等，而适合晚餐吃的甜味食物主要有茄子、芋头、西红柿、菠菜、白萝卜、胡萝卜、冬瓜、南瓜、黄瓜、莲藕、土豆、蜂蜜、泥鳅、鳝鱼、青鱼、牛奶、白糖等。日常生活中可以根据自己的饮食习惯选择适合自己的咸、甜味食物，科学进食。

（李迎宾/文）

营养挂面，“营养”在哪

除了普通的挂面外，市场上出现了很多营养挂面，如玉米面、鸡蛋面、荞麦面、绿豆面、香菇面等。

普通挂面的主要成分有水、优质小麦粉、食盐、食用碘，而营养面的配料成分除了普通挂面的成分外，会根据所推品种不同再添加不同配料。目前，国家对面条配料含量没有通用的标准，配料含量的比例，厂家可自行制订，因此令人怀疑其营养含量，例如鸡蛋挂面真的是用鸡蛋做的吗?

据了解，厂家一般会以蛋黄粉为主要原料来替代鸡蛋。蛋黄粉是采用新鲜鸡蛋为原料，经过10多道工序制成，是新鲜鸡蛋的替代品，具有较好的乳化性。有些细心的消费者发现，有的鸡蛋挂面配料表中含有食品添加剂“栀子黄”。栀子黄是从栀子果实中提取出来的一种食用天然黄色素，呈现出淡黄色至深红色，在挂面中使用栀子黄看上去和加了鸡蛋的挂面没有什么区别。除了鸡蛋挂面外，还有很多蔬菜挂面也存在用蔬菜粉末来替代新鲜蔬菜的现象。

粗粮挂面主要有玉米面、小米面、高粱面、荞麦面、绿豆面等，有些配料标注的是玉米精粉、绿豆精粉，而有些品牌标注的是荞麦粉、绿豆粉。虽然只有一字之差，但其营养成分大有不同。如果是玉米精粉、绿豆精粉，那它就像精面粉、精米一样在加工中去除了胚和外皮，而这些才是含有维生素和矿物质的部分。像这样的营养挂面在营养方面不仅没有普通挂面多，而且经常食用含添加剂的食物反而会增加肝肾的负担。

（邢丽丽/文）

餐前饮酒增胃口

国外研究发现，老年人的胃口好坏与死亡率存在一定的联系：胃口不好的老年人死亡来得更早。研究人员提醒，胃口有问题的老年人要引起足够重视。

饭前饮30毫升低度酒（如葡萄酒、黄酒等）有助于开胃，因为少量乙醇能刺激胃黏膜分泌胃酸和胃蛋白酶等消化液，使胃做好进食准备。不喜欢饮酒的人，可以用少量肉汤、果汁、茶水代替。就餐时不宜饮用大量汽水和啤酒，因为这不仅会冲淡胃液，而且会使胃扩张，刺激饱感中枢，影响胃口。饮酒时可以慢慢细嚼10颗花生米或1~2片面包干，能增加唾液、胃液的分泌，起到很好的开胃作用。

（卢森/文）

学学日本人的饮食之道

日本人以上班时间长、工作压力大著称于世，但是其人均寿命多年名列世界前茅。这与日本的饮食之道分不开。

传统的日本饮食有三大特点：①讲究营养摄入均衡，食物包括鱼、蔬菜、水果、大米和大豆，而红肉、糖果、饼干以及加工食品食用较少。膳食营养素供能比例分别为糖57%、脂肪26.3%、蛋白质16%，这是一个较为合理的膳食结构。②能量低，蛋白质以鱼类蛋白质和大豆蛋白质为主，烹调方式以生拌、清蒸为主，用油量非常小。③吃饭只吃八分饱。

具体来说，日本人通常一顿饭要包括精制白米、大豆与豆制品、海产品（包括数量较多的鱼类以及海藻）、各种蔬菜和菌类。其中，海产品中含有丰富的氨基酸和牛磺酸，能降低血液中的胆固醇，减少中性脂肪；海藻中富含微量元素和纤维素，有助于预防高血压和糖尿病；菌类营养丰富，但几乎不产生热量；大豆含有大量的不饱和脂肪酸，多种微量元素、维生素及优质蛋白质，是高血压、动脉硬化、心脏病等心血管病患者的有益食品。

从日本人饮食养生中我们应注意以下几点：①每餐尽量做到品种多、数量少，以新鲜食品为主，确保每顿饭都摄入多种营养成分；②多吃鱼，且多于其他禽畜肉；③每天吃一次大豆或豆制品；④多吃蔬菜和水果，确保维生素和纤维素的吸收；⑤做菜少放盐，适量添加醋、蒜、芥末、辣椒和香辛料等调料，使菜的味道加浓，而摄盐量又不至于过高；⑥烹饪方法以低温烹煮、清蒸、凉拌为主，减少食用油用量；⑦每餐坚持八分饱。

（宋新/文）

中药忌口并非不吃荤

提起“忌口”，一些患者总认为什么荤菜都不能吃。其实，“忌口”即指治病服药时的饮食禁忌，它是中医治病的一个特点。实践证明，忌口是有一定道理的。因为我们平时食用的形形色色食物具有各自的性能，对疾病的发生、发展和药物的治疗作用均会产生一定影响。但是，忌口并非禁忌所有的荤食。盲目忌口只会造成营养不均衡，甚至影响疗效。

1. 服药时不宜同时吃某些食物，以免降低疗效或加重病情。服用清内热的中药时，不宜食用葱、蒜、胡椒、羊肉、狗肉等热性的食物；在服用治疗“寒证”的中药时，应禁食生冷食物。服用这些药物时，如果吃了禁忌的食物，疗效就不理想甚至会适得其反。

2.服中药时不要喝浓茶，因为茶叶里含有鞣酸，浓茶里含的鞣酸更多，与中药同服会影响人体对中药有效成分的吸收，降低疗效；其他饮料如咖啡、可乐、雪碧都不宜喝；应以喝白开水为主。

3.伤风感冒或小儿出疹时，不宜食用生冷、酸涩、油腻的食物；治疗因气滞而引起的胸闷、腹胀时，不宜食用豆类和白薯，因为这些食物容易引起胀气。其他诸如水肿患者少食食盐；肝炎患者忌食辛辣、油腻。

4.哮喘、过敏性皮炎患者，应少吃鸡、羊、猪头肉、鱼、虾、蟹等。因为哮喘发作期间，高蛋白质食物会成为加重病情的“发物”。另外，由于疾病的关系，无论服用什么药物，凡属生冷、油腻、腥臭等不易消化或有特殊刺激性的食物，都应忌口。

（龙一鸣/文）

吃好一日三餐：因人而异

“早餐吃得饱、午餐吃得好、晚餐吃得少”是前人实践和知识的积累与提炼，自然值得参考和借鉴。但是，随着现代社会的快速发展，我们已远离“日出而作，日落而息”的耕种时代；学习、工作的形式、内容和特点都在发生改变，一日三餐当然也要与之相适应。

各类人群如何分配三餐

早睡早起人群：

一天总摄入量的三餐分配以3.5:4:2.5为宜。这类人群因起得早，上午、下午的学习或工作时间均较长，需要足够的食物提供能量来维持体能和保证工作效率。而晚上，由于睡得较早而不再有较大的消耗能量的机会，如果晚餐吃多了，可能发生积食、消化不良，多余的能量还可能转化成脂肪沉积在体内，久之将发生肥胖。因此，这类人群较适合“早餐吃得饱、午餐吃得好、晚餐吃得少”。

晚睡晚起人群：

一天总摄入量的分配以3:3.5:3:0.5或2.5:4:3:0.5为宜。这一人群大多属于朝九晚五的白领、研究生和经常晚上加班加点的脑力劳动者。其工作、学习和活动的时间长短是上午略短，下午和晚上差不多。如果晚上“开夜车”的人还是坚守“晚上吃得少”，就可因晚餐量少，加上用脑后思绪活跃却又饥肠辘辘而难以入眠，长久以往则影响健康。因此，这部分人群的三餐宜接近“三餐均分，适量夜宵”，超重和肥胖者则尽量避免吃夜宵。

其他人群：

如老年人、胃肠功能弱者和糖尿病患者等，宜将一天的总量分为多餐食入，即“少食多餐”。前两类人群常因胃肠功能衰退而影响食物的消化与吸收，每餐“少食”可减轻餐后的胃肠和代谢负担，通过“多餐”可补足一天所需要的量，对后一类人群，“少食多餐”可降低餐后血糖负荷和减少血糖的大幅波动。

三餐如何科学搭配食物

（1）早餐：一杯牛奶（酸奶）或豆浆或一碗稀粥、1~2两馒头或菜包或全麦面包（加一小块奶酪）、一个蛋、少许蔬菜色拉。晨起时人常常睡眼惺忪，胃肠道也还处于休眠状态，再加上一夜未喝水和水分的蒸发，血液黏滞性较高，消化液分泌少，常无食欲。因此，起床后喝杯温开水和活动30分钟再吃早餐最为适宜。早餐宜清淡、易消化，有足够的主食和适量水。其中来自主食的葡萄糖可满足脑的能源供应，并促使大脑产生5-羟色胺，让人感到心情愉悦。人们可以心平气和以及精力充沛地投入工作和学习。

（2）午餐：2~3两米饭或面食、1~2两肉类或禽类、1两豆制品、3~4两绿叶或茎类蔬菜、一小碗紫菜虾皮汤。基于上午、下午工作和学习对体能的消耗和需求，午餐吃八九分饱。

（3）晚餐：2两左右米饭或面食或其中部分为粗粮，2两鱼、虾或海产品类，一份肉、禽类小荤，3~4两绿叶或豆角或豆芽类蔬菜，一小碗西红柿冬瓜汤。晚餐是全家相聚共享天伦的一餐，可以做得精美些，但宜清淡易消化，以便到睡觉时基本达空腹状态。熬夜加班者的夜宵可以是一杯热牛奶，再加少许点心，如馒头、面包或饼干。

（曹伟新/文）

防辐射该吃点什么

生活中的辐射有哪些　在医院接受治疗的一些患者，会受到一定的射线照射，如放疗、放射性核素治疗、拍X线片等。家装使用天然大理石、常用计算机也会对身体有一定的辐射。

在人们的生活中，多吃某些食物可以对抗射线对人健康的影响。应该多吃一些胡萝卜、豆芽、西红柿、瘦肉、动物肝等富含维生素A、维生素C和蛋白质的食物，经常喝些绿茶等。

脂类含量不宜高　由于人体受辐射后食欲不振、口味不佳，脂肪的总供给量应适当减少，但需增加植物油所占的比例，其中油酸可提高造血系统再生功能，防治辐射效果最好。

蛋白质要有质量　要求摄入的蛋白质品质优秀、数量充足，以减轻放射损伤，促进机体恢复健康。

无机盐供应宜加量　在膳食中适量增加无机盐（主要是食盐），可促使人饮水量增加，加速放射性核素随尿液、粪便排出，从而减轻内照射损伤。

维生素供给要确保　增加维生素供给对防治辐射损伤及伤后恢复均有效。如维生素 K 可减少出血，维生素 PP 可减轻呕吐、恶心，维生素 C 使血细胞再生加速等。为此宜多吃一些海带、卷心菜、胡萝卜、蜂蜜、枸杞等食物。

相关链接：抢购碘盐没必要

日本核电站泄漏事故备受关注，在浙江有谣言称食用碘盐可以防核辐射，曾引发一些地方出现碘盐抢购现象。

其实，碘盐中的碘含量相对较低，起不到预防放射性碘的作用，不根据实际情况，盲目过量地吃碘盐对身体是有害无益的，专家认为谣言荒谬，抢购碘盐毫无必要。

针对广东、浙江、江苏、安徽多地出现抢购食盐的现象，各地盐务局迅即启动应急预案。有关业内专家称，中国食盐大部分是矿盐，矿盐资源充裕，供应不成问题。即使是海盐，亦远离日本，被污染的可能性很小。

（李绍林/文）

过量饮食易引起9种疾病

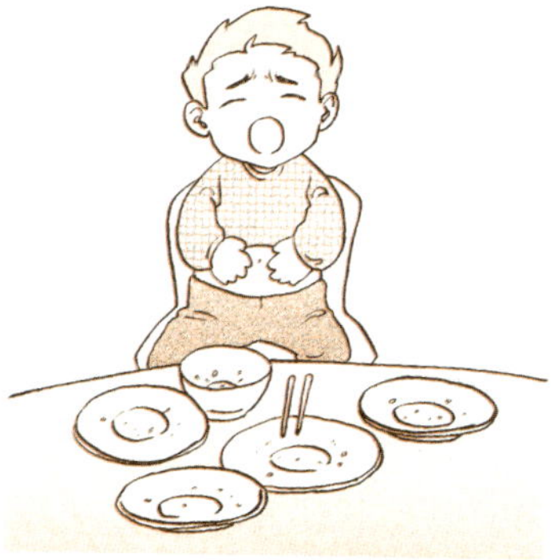

民以食为天，人们最常用的打招呼方式“吃了吗”，说明了人们对吃的重视。然而，吃饭八分饱就好了，吃得过饱对健康来说是一个灾难。哪怕是短期的暴饮暴食，都会给身体带来一系列的健康问题。

1. 肠道疾病　中国台湾科学家发现，脂肪堵塞在肠道里，会造成肠阻塞，出现黑使、便血。

2.疲劳　吃得过饱，会使大脑反应迟钝，加速大脑的衰老。人们在吃饱后，人体的血液多聚集到肠胃中“工作”了，容易让人长期处于疲劳状态，昏昏欲睡。

3.癌症　日本科学家指出，吃得太饱会造成抑制细胞癌化因子的活动能力降低，增加患癌概率。

4.老年痴呆　日本有关专家发现，有30%~40%的老年痴呆患者，在青壮年时期有长期饱食的习惯。

5.骨质疏松　长期饱食易使骨骼过分脱钙，患骨质疏松的概率会大大提高。

6.肾病　饮食过量会伤害人的泌尿

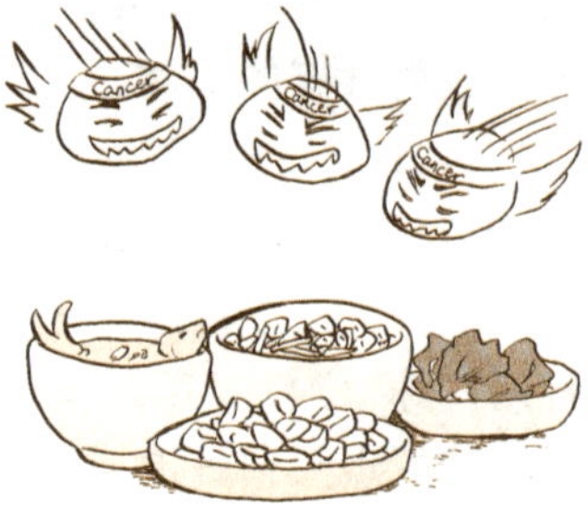

系统，因为过多的非蛋白氮要从肾脏排出，势必加重肾脏的负担。

7.急性胰腺炎　晚餐吃得过好过饱，加之饮酒过多，很容易诱发急性胰腺炎。

8.神经衰弱　晚餐过饱，鼓胀的胃肠会对周围器官造成压迫，使兴奋的“波浪”扩散到大脑皮质其他部位，诱发神经衰弱。

9.智力下降　现代营养学研究发现，进食过饱后，大脑中被称为“纤维芽细胞生长因子”的物质会明显增多。这些纤维芽细胞生长因子能使毛细血管内皮细胞和脂肪增多，促使动脉粥样硬化发生。如果长期饱食的话，势必导致脑动脉硬化，出现大脑早衰和智力减退等现象。

（徐天盛/文）

牛奶可以这样喝吗？

1.加糖越多越好消化？

牛奶加不加糖，加多少糖完全可以在适度的条件下根据个人喜好添加，和消化关系不大。但在给孩子喝奶时，不要将牛奶调得过甜，这样不仅会使孩子吸收太多的热量，还会形成他爱喝甜饮料的坏习惯。需要注意的是，最好将牛奶晾到温热再加糖，可以避免牛奶与糖在长时间高温下产生不良反应。

2.可以用炼乳代替牛奶吗？

炼乳是一种将牛奶蒸发后，加入大量蔗糖制成的饮料，相当于“浓缩”牛奶。但并不是所有的“浓缩”都是精华，它的蛋白质、脂肪和维生素含量都比牛奶少。所以不能用炼乳代替牛奶来喂养孩子。

3.牛奶搭配巧克力会导致钙流失吗？

有人认为，牛奶所含的蛋白质、钙会和可可中的草酸结合，形成不溶于水的草酸钙，对人体有害。实际并非如此，巧克力中的草酸并没有想象中的那么多，就算单吃巧克力，也会和人体中的钙结合，只要不过量食用，牛奶和巧克力就完全可以一起吃。巧克力的热量很高，不宜吃太多，只要控制好量，牛奶和巧克力可以成为“好搭档”。

4.牛奶加橘汁不易消化吗？

橘汁这类高果酸的果汁，遇到牛奶中的蛋白质，会使蛋白质变性，但实际上这种变性对人体基本没有危害。只有少数抵抗力较差的人，才会出现肠胃不适。

（王月/文）

买水果前先“相面”

苹果

苹果主要品种为红富士，挑红富士应选看上去一丝一丝的，黄里透红的，这样的苹果一般是黄瓤，又脆又甜，微微有点酸，味道很正。正宗的红富士苹果放在桌子上是歪的，颜色有些粉红，不是红成一片，也不能特别红。绿里透一点红的苹果千万不能要，这样的苹果味道淡，水分多，甜味差。

红富士的最佳“面相”：外表条红状，带有一点黄，“肚脐”是深陷下去的，果皮上麻点多的，用手指轻轻弹，清脆有回声的。这样的苹果甜脆、多汁，就带回家大饱口福吧！

柑橘类

“高身橙，扁身柑，光身橘”。橘子的皮要亮，不论品种，果蒂有环形的比较甜。皮薄有弹性的，早橘汁多味甜，晚橘粗糙多筋。

橘、橙、柚都要选手感重的，外表要润滑光亮的，但冬天流行的砂糖橘要选粗糙的。橙子要选底部有圈的，脐橙要选底下有凹下去的洞洞的，会比较甜。

柚子要选紧实的，同样大小的用手掂量，越重越好，皮要又硬又薄。蜜柚外皮光滑、颜色均匀的，果肉水分充足，甜

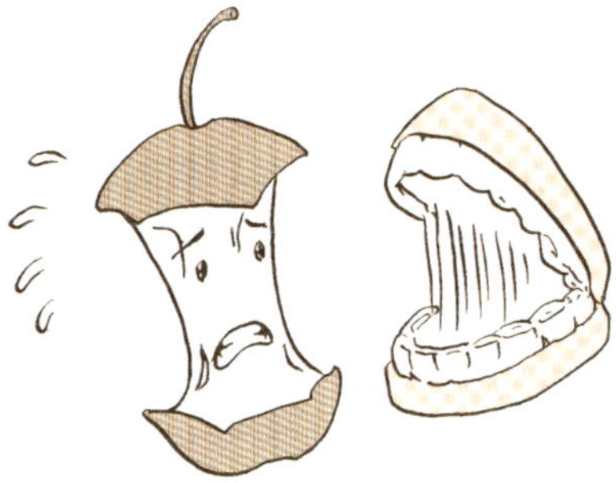

味高，味道正。

瓜类

西瓜的花纹看起来像是撑开了一样，绿色较深，用一只手托起，另一只手轻轻拍打，声音有点空洞，托着的手有震感的是沙瓤的。

哈密瓜要选网纹粗密的，瓜皮上有疤痕，疤痕越老越甜，疤痕裂开的，虽然看上去难看，但是甜度高，口感好。还可闻闻味道，香味浓的是成熟的。

白色香瓜应选果皮比较光滑的、小的，颜色越白越好；黄皮香瓜要挑果皮色泽鲜艳、黄的发红的；伊丽莎白瓜要选闻着有香味的，色泽黄的；有脐的香瓜要挑脐大的，脐部按起来软软的，闻着有香味的。

青木瓜要选表皮光滑，亮青色，没有色斑的。熟木瓜要挑手感很轻的，这样的木瓜果肉比较甜。

（小欣/文）

如何识别含“瘦肉精”猪肉

瘦肉精，又称“盐酸克伦特罗”。它是一种肾上腺类神经兴奋剂，猪食用后在代谢过程中能够促进蛋白质合成，加速脂肪的转化和分解，提高猪肉的瘦肉率。猪肉中残留的瘦肉精通过食物进入人体，就在人体渐渐地积蓄，最终中毒。

瘦肉精对人体危害较大，食用后会有以下中毒症状：急性中毒会出现心悸，面颈、四肢肌肉颤动，手抖甚至不能站立，头晕、乏力等症状；如有高血压、冠心病、甲状腺功能亢进、原有心律失常的患者更容易发生反应，从而导致心律失常。

具体识别方法是：

一看：看猪肉是否具有脂肪（猪油）。一般含瘦肉精的猪肉肉色异常鲜艳；切成二三指宽的猪肉比较软，不能立于案；瘦肉与脂肪间有黄色液体流出，脂肪层非常薄，两侧腹股沟的脂肪层内毛细血管分布较密，甚至充血。

二察：观察瘦肉的色泽。含有“瘦肉精”的猪肉肉色较深，肉质松软，颜色为鲜红色，纤维比较疏松，时有少量“汗水”渗出肉面。而一般健康的瘦猪肉是淡红色，肉质弹性好，肉上没有“出汗”现象。

（胡旭明/文）

补品别在睡前吃

对于一些身体比较虚弱的中老年人来说，需要服用补血、补气类的滋补品。有些人喜欢把服用补品的时间放在晚上睡觉前，觉得这样吸收会更好。但专家提醒，人到中老年，血液黏稠度会增加，加上睡眠也会使人的心率减慢、新陈代谢降低，如果在睡前服用含糖量较高的滋补品，会使血流黏稠度增加，导致局部血流动力学异常，可能引发脑梗死等。因此，中老年人不要在睡前服用滋补品。

（白素菊/文）

选购山药要点

山药含有大量黏液蛋白、维生素及微量元素，能有效阻止血脂在血管壁上的沉淀，预防心血管疾病，还有降低血糖的作用，因此深受血糖和血脂高的中老年人喜爱。市面上出售的山药，品种繁多，如家山药、野山药、怀山药、铁棍山药等，价格不一。哪一种山药养生效果更好？如何选山药？

掂重量：选山药要掂重量，同样直径和长度的山药，较重的更好，因为山药越重，所含黏液蛋白越多。一般大拇指般粗细的铁棍山药表皮颜色深，分量轻，黏液少，口感粉，做菜不错，但黏液蛋白少，保健功能反而没有较粗的家山药好。

看须毛：同一品种的山药，须毛越多的越好。须毛多的山药，口感更佳，含山药多糖更多，营养也更好。

看横切面：如果山药的横切面肉质呈雪白色，带有黏液，这说明是新鲜的；若呈铁锈般的黄色，说明山药已不新鲜，切勿购买。

（胡万里/文）

牛奶、豆浆、米粥的精华在“皮”

奶皮：将鲜奶熬开后在器皿里放凉，表面可结成一层薄的奶皮。奶皮的成分主要是蛋白质、脂肪和乳糖等营养物质。因为奶皮是鲜奶在熬的过程中水分减少而形成的，所以营养成分更加浓缩，维生素 A、维生素 D 等在奶皮中含量更高。奶皮性凉，有养心清肺、生津止咳、防白发的功效。

豆浆皮：煮沸的豆浆，在冷却的过程中，表面会结成一层薄膜，就是豆浆皮。豆浆皮味甘、性平，有清热润肺、止咳消痰的功效。其中含有的卵磷脂可清除血管壁上的胆固醇，防止血管硬化，预防心血管疾病，保护心脏。豆浆皮还含有多种矿物质，可补充钙质，预防骨质疏松。

粥皮：粥皮即米油。粥熬好后，上面浮着一层细腻、黏稠的物质就是米油。现代科学研究发现，白米熬煮后的米油，能增多大分子抗体，可以促进机体康复。中医也认为，大米味甘、性平，具有补中益气、健脾和胃的作用。大米或小米用来熬粥后，很大一部分营养进入汤中，其中尤以粥油中最为丰富，是米汤的精华，滋补力之强，不亚于人参、熟地等药材。米油适宜空腹喝，如每天清晨喝一碗，可延年益寿，调理肠胃，利小便。

（丁柏林/文）

食物颜色越鲜艳越好吗？

不要以为颜色越鲜艳的就越新鲜好吃，这种观点是错误的，下面五种食物反而是颜色越鲜艳越不能吃的。

误区 1：蘑菇越白越好

正常、新鲜的蘑菇表面有一层鳞片，由于运输过程中的碰撞而变色，一般不是均一的纯白色，有碰伤处呈浅褐色。使用漂白剂的菇体表现出不自然的白色，没有碰伤处的变色，也没有新鲜菇体的鳞片，手感相对湿、滑。

误区 2：海带颜色越“绿”越好

海带以叶宽厚、色浓绿或紫中微黄、无枯黄叶者为上品。海带以加工后整洁干净无霉变、手感不黏者为佳。颜色过于鲜艳或洗海带后水有异色，应停止食用。

误区 3：肉色越红越好

为了使烧鸡、烤鸭、猪腿、红肠、熏腿、猪杂等熟肉食品有诱人的颜色，一些厂商就在制造过程中加入各种人工合成色素。这样的食品对于人体健康的危害是不言而喻的。

误区 4：饼干颜色越鲜越好

从外观上看，正常饼干的外表颜色应较为纯正，与主要配料的颜色相一致。但一些小企业通过添加过多的色素以“润饰”饼干的颜色。

误区 5：绿茶是越“绿”越好

不同品种、不同等级的茶叶，其颜色均不尽相同。一般绿茶以翠碧、鲜润、活气且富有光泽的为佳，但像高级龙井呈象牙色等。所以说，茶叶不能一律以“绿”定论。

（曾慧云/文）

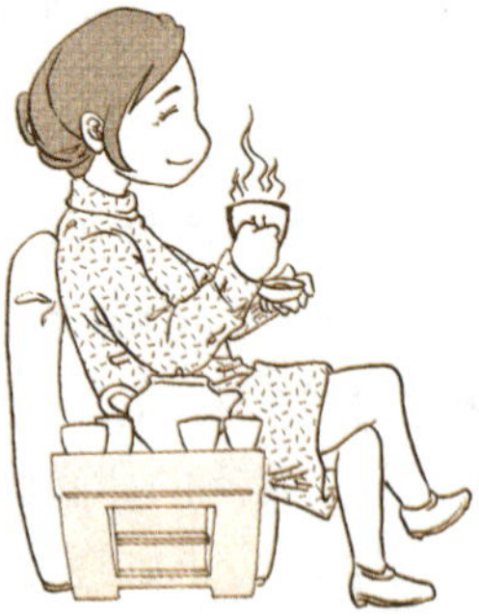

萝卜不适合晒成干

笋干、豇豆干、红薯干、萝卜干……许多人家里都会有一些这样的菜干。菜干可炒可拌，还能煲汤，味道鲜美。可是，也有人疑惑，把蔬菜做成干后，营养会损失吗?

研究显示，菜干富含膳食纤维和矿物质。吃菜干能消除内火、清热益肠，还有防治皮肤病的功效。但在晒制过程中，蔬菜中的水分和维生素会大量丧失，敏感的多酚类植物营养素也会被破坏。虫咬、灰尘，也可能污染菜干。因此，菜干只能作为吃不到新鲜菜时的一种补偿，平时应尽量少吃。

一般来说，膳食纤维比较多的蔬菜，如笋、豇豆，季节性或地域性较强的野菜，以及蘑菇、木耳等菌类，都适合晒成干。而萝卜、红薯等晒成干后营养损失大，最好能吃新鲜的。

（张越/文）

抗营养素破坏营养吸收，中老年人应对有方

德国研究发现，有种神秘物质——抗营养素进入体内后，会破坏营养吸收。中老年人患慢性疾病如糖尿病、高脂血症、心血管疾病、脑卒中、癌症等，70%与这种神秘物质及营养不均衡有关。

粗粮发酵后食用　荞麦、燕麦、莜麦、高粱面、红薯等粗粮中，含有抗营养素蛋白酶抑制剂。

解决办法：粗粮发酵后，酵母菌大大降低蛋白酶抑制剂的活性，促进人体对蛋白质的消化吸收。粗粮发酵后可蒸窝头、蒸包子、贴饼子等食用。

鲜豆荤素搭配　毛豆、四季豆、豇豆、扁豆、蚕豆等鲜豆中，含有一种叫作植物凝集素的抗营养素。植物凝集素会影响维生素 B_{12} 的吸收。

解决办法：维生素 B_{12} 主要在肉类中，乳制品、蔬菜、水果和谷物中含量很少。中老年人不宜长期素食，否则会造成维生素 B_{12} 的缺乏。每日应吃肉类 120~150 克，包括鱼、禽、畜肉。

甘蓝等生熟 1:1　卷心菜、紫甘蓝、荠菜、萝卜、洋葱、花菜等十字花科蔬菜中，含有抗营养素——硫苷。硫苷其降解的某些产物能抑制甲状腺素的合成和对碘的吸收。

解决办法：生熟搭配。硫苷具有两面性，虽然它有副作用，但对宫颈癌、乳腺癌等多种癌有显著的抑制作用。硫苷对热敏感，将蔬菜炒熟后，可去除其中的大

部分硫苷。理想的做法是，将其一半生吃一半熟吃，这样既可保留防癌成分，又有利于其他营养成分的吸收。

干豆浸泡 5~6 小时　大豆、赤豆等干豆中，含有一种叫作植酸的抗营养素，会引起人体钙流失，导致骨质疏松、骨骼疼痛变形。

解决办法：浸泡后食用。将干豆类浸泡在 50℃温水中 5~6 小时，干豆中的植酸酶在 50℃时活性最高，可分解部分植酸，消除植酸的副作用。

黄瓜等生食　黄瓜、西葫芦、莴笋、水芹、花菜、南瓜等食物中，含有抗营养素——抗坏血酸氧化酶，会破坏蔬菜和水果中维生素 C 的含量。

解决办法：食用黄瓜时不必切开，不用加热，整个吃即可。抗坏血酸氧化酶长时间加热后破坏作用更大。因此西葫芦、莴笋、水芹、花菜等蔬菜宜大火快炒，最好不要加醋。

水产品忌茶酒　草鱼、鲫鱼、扇贝、鱿鱼、海蟹等水产品中，含有抗营养素——抗硫胺素。抗硫胺素可影响维生素 B_1的利用。

解决办法：吃水产品时不宜饮茶饮酒，因为茶水和酒（尤其是白酒）中本身含有很高的抗硫胺素，水产品和茶、酒同时食用，对维生素 B_1 的破坏更大。常吃水产品的中老年人，可多吃一些葵花子、西瓜子，其中维生素 B_1 含量很高，对身体大有益处。

（于菲/文）

选多大的鱼最美味、安全

总的来说，同一种鱼，个头小的更安全。因为它们年龄小，体内有害物质积累得也少。不过，如果鱼的个头太小又会刺多、肉少，吃起来不方便。综合考虑，专家提出了常见几种鱼的理想重量。

草鱼选 3~4 斤（1 斤=0.5 千克）。草鱼便宜，鱼肉鲜嫩可口。重 3~4 斤的草鱼，细刺较少，吃起来也容易些。川味酸菜鱼、重庆烤鱼、草鱼豆腐等都是很美味的做法。

鲤鱼选 1~2 斤。这样的鲤鱼，肉质最鲜嫩。鲤鱼鱼腹两侧各有一条细线一样的白筋，去掉可以除腥味。红烧鲤鱼、糖醋鲤鱼等味道都很好。

鲢鱼 2~3 斤。鲢鱼适用于烧、炖、清蒸、油浸等烹调方法，尤以清蒸、油浸最能体现出鲢鱼清淡鲜香的特点。注意清洗鲢鱼时，要将鱼肝清除掉，因为其中含有毒素。胖头鱼4~5斤。鲢之美在腹，鳙之美在头。胖头鱼头大而肥，肉质雪白细嫩，鱼头火锅、剁椒鱼头等都是美味吃法。

鲫鱼0.5~1斤。这个重量的鲫鱼肉质最鲜嫩，还略带甘甜。鲫鱼烧、炖、焖均可，但以做汤最为美味。

专家建议，活鱼买回家后，可用清水养一两天。如果是已杀死的鱼，建议用清水浸泡1小时左右。鱼千万不要长时间存放，洗鱼时要先去掉鱼鳃部分再充分洗净。

（陈家瑛/文）

4个方法辨别好馒头

有段时间上海的许多超市被曝出卖染色的馒头，那么什么是染色的馒头呢？染色的馒头要如何辨别呢？辨别好馒头有哪些方法呢?下面我们就来了解一下。

辨别好馒头，可以从四个方面入手：

一要看：优质馒头的表皮呈乳黄色，这是小麦的原始颜色，不能白，而且表皮要很光亮，如果出现黄斑，就有不良成分在里面。如果是面粉比较好的馒头，用手捏一下还会恢复原状。

二要闻：好的馒头闻起来会有麦香味。

三要尝：好馒头咬起来会很软，但不硌牙、不粘牙。

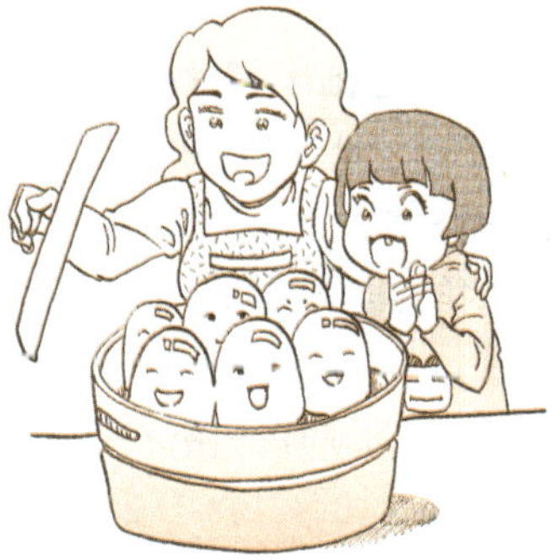

四要看存放，好馒头一般只能放两三天，之后就会长毛。如果两三天了，馒头还没长毛，这个馒头就可能加了防腐剂。

（简云/文）

外国老人的吃饭经

人到老年，胃口减退，消化能力变弱，对饮食与营养的要求比中青年时期

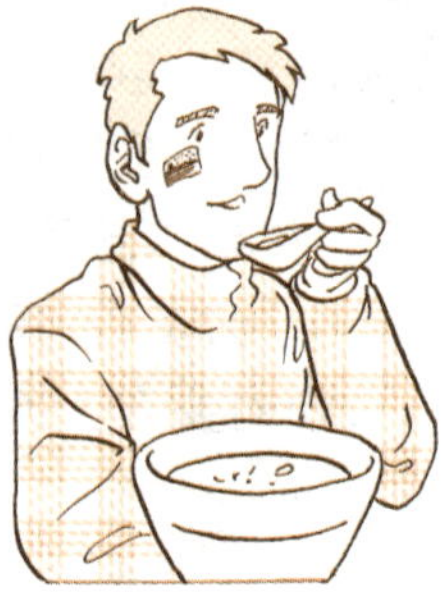
美国人

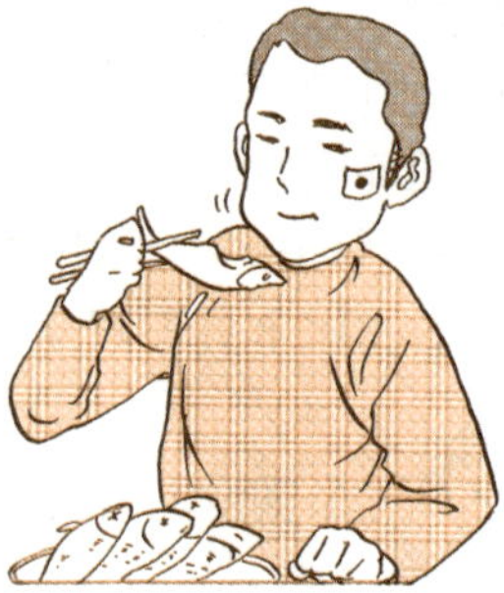
日本人

更高。在这方面，国外老人的一些做法也许会对我们有启发。

向英国老人学分类饮食

英国新近推出了《居家老人膳食指南》，将老人必吃的食物分为5类：①主食，包括各种面点和薯类。②肉食，包括畜禽肉、鱼、蛋等。③蔬果，每天不少于5种，每种约80克，包括新鲜蔬果以及从超市里购买的凉拌蔬菜、纯果汁等。④奶制品，每天摄取不得少于250毫升，但也不宜超过400毫升。⑤零食，包括饼干、蜂蜜、坚果等。

向美国老人学喝汤

美国老人很重视喝汤。美国新近出台的《老人膳食宝塔》强调，水分摄入对于70岁以上老年人非常重要，汤在老年人的膳食中应占据重要位置。奥妙在于老年人的消化能力远不如年轻人，吃份同样的食物，年轻人能吸收95%，老年人则能吸收大约50%。汤类食物经过烹饪加工后，不仅口感、营养可以兼顾，更适合老年人的咀嚼能力与胃肠功能。

向法国老人学喝酒

法国人的葡萄酒情结不亚于中国人的饮茶情结，葡萄酒饮用量高居世界之首。调查显示，法国人的心脏病死亡率显著低于美国人，奥妙在于葡萄酒的酒精度数低，维生素及微量元素多，还含有超强抗氧化剂，保护细胞和器官免受氧化之害，所以葡萄酒享有“老年人的牛奶”之誉。不过，喝葡萄酒每天应不超过100毫升，如果肝脏功能不好，应做到滴酒不沾。

向日本老人学吃鱼

据国外专家调查表明，日本人之所以长寿和他们吃鱼多有直接的关系。在日本人的膳食中，鱼类所占的比例最大。牛肉在人的胃中5小时方能被消化，而鱼肉仅需2~3小时。鱼肉中的蛋白质83%~90%可为人体吸收，而禽肉制品仅为75%。

（汪玉珍/文）

老年人最适合吃酸味食物

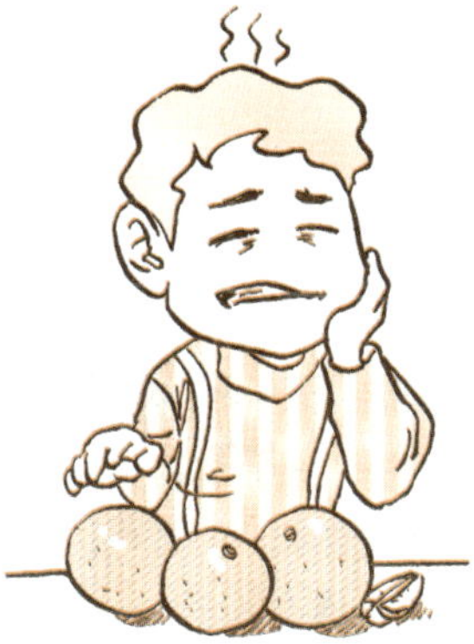

“酸、甜、苦、辣、咸”这五味，相对最适合老年人的是酸味食物。因为老年人的味觉多会随着年龄增长而退化，还面临消化吸收上的困难，酸味食物不仅可以开胃，也有促消化作用。不过，由于老年人牙齿不比年轻人，故而在吃酸味食物时，也要科学合理，把握适当的量。否则，可能会让老人有倒牙之感，甚至产生肝气过旺的情况。一旦感觉肠胃和牙齿出现不舒服的症状，就该暂时停止食用。

首先，老年人在吃带馅食物，如包子、饺子、馅饼、馄饨等时，可以同时配些酸的，比如醋、酸菜等，可以解油腻，并促进面食和肉食的消化。

其次，可适当做些带酸味的汤，比如西红柿鸡蛋汤。西红柿具有生津止渴、健胃消食的作用，非常适合消化功能欠佳的老年人食用。

第三，做凉菜时，可适当多放点醋，能够开胃，并有助于减少盐的摄入。

第四，平时老年人可以适当喝些山楂泡的茶，特别适合患有高血脂、高血压或冠心病的人。

酸奶也比较适合老年人食用。

此外，老年人还可以根据自己的体质，有选择地吃些橘子、苹果、猕猴桃等带酸味的水果。吃完后，最好用清水漱口，以免牙齿受到腐蚀。

（柏榕/文）

童子鸡虽好，并非人人适用

在《中国食物营养成分表》中，没有“童子鸡”这一说法。“童子鸡”只是一道菜名，也就是把还没有进行过交配繁殖的小公鸡清蒸，称为童子鸡。

从现代营养学角度来看，雏鸡由于肌肉中结缔组织少，所以肉质嫩，容易消化、吸收。对于患者来说，由于免疫系统消耗了很多能量，故此肠胃功能差。易消化的食物，既减轻了胃肠的负担，又可以给身体及时补充营养，所以，更有助于身体恢复。

专家提醒，童子鸡虽好，但并非适合

所有人食用。鸡肉含有“内风邪”，吃多了容易引起身体疼痛、瘙痒，所以湿气重的人不宜吃鸡肉。

（吕斌/文）

让人发胖的习惯

只要仔细观察，你很容易发现，每个胖人发胖的原因是不一样的，有的属于吃得太多，有的属于动得太少，还有的属于天生基础代谢低……这还只是大的轮廓，如果细分，你会发现胖人都有一个或一些令人发胖的习惯，以下是一些常见的例子：

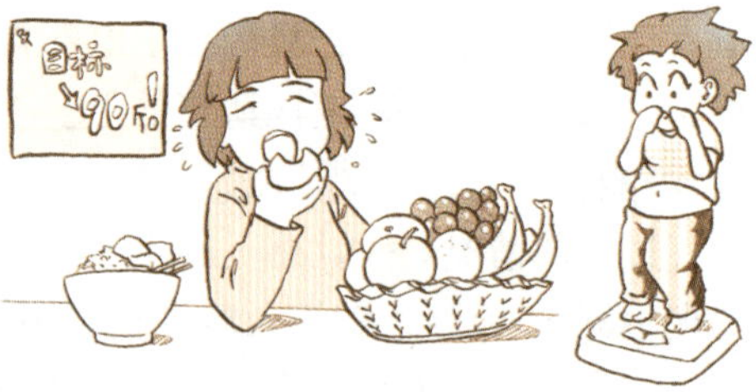

1.打扫剩饭、剩菜

这是很多中老年人和男性胖人常有的习惯，已经吃饱了或差不多饱了之后，还要把“盘子底儿”打扫掉。俗话说，一口吃不成胖子，但日积月累一口一口地就吃成了胖子。反观瘦人，共有特征就是只要吃饱了，一口也不会多吃。

2.进餐速度太快

在胃肠道做出“饱了”这个正确反应之前，已经塞进太多的食物了。这是一些孩子和年轻男士常见的发胖原因。

3.心情郁闷时大吃一顿

这是一些女性发胖的原因，平时还算注意控制饮食，可一旦心情不佳，就去外面大吃一顿，造成能量过剩，导致肥胖。

4.日常体力活动极少

只要能坐着就坚决不站着，日常体力活动极少。上班不动，回家也较少做家务，非躺即坐，极易导致肥胖。

5.零食不离口

有这种习惯的肥胖女性经常很无辜地跟别人讲：“我也没吃多少啊，可还是胖。”平时零食吃太多，吃正餐的时候自然吃得少些，正餐的确没多吃，可那些零食含有的能量比正餐还多。

6.吃大量水果

一些发胖的女性特别爱吃水果，或者误以为多吃水果可以减肥，于是吃了过量的水果。水果含糖，虽然能量含量比相同重量的米饭和肉类要少得多，可是吃得太多也会导致肥胖。

7.早餐以牛奶、鸡蛋、面包为主

完全西化的早餐味道好，但很容易摄入过多的能量。把早餐改为传统中餐即馒头、稀饭、鸡蛋、小咸菜会好一些。

8.痛饮啤酒

啤酒有“液体面包”之称，含有较多

能量。1 瓶啤酒（600 毫升）含有的能量大约相当于 400 毫升牛奶，假如喝 3 瓶，其能量相当于 1200 毫升牛奶，能不发胖吗？

9.用饮料代替水

这是很多儿童发胖的原因。饮料（可乐、雪碧、果汁之类）随手可拿，渴了不喝白开水，只喝饮料。饮料中通常含有较多糖分，且越喝越想喝，不会产生饱腹感，势必造成能量摄入过多。

10.爱吃油腻菜肴

很多胖人都知道少吃油炸食品，但对一些过油的菜肴，尤其是蔬菜类，比如烧茄子、拔丝地瓜、地三鲜、虎皮尖椒、水煮鱼、鱼香肉丝……都缺乏警惕性。其实，这些蔬菜或菜肴里含有大量的油脂，堪与油炸食品比肩。杜绝过油菜，多选凉拌菜或生吃蔬菜才是明智之举。

（王兴国/文）

韭菜，纤细的更安全

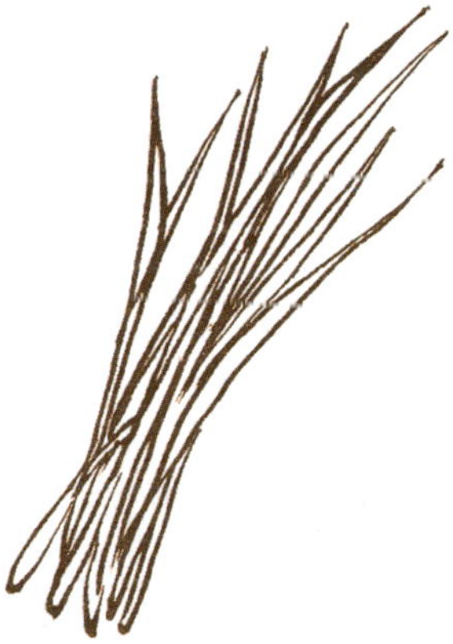

韭菜的主要害虫是韭蛆，专门咬食韭菜根部，致使根部腐烂、断裂，无法生长。所以给韭菜除害虫是采用灌根的方式，农药是施在韭菜根部的。

常用的去蛆农药是一种有机磷内吸剂农药。这种农药不仅有去除害虫的作用，还有着肥料的效果，所以会让韭菜长得茎粗叶宽。而那些叶看起来比较纤细的、个头矮小的韭菜，才是韭菜的本色。

（闻丽/文）

吃珍禽异兽能强身壮体？

现在不少人存在着一种错误的观念，认为越是珍稀的动物，吃了就越补身体。如今这种“进补”文化越来越走向极端，几乎所有奇花异草、珍禽异兽被视为绝佳药物，同时也被认为是上好的滋补食品。虽然许多爱吃野生动物的人讲不出个所以然，然而却认为这玩意有“营养”，能“强身”，可“防病”。

其实从营养学的角度来说，大多数野生动物体内所含的氨基酸、维生素、微量元素等营养成分并不比家养的多，也没有科学的数据证明野生动物是高级滋补品，所谓野生动物有营养，多是以讹传讹。

现在之所以会形成这样一个误区，将进补与野味联系起来，主要是因为他们觉得野生动物是放养的，是纯原生态的。其实，这与营养并没有直接联系，相反，若食用不当还会引起身体的疾病。

如今人们能够吃得到的野生动物，基本上都是非法所得，没有经过严格的检验检疫程序。更要命的是，人们在诱捕这些动物的时候，很多用了有毒的诱饵。此外，不少野生动物受到工业“三废”和生活污水、高残留农药、灭鼠药的污染，人吃了这样的动物，极可能导致体内激素平衡失调，诱发某些恶性病变。同时，自然界中很多的野生动物是某些细菌、病毒和寄生虫的中间宿主，特别是弓形虫、旋毛虫、绦虫等。这些细菌、病毒和寄生虫在野生动物体内可以得到控制，但一旦离开动物进入人体后，会引起严重的疾病。更严重的是，野生动物与人的共患性疾病有100多种，如炭疽、狂犬病、结核、鼠疫、甲肝等。一旦野生动物身上带有这些病毒，肉又没有煮熟，人吃下去后很容易感染上述疾病。

当下，随着中医养生学的大热，越来越多的人开始重视养生，而一些商贩正是看中大家“非野生不营养”的心态，开始打着“野鸡”“野鸟”的旗号，甚至做些“挂羊头卖狗肉”的勾当，欺骗消费者。因此，我们一定要以科学、正确的态度对待养生，不要轻信商家的宣传，以免上当受骗。

（吕武明/文）

含中药成分的零食能随便吃吗?

专家指出，含有中药成分的零食，不能吃得太随意，以免给身体健康带来隐患。

阿胶枣　阿胶和红枣都有养血补血的功效，特别是阿胶还有补脾和胃、益气安神、滋阴润燥等作用。对于气虚或血虚体质的人，经常吃些阿胶枣是有一定好处的，有助于改善神疲倦怠、四肢乏力等症状。但是大枣虽好，也不要多食，尤其是阿胶枣，吃得过多不利于消化和吸收。如果你是胃热或者消化不良患者，多吃不仅滋腻碍胃，影响食欲，日久还容易上火，故阿胶枣一次食用最好不要超过7颗。

龟苓膏　正宗的龟苓膏主要以名贵的鹰嘴龟和土茯苓为原料，再配以生地黄、蒲公英、金银花、菊花等药物精制而成，具有清热解毒、滋阴补肾、消除暗疮、润肠通便的功效。一般胃寒和脾胃虚弱的人还是少吃为好。孕妇和月经期女性也不宜多吃。

凉茶饮料　目前市面上的凉茶多含有菊花、金银花、甘草等中草药，有清热除湿、滋阴去火的功效，有助于缓解牙龈肿痛、口腔溃疡、大便干结等症状，但手脚容易冰凉、胃寒、阳虚、大便经常偏稀的人尽量少喝凉茶，以免加重原有症状。

（杨璞/文）

实话实说营养“神话”

“神话”1:吃糖会让人长胖

实话实说：适当地摄入糖不会直接导致体重增加。机体利用糖合成能量，长期糖摄入不足会出现疲乏无力。

“神话”2:每天喝2升水

实话实说:你需要补充每天从呼吸、粪便及出汗丢失的水分，但是没有必要喝总共2升的水。因为很难测量每天你通过食物和饮料摄入的水分。但如果你的尿液是黄色透明的，那你处于一个好的状态，没必要多饮水；如果尿液浑黄，那得多喝水。

“神话”3:吃蛋会升高胆固醇

实话实说：有人说蛋黄在所有食物中胆固醇含量最高。然而，食用适量的蛋，不会对健康构成危害。研究表明，每天吃一个蛋不会升高胆固醇水平，蛋是体内营养的重要来源。

“神话”4:所有酒都是有害的

实话实说:再次强调，适量是关键。饮少量葡萄酒及啤酒被认为是适量的，不会对健康成年人的身体带来任何有害影响。乙醇是一种抗凝剂，红葡萄酒还是一种抗氧化剂，所以每天饮入少量酒是有益健康的。

“神话”5:每个人都有必要补充维生素

实话实说：如果你吃各种水果、蔬菜、谷物，同时适当地摄入低脂、低蛋白质及低热量饮食，就没有必要补充维生素。孕妇或营养障碍的患者需要补充特定维生素。

“神话”6:要想有大块肌肉须摄入额外蛋白质

实话实说:恰恰相反,摄入额外的蛋白质对膨胀肌肉没用,除非你在摄入的同时做大量力量训练。但食物因素会增加代谢,为了排除过剩的蛋白质,机体会超负荷工作,导致可悲的结果。

“神话”7:肠易激综合征患者不宜食用含膳食纤维食物

实话实说:膳食纤维包括两种,一种是可溶的,一种是不可溶的。肠易激综合征患者不宜食用含不可溶性纤维的食物,而可溶性纤维易被吸收,能防止便秘。大多数谷物中都含有可溶性纤维。

“神话”8:低糖饮食能预防2型糖尿病

实话实说:食物含糖量的高低并不是糖尿病的病因;糖尿病是由机体胰岛素抵抗所致。含糖量高的食物能引起血糖升高达峰值,但血糖高只是有糖尿病的一个标志,而不是根本病因。

(龙振平/文)

4条食品消毒误区

吃的东西仅健康还不够,安全也同样重要。对照以下4条食品消毒误区,看看你是否也犯过同样的错误?

误区1:有腐败味的食品,只要蒸蒸煮煮,就可以持续吃

在变质的食品中,存在不少耐高温细菌,所以一些剩饭、剩菜经加热后仍有引起食品中毒的危险。还有一些情形是,细菌虽然被杀死了,但它在食品中繁殖时所产生的毒素,或死菌本身的毒素,并不能完全被破坏。因此,腐败变质的食品要扔掉。

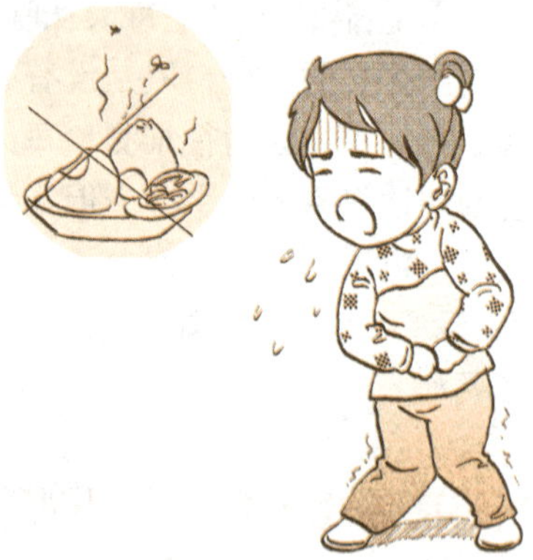

误区2:细菌怕盐,所以腌鱼、冷荤食品等就不用消毒

事实上,有一种使肠胃致病的“沙门

氏菌”，能够在高盐含量的肉类中生存好几个月；而广泛存在于海产品中的一种细菌也很爱好高盐的环境，它在冷荤食品中也极易生长繁殖，温度、湿度较高的环境中，含盐荤食品一旦被其污染，只需2~3小时，食品中细菌数目就能达到使人中毒的水平。因此，腌制食品在食用前需要经过严格的高温消毒。

误区 3：冷冻食品没细菌

不少细菌在冷藏、冷冻条件下不会死亡，有的细菌爱好在低温下生活、繁殖，例如使人发生严重腹泻、失水的嗜盐菌，可以在零下20℃生存11周之久。所以，冰箱里存放的食品应尽快吃完。

误区 4：煮沸=消毒

这种说法只对了一半。食品中毒大致可分细菌性和化学性两大类。排除细菌性污染，可以用高温蒸煮的方法进行消毒。但化学性食品中毒就不是高温处理可以避免的，有时煮沸反而会使其毒素加大。如烂白菜中发生有毒的亚硝酸盐、发芽和未成熟土豆中的龙葵碱、油料中的黄曲霉素等都不能通过高温达到消毒的目标。大家一定要多懂得营养知识，学会辨别哪些食品有毒，才能避免“中招”。

（李元芳/文）

午饭多吃主食易犯困

午后不犯困，除了睡眠要充足外，与午饭吃了什么关系也很密切。首都医科大学附属北京朝阳医院营养师宋新解释说，午饭时胃肠开始消化食物，血液会集中供应胃肠道，吸收营养物质，脑供血就会随之减少，便会有犯困的感觉。特别是当午饭摄入的糖过多时，血糖生成指数就会很高，体内的血糖迅速上升后下降，人就会感到没有力气，昏昏欲睡。

对于国人来说，午餐多吃些米饭、馒头是再正常不过的事。以这些主食为代表的糖的热量摄入，已占到了国人摄入食物总热量的2/3。殊不知，这些食物的血糖生成指数在80以上，几乎与白糖一样高。它们是导致人们午后犯困的“元凶”。

因此，要想下午不犯困，午饭就得有

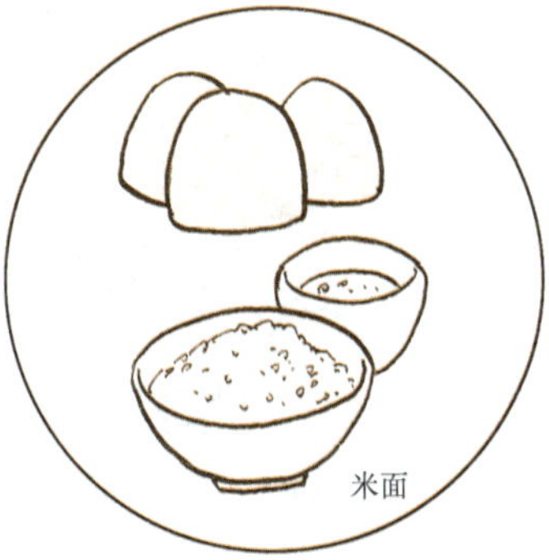

讲究。首先，减慢身体对糖的吸收。多吃含有蛋白质的食物，如鱼、蛋、豆制品等，少吃糖，如米饭等主食。由蛋白质和蔬菜组成的午餐，对大脑保持敏锐的思维以及清醒程度起决定性作用。其次，在吃饭的顺序上可先喝汤，再吃菜和主食。这样可以先让胃部有饱的感觉，再吃就不会让肠胃超负荷。最后，只吃八分饱，否则易致大脑缺氧。

（王乃恭/文）

海虾、河虾谁更营养

虾含有丰富的蛋白质以及钙、磷、铁等多种矿物质，比其他肉类纤维细，水分多，所以口感细嫩，容易消化吸收，尤其适合老人和儿童食用。虾的品种繁多，常吃的海虾有对虾、明虾、基围虾、琵琶虾、龙虾等；河虾有青虾、草虾、小龙虾等。不同的虾怎么吃，营养才最好呢？

海虾中的矿物质含量丰富。海虾中的矿物质如钙、磷、铁、碘的含量都比河虾高，且海虾受污染较小。虽然海虾中不乏个头较大的品种，如对虾，但虾并不是越大越好。因为野生对虾长成可在市面上出售的大小，可能需要几年的时间，会增加受污染的概率。海虾中数大龙虾最名贵。其实在营养上，龙虾与其他的虾并无太大差异；只是产自澳洲的龙虾，受到的污染少。

河虾外壳薄且软，带皮吃补钙效果很好。虽说河虾个头较小，但蛋白质含量毫不逊色于海虾，钙质含量也较高。

虾美味营养但食用时需注意安全卫生。首先，海鲜类不易保存，放冰箱冷藏最多1天。颜色发红、壳肉变软的虾不新鲜，尽量不吃。其次，别吃生虾。虾可能带有耐低温的细菌、寄生虫，即使蘸醋、芥末也不能完全杀死寄生虫和虫卵，因此宜熟透后食用。最后，患有过敏性疾病的患者应忌吃虾。

（柳禹铭/文）

“老牙口”也能适当吃冷饮

炎热的夏天，用清凉可口的冷饮止渴解暑，已成为人们的一种生活方式。然而，对于这种愉快的享受，有些老年人却望而生畏，自叹没这份口福，因为一吃冷饮牙齿就酸痛难忍。

首先要从牙齿自身说起，牙齿适宜

在35~36℃的口温下进行正常的新陈代谢，其内有丰富的神经末梢，反应十分敏感。如突然接触到55℃以上或15℃以下的食物时，会立即产生神经反射，给人以难受的感觉。

其次，从清凉饮料来说，其配制的成分除糖外，大多还有酸性原料，而过酸的物质对牙齿有损害作用，它可刺激牙齿表面的釉质层，使其容易脱钙，而老年人的钙质比较松软脆弱，时间久了就可能造成龋齿，在这种情况下吃冷饮，牙齿当然难受了。

第三是老年人自身的原因。有的老年人由于平时对牙齿保护不好，随着年龄的增长，龋齿、牙周炎、牙齿楔形缺损等疾病也会多了起来，牙龈退缩，牙根外露，其抵抗能力和适应能力逐渐减退，因此遇上过冷、过热、过酸、过甜的食物，老年人都会因牙齿适应不了而感觉难受。

那么，该如何解决“冷饮好吃牙难当”的问题呢？老年人在食用冷饮时，可适当采用这样几种方法：

1.选择法

根据自己牙齿的适应状况和冷饮的不同种类，有选择性的食用，适可而止。

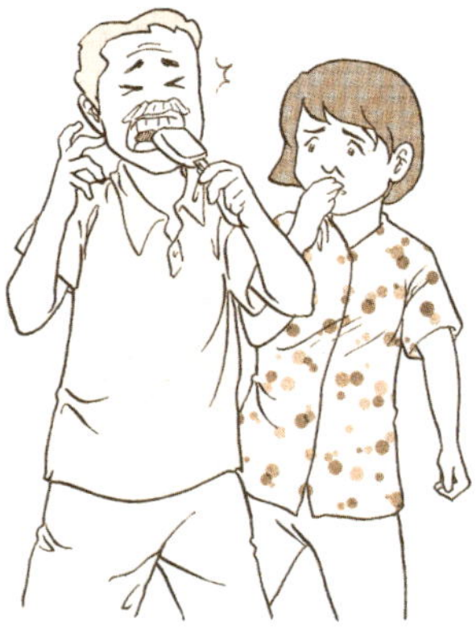

2.吮吸法

食用方法要得当，如冰棍、雪糕之类的硬冷饮，不能像小孩那样大口嚼咬，要慢慢地吮吸品尝，让牙齿逐渐适应，以防刺激。

3.漱口法

冷饮后不可立即喝热茶、进热食，冷热交替对牙齿的刺激最重，食用完饮料后，用清水漱口，防止酸甜食物留在口内，损害牙齿。

4.限量法

一定要控制冷饮的食用量，不可多食，特别是胃肠功能不好，以及患有高血压、糖尿病、肥胖症等疾病的老年人，要遵医嘱，不宜食用。

（封兴华　吴一福/文）

长“针眼”别吃辣

福州市的黄先生，左眼睑上长了一个小小的“针眼”，开始未引起重视，最后竟引发眼眶蜂窝织炎，险些导致左眼失明。

睑腺炎（麦粒肿）俗称“针眼”，常由葡萄球菌感染所致。有人习惯用手揉眼睛，再用手摸这摸那，手上往往沾有很多细菌、病毒，揉眼时会把细菌带到眼边上，钻进睫毛囊或睑板腺，引起睑腺炎。

千万别轻视“针眼”。睑腺炎不能自行挤压排脓，否则细菌、毒素倒流到颅内，可能引起眼眶蜂窝织炎、海绵栓塞的严重并发症，重者可危及生命。此外，注意不吃辛辣刺激性食物，如大蒜、花椒、辣椒等；少吃油腻厚味的菜肴；多吃新鲜蔬菜、水果；注意用眼卫生，不熬夜，不要使眼睛过度疲劳。

（吴志/文）

糖尿病患者怎样喝牛奶

喝牛奶是一件简单事，但糖尿病患者喝牛奶是有学问的。

1.成人糖尿病患者应该适度喝低脂牛奶，而儿童1型糖尿病患者应饮用全脂牛奶，2型糖尿病伴有肥胖的患儿，应根据血脂的情况选择脱脂或半脱脂奶。

2. 糖尿病患者应选择纯牛奶或AD强化奶，饮用牛奶时不能加纯糖类，否则会导致血糖的迅速升高而加重病情。如需要调味，可用甜味剂代替蔗糖。

3. 糖尿病患者每天饮用牛奶的时间，应根据各自的习惯而定。如在早晨饮用，应伴随进食谷类食品，以便起到营养素互补的作用。注射胰岛素治疗的患者，可在晚睡前作为分餐饮用，但要从晚餐中扣除牛奶所含的蛋白质、脂肪、糖的摄入量，也可从全天供给量中扣除。

4. 糖尿病患者不能把奶当水喝，由于牛奶属蛋白质类食物，如大量进食，可使蛋白质摄入增加，使其所占每日总能量的比例过高，增加肾脏负担，为将来并发症的产生埋下隐患。

5.根据平衡膳食要求，每日饮奶量以250~500毫升较合理。

6.当糖尿病患者被查出有肾脏并发症或肾功能减退时，应慎用牛奶，要由临床营养师做科学计算后再饮奶，而不可随意饮用，否则就会加重病情。

（张乐已/文）

美国发布最新膳食指南

对于饮食的关注，全球人同样关心。美国的《2010美国居民膳食指南》，告诉人们怎样选择食物才健康。《指南》中，营养学家们列出了7种应增加的和9种应减少的食物，也值得我们借鉴。

7 种需要减少的食物和营养素：

1.钠。普通成人每天应少于 2.3 克，50 岁以上的人及高血压患者应少于 1.5 克。建议购买低钠盐；少吃加工食物，多吃新鲜的。

2.饱和脂肪酸。它提供的能量应少于总能量的 10%。平时要少吃红肉，多吃白肉。尽量选低脂奶。

3.胆固醇。每天少于 0.3 克。少吃肥肉、鸡蛋黄等。

4.反式脂肪酸。咖啡伴侣、奶油蛋糕、蛋黄派等尽量不吃。

5.人为添加糖。加工食品尽量不买甜的。

6.精制谷物（如白米、白面），特别是加了固态脂肪、糖和钠的谷物食物（如饼干、蛋黄派等零食）。

7.酒精。成年男性每天最多喝 2 份，女性 1 份（含 15 克纯酒精的酒量为 1 份，约相当于 350 毫升啤酒、150 毫升葡萄酒）。

9 种需要增加的食物和营养素：

1.蔬菜和水果。

2.多种蔬菜，特别是深绿色、红色和橙色的蔬菜以及豆类。

3.全谷类食物（糙米、小米、玉米、燕麦等杂粮）至少占主食的一半，来代替精

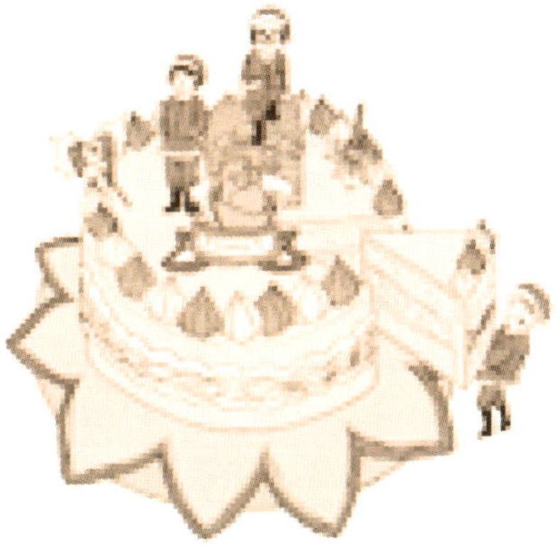

制谷物（如白米饭、白馒头等）。

4.脱脂或低脂奶及其制品。如低脂牛奶、酸奶和豆浆。

5.富含蛋白质的食物。包括海鲜、瘦肉、禽类、豆类和无盐干果。

6.海产品。用海产品以取代一部分肉类和禽类食物。

7.优质蛋白质。用含较少固态脂肪的瘦肉、鱼类或者含植物脂肪的大豆制品、坚果，取代含较多固态脂肪的肥肉、排骨和全脂牛奶等。

8. 尽可能用植物油取代动物油、氢化油、棕榈油等。

9.选择能提供大量钾、膳食纤维、钙和维生素 D 的食物。如蔬菜、水果、粗粮、奶类。

（王兴国/文）

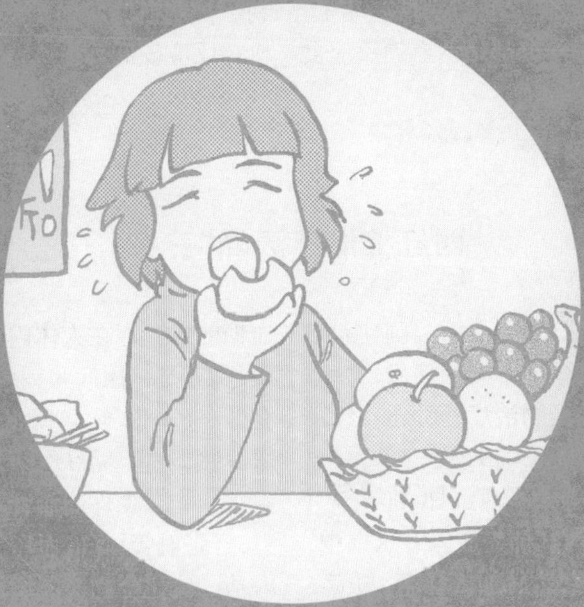

第二篇

疾病与食疗

糖尿病患者应喝谷豆混合粥

糖尿病患者为了严格控制餐后血糖反应，煮粥时可使用一半以上的杂豆原料，包括赤豆、绿豆、芸豆、豌豆、蚕豆、鹰嘴豆、小扁豆等，因为与同样淀粉含量相比，它们的餐后血糖反应特别低。花生、芝麻、莲子、百合等也都是低血糖反应食材。不要加入糯米、白米、大黄米、黏小米这类血糖反应过高的食材，少加枣和葡萄干等甜味食材，更不要加糖。宜用燕麦、大麦来增加黏稠感，因为它们富含有利于控制血脂和血糖的β-葡聚糖，餐后血糖反应较低。

（李铭/文）

西红柿洋葱汤降“三高”

“三高”（高血压、高血糖、高血脂）是危害中老年人健康最常见的疾病，患者除了坚持基本的药物治疗外，还可经常喝点西红柿洋葱汤来辅助降三高。

做法：取中等大小西红柿、洋葱各1个，洗净切块。西红柿先放入开水锅中，煮至几乎溶于汤，然后加入洋葱，再煮5分钟即可关火，加入少量食盐、芝麻油调味。老人长期坚持食用，可有效降三高。

中医认为，洋葱味甘、辛，性温，具有健胃消食、利尿发汗作用。洋葱中含有降血糖的成分，在人体内可生成一种皮苦素，具有抗糖尿病和利尿作用。洋葱中含有钾、洋葱素等，可降低血脂，改善血管壁弹性，防止动脉硬化。洋葱所含的前列腺素，能减少外周血管和冠状动脉的阻力，舒张血管，降低血压。洋葱含有二烯丙基二硫化合物，能增加纤维溶解酶活性，促进血液凝块溶解，从而降低血脂。西红柿中含有抗血栓形成的物质，可促进纤溶系统的功能，增加血液循环，防治高脂血症。

（张晓华/文）

胃寒吃点胡椒

一般当天气转凉，对胃寒的朋友是不利的，吃稍凉的食物就可能出现胃痛、腹泻等症状。除遗传外，胃寒一般是由不正确的饮食习惯造成的，如经常吃冷饮或冰凉的食物。此外，生活节奏快，精神压力大，也容易导致胃寒。对这类人群来说，平时应多吃一些胡椒。

从中医的角度讲，胡椒味辛、性热，有温化寒痰、排气的作用，可治疗胃寒所致的胃痛、呕吐以及受凉引起的腹痛、腹泻、食欲不振等症状，是健胃、暖胃的上好食材。

胡椒的吃法多样，把约6克胡椒粒砸碎研磨后，用开水冲，然后与红糖水一起泡1小时左右，口服可治疗胃寒引起的胃痛；还可以在菜汤或肉汤熬好后，趁热撒入胡椒粉，不仅味美，还能起到暖胃的效果；此外，整粒的胡椒也可直接用来炒菜。

（王亮/文）

秋冬季哮喘多发，饮食防治要得法

饮食有禁忌：

秋冬季节是哮喘病的高发季节，但是只要注意生活细节和饮食调理，该病是可防可治的。

1.忌酒

酒的刺激，可以加强支气管的反应，加重咳嗽、气喘、心悸等症状，诱发哮喘。

2.忌过甜、过咸

中医所说的“甜哮”和“咸哮”，就是由食用过甜、过咸的食物引起的。

3.忌刺激性食物

如辣椒、花椒、茴香、芥末、咖喱粉等，过多食用这些食物可能诱发哮喘，所以哮喘患者及过敏体质者应尽量少食或不食。

4.其他

如黄鱼、鲑鱼、海米、虾、蟹、肥肉、红薯、土豆、雪里蕻、芥菜、南瓜、米糟、汽水等，也易诱发哮喘。

宜食食物盘点：

1.肉、蛋、奶

患者因反复哮喘，久病体虚，抵抗能力降低，所以饮食中要摄入足够的蛋白质，以满足机体的需要。如瘦肉、肝、蛋、家禽、豆制品等，这些食物能增加热量，提高抗病力。消化功能不好的人要少吃多餐。

2.含维生素A、维生素C及钙质的食物

含维生素A的食物有润肺、保护气管之功效，如猪肝、蛋黄、鱼肝油、胡萝卜、韭菜、杏等；含维生素C的食物有抗感染、防感冒的功能，如大枣、柚子、西红柿等；含钙的食物能增强气管抗过敏能力，如青菜、豆腐、芝麻酱等。

3.咖啡

咖啡因能扩大支气管通道，减轻或防止支气管哮喘症状。一天喝3杯咖啡，产生的扩张支气管的作用相当于使用氨茶碱标准用量的效果。

4.新鲜蔬菜和水果

食用新鲜蔬菜和适量的梨、枇杷、香蕉等水果，有助于使大便畅通、腹压下降，防止哮喘发作。

5.水

哮喘病患者应多喝水。喝水不仅能补充水分，还可以稀释痰液，有利于黏稠痰液的排出。

此外，应根据自身状况，有针对性地选择食品。如痰多、食少、舌苔白，宜选食莲子、山药、糯米、芡实等来补脾；如四肢发冷、小便清长、腰酸，宜选食胡桃、羊肉来补肾；如有多汗、易感冒等表现，宜选食蜂蜜、银耳、百合来补肺。

（姜蕾/文）

乙肝患者煲汤有讲究

乙肝的产生，从中医的角度来说主要是湿、热、毒三种因素侵害人体，它的病变就围绕这三个字而演变。部分患者因迁延时间长，加上治疗不规律，体质受到损害，可出现肝肾阴虚或肝郁脾虚现象。因此，在煲汤时，就要根据这些不同情况选择汤料。

具体来说，若以湿毒为主，有肝区隐痛、上腹部闷胀、食欲下降、口淡黏、大便溏稀、舌苔白厚或腻等表现者，主要目的是祛湿、解毒、护肝。可用野生灵芝10克、白术10克、猪瘦肉50克，煲汤饮用。

若以热毒为主者，有肝区疼痛、口苦口干、腹胀、倦怠乏力、小便黄赤、大便秘结、舌苔黄厚等表现。煲汤的主要目的是清热解毒护肝。可用：①鲜马齿苋头及根250克、鲜车前草120克，加适量黄糖，煲汤饮用；②鲜田基黄120克（干品30~60克）、鲜鸡蛋1个，蛋熟后去壳再煎20分钟，煲汤食用。

若见消瘦、神疲乏力、两胁疼痛、面色滞暗、食欲差、大便烂、腹胀、舌质有齿印者，此为肝郁脾虚的表现，宜疏肝解郁健脾。可用：①鸡骨草60克、红枣10枚（去核），煲汤水饮用；②赤豆150克、玫瑰花10克、活鲫鱼250克（去肠杂），煮汤，饮用或食用。

若见头晕目胀、耳鸣、口苦舌干、失眠多梦、五心烦热、腰酸腿软、肝区痛、大便干结、小便黄短、舌红少苔者，此为肝肾阴虚表现，宜滋养肝肾。可用：①鳖1只（250~500克）、枸杞子25克、怀山药30克、女贞子15克、陈皮丝2克，共煮汤。煮好后去诸药调味，饮汤食鳖，每日分2次饮用。②沙参30克、玉竹20克、百合25克、野水鸭1只，先将野水鸭去毛及肠脏，洗净，然后4种食材共放瓦煲内加清水适量，煲汤饮用。可分2~3次饮用。

但乙肝患者在表现上有些是没有什么症状或者症状轻微不易觉察的。此时，重点应放在健脾养肝方面。可用：①西洋参 30 克、猪瘦肉 150 克，共放瓦煲内煲汤饮用；②怀山药 20 克、芡实 30 克、枸杞子 15 克、泥鳅 250 克，先将泥鳅去肠脏洗净，轻微煎短时间，然后共放瓦锅内煲汤饮用；③鲜蘑菇 100 克、猪瘦肉 100 克，加清水适量煲汤，调味饮用。

汤疗是食疗中的一个重要组成部分，对于人们的日常健康有着不可忽视的作用，但汤疗不能代替药疗，这是应该清楚的。

（黄业芳/文）

洋葱葡萄酒效果惊人

推荐一张葡萄酒加洋葱的保健处方。葡萄酒有活血、防治心血管病的功能，洋葱有降脂抗癌作用，两者相加其保健作用显而易见，且制作简单，价格低廉。当然其作用是否如处方里说的那样神奇，估计也是因人而异。但有益无害则是肯定的。

1.每天只喝少量葡萄酒，对膝盖疼痛、白内障、老年痴呆症的治疗效果惊人。

2.吃了药也无法降下来的“高血压”，喝了洋葱葡萄酒后血压正常且安定。

3.无论用什么方法也无法降下来的“糖尿病”的糖尿值，喝了洋葱葡萄酒后血糖下降。

4.喝了洋葱葡萄酒后，恼人的“老花眼”的毛病，有很大的改善，不戴眼镜就可阅读报纸、杂志。

5.一个晚上要上好几次厕所的“夜晚尿频症”，喝了两天洋葱葡萄酒，不可思议地完全恢复正常。

6. 三年之间不服安眠药不能入睡的“不眠症”，喝了洋葱葡萄酒后不眠症消失。

7.每天夜里醒来，一直到天亮都不能入睡的“不眠症”，喝了洋葱葡萄酒后不眠症完全消除。

8.眼睛常模糊不清的重病，或是慢性眼睛疲劳，喝了洋葱葡萄酒后第二天就没有问题。

9.几乎无法治疗的“白尿症”（尿会混浊），喝了洋葱葡萄酒后患者的尿就接近透明。

10.经常肚子会胀，非常痛苦的“便秘症”喝了洋葱葡萄酒后第二天就恢复正常排便。

材料：洋葱：1~2 个；葡萄酒：400~500 毫升。（喜欢甜的人可再加上一点蜂蜜）

做法：

①将洋葱洗净，去掉表面茶色的外表皮，切成八等份半月形。②将洋葱装入玻璃瓶内，加上红葡萄酒。③将玻璃瓶密封，在阴凉的地方放置 2~8 天。④将玻璃瓶内的洋葱片，用滤网过滤后，洋葱、酒液分开装入瓶中放到冰箱冷藏。

饮用方法：

①一天喝的量约50毫升，年纪大的人一次约20毫升。②一天喝1~2次。③浸过的洋葱片一起食用更好。④不喝酒的人,可用2倍左右的开水稀释饮用或每次倒入电锅内4~5分钟蒸发酒精后再饮用。

（徐赋葆/文）

溃疡性结肠炎患者的养生与食疗

患者张某,男,49岁。自诉每日凌晨即腹痛、肠鸣、腹泻5年之久,近日症状加重。经医院检查，诊断为溃疡性结肠炎。经过中西药物治疗,无明显效果。

溃疡性结肠炎又称慢性非特异性结肠炎，是一种病因不明的直肠和结肠性炎性疾病。本病可发生于任何年龄,但以20~40岁年龄者居多，男女发病率差别不明显。根据起病缓急,本病临床分为慢性复发型和慢性持续型。按病情程度则可分为轻度、中度和重度。

引起溃疡性结肠炎的病因尚未完全明了。目前一般认为与遗传因素、感染因素、自身免疫、变态反应等有关。

中医学认为，本病或因感受暑热湿邪,或因内伤饮食生冷,脾胃受伤,运化失常,湿浊蕴结,下注大肠,致胃肠腑气不利、气血凝滞、血瘀夹湿热伤及肠络。或由于脾虚不能胜湿,肝强脾弱,脾失运化,湿从内生,直趋大肠,表现为大便溏稀、粪黏质烂、黏液多白、腹痛及坠胀感不重,属“泄泻”范畴,多为虚证。

自家养生及食疗：

本病因病因不明，预防尚无有效措施。经临床治疗缓解后,预防复发的养生办法主要是避免感染、注意饮食起居、生活规律、精神愉快,并要定期随访,巩固疗效。

食疗方法：

参芪小米粥：党参10克，黄芪20克,薏苡仁15克,大枣10克,生姜5克,小米50克。将上述中药与小米加水适量,共煮粥,待粥成加少量白糖调味,分2~3次饮用。每日1剂,连服20~30剂。

茯苓栗枣粥:茯苓20克,栗子与大枣各10克,糯米30克。将茯苓、栗子研成细末儿与糯米加水适量同煮粥。每日1剂,分2~3次服用。可连续服用。

山药大枣小米粥:山药30克,大枣15克,茯苓、白术各10克,小米30克。将上述中药与小米加水适量慢火煮粥,待粥成后加入少量的糖,分2~3次服用。每日1剂,连服20~30剂。

二香乌药粥:丁香、沉香、乌药、茯苓、补骨脂各10克,大米60克,白糖适量。将中药加水煎汁,滤过后取药汁再与大米同煮粥,饮用时加白糖适量调味。分2次口服,每日1剂,连服1~2个月。

（杨元德/文）

巧滋补除阴虚盗汗

盗汗，是指人在熟睡以后不知不觉地出汗，时多时少，严重时衣服湿透，醒来时汗流自止，常伴有内心烦热、两颊潮红、失眠、口干咽燥、舌红少苔、脉细数等症状。此症以小儿与青年、壮年最为多见，部分体虚老年人也时有发生。中医认为盗汗是身体阴虚的一种表现，大多是由于阴虚内热、阴津外泄而为汗。中医治则为滋阴降火止汗，中医食疗以滋阴补益为主。建议多选食葡萄、金樱子、鸭肉、猪腰、乌鱼、蚌肉、蚬肉、西红柿、菠菜、山药、莲子、大枣、银耳、鸡蛋等。常用食疗方如下：

冬虫草炖老鸭

老公鸭1只去皮和内脏，洗净，冬虫夏草10~15克，放鸭腹内，加清水适量，炖1小时左右，调味分次服食。

饴糖鸡

母鸡1只，生地20克，饴糖60克。将鸡宰洗干净，再把生地、饴糖纳入鸡肚内，隔水蒸熟服食。

核桃莲肉糊

取核桃仁、莲肉各30克，黑豆、怀山药各15克，混匀，共研成细末，煮成糊吃。可根据个人的爱好加冰糖或食盐调成甜味或咸味。

百合蜂蜜蒸

百合、蜂蜜各100克，蒸1小时后取出放凉，每日早、晚各服1汤匙。或用百合煮大米粥，吃时加蜂蜜。

黑豆小麦汤

黑豆15克，浮小麦50克。将浮小麦用干净布包好，同大豆一起加水煮至大豆熟，吃豆喝汤。

酸枣仁糯米粥

酸枣仁30克(包布)，糯米60克，红糖适量。共煮粥，粥成去药袋，加入红糖调味服食。

银耳百合粥

粳米50克，银耳15克，百合15克，冰糖10克。共同熬粥吃，每日1次。

黄芪怀山羊肉汤

取羊肉80克，黄芪、怀山药各15克，龙眼肉12克。先将羊肉用沸水稍煮片刻，再用冷水泡去膻味。然后用砂锅将水煮开，放入羊肉和二味药同煮汤，调味后喝汤吃肉。

韭菜猪肝汤

韭菜60克，猪肝50克。将韭菜洗净切碎，猪肝切片，水煮后加入韭菜及猪肝煮熟，盐调味服食。

二地母鸡汤

1 000克重的母鸡宰杀后去毛洗净并除去内脏，在鸡腹内加入熟地、生地各50克，加一点调味品，煮熟后分次吃肉喝汤。

黑豆龙枣汤

黑豆50克，龙眼肉15克，大枣50克。同放锅内，加清水3碗，煎至2碗，分早、晚两次服。

（王荣华/文）

吃西红柿防尿频

起夜是一件令人讨厌的事情。英国《每日邮报》上的一项新研究发现，经常吃西红柿，可以帮助中老年男性缓解尿频，减少起夜次数。

澳大利亚昆士兰研究中心的科学家选取了57名40~80岁的男性为研究对象。他们先评估了这些人的健康状况和起夜次数，然后让其服用了含有番茄红素成分的药丸，但没有告诉他们是什么药物。3个月后，这些男性起夜次数减少了1/3，膀胱的整体功能得到了很大改善。

对此，剑桥大学伊恩·威尔金森表示，西红柿中的番茄红素可抑制老年性前列腺增生，从而让膀胱不再受到压迫。目前，研究者试图用番茄红素研制新的治疗前列腺增生的药物。同时，研究者表示，西红柿对身体有诸多好处，可以预防衰老、帮助抵抗脑卒中、保护心血管等，因此，生活中可以多食用新鲜的西红柿。

（臧恒佳/文）

糖尿病对症食疗方

糖尿病是一种常见的代谢性内分泌疾病，病因大多未明。糖尿病患者的典型症状有多尿、多食、多饮，并伴有疲乏、消瘦、虚弱、面容憔悴、精神不振、皮肤瘙痒、四肢酸痛、性欲降低、便秘、视力障碍等。下面介绍几种糖尿病食疗方。

素炒南瓜丝

原料：嫩南瓜500克，食用油100毫升，精盐5克，酱油15克，豆瓣15克，泡海椒5克，葱白10克，水淀粉10克。

做法：①将嫩南瓜洗净，切成约5厘米长的丝，放入精盐2克，拌匀码味；泡海椒和葱白切成同样长的丝；豆瓣剁细。②食用油下锅，烧至七成热，放入豆瓣烧香，再放入南瓜丝和泡海椒、葱白丝炒匀，放入精盐、酱油、水淀粉，收汁至浓稠，起锅即可。

功效：南瓜味甘、性温，有补中益气、解毒杀虫、消炎止痛等功效。现代医学研究证实，南瓜中所含的成分可促进人体内胰岛素的分泌，改善糖尿病患者的症状。

香菇烧豆腐

原料：嫩豆腐250克，香菇100克，盐、酱油、味精、芝麻油各适量。

做法：豆腐洗净切成小块。在砂锅内放入豆腐、香菇、盐和清水。中火煮沸改文火炖15分钟，加入酱油、味精，淋上芝麻油即可食用。适量服食，不宜过热。

功效：清热益胃，活血益气。

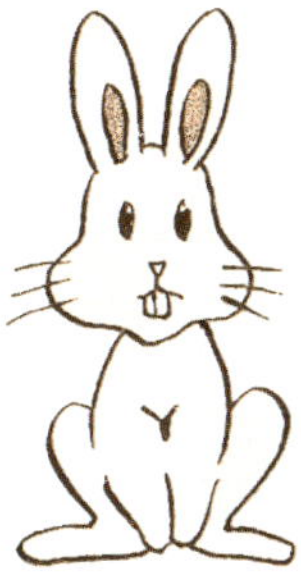

陈皮兔肉

原料：净兔肉350克，陈皮10克，鲜汤100毫升，干海椒（或辣椒）10克，食用油15~20毫升，调料适量。

做法：①将兔肉洗净，切2厘米方丁入碗内，加盐、黄酒、葱节、食用油、姜片拌匀；辣椒切碎；陈皮用温水浸泡10分钟，切成小方块；味精、白糖、酱油、鲜汤入碗内调成汁。②炒锅内油烧至七成热时下辣椒，炸成棕黄色下肉炒散发白，再入陈皮、花椒、姜、葱，继续炒至肉下酥，入调好的酱油汁、醋，搅匀，放红油，炒至汁收干呈棕红色，去葱、姜，装盘，再淋上芝麻油即可。

功效：补中益气，理气化痰。适用于消渴羸瘦，或食欲不振、咳嗽痰喘等症。可作为糖尿病、慢性支气管炎、动脉硬化、高血压患者的膳食，并可预防衰老。

绿茶蒸鲫鱼

原料：鲫鱼500克，绿茶适量。

做法：将鲫鱼去鳃、内脏，留下鱼鳞，腹内装满绿茶，放盘中，上蒸锅清蒸透即可。

功效：补虚，止消渴。适用于糖尿病口渴多饮不止以及热病伤阴。

玉竹粥

原料：玉竹20克，粳米100克，甜叶菊糖（不含糖）适量。

做法：玉竹洗净切片，加水煮汁去渣滓。粳米淘净，加玉竹汁及适量清水煮粥，将熟入甜叶菊糖，稍煮待溶即成。每日1次，连服5~6周。

功效：滋阴润肺，生津止渴。

栝楼羹

原料：鲜栝楼根250克，冬瓜250克，淡豆豉、精盐适量。

做法：将鲜栝楼根、冬瓜分别洗净去皮，冬瓜去籽切成片，与豆豉同放锅内加水煮至瓜烂时加盐少许即成。可适量食之。连服3~4周。

功效：清热止渴，润燥生津。

（王荣华/文）

10种活血化瘀食物

河里的泥沙堆积在河床，会导致河道淤塞。人的血管也一样，如果血液处于高凝状态、血流迟缓或血管壁不光滑，就会导致淤血阻滞、血管狭窄或闭塞。淤血阻滞于脉管中，组织器官得不到血液供给，就会产生相应的疾病。对于淤血体质的人，要尽早引起重视。尤其是高血压、糖尿病、高脂血症患者，须调节饮食，加强锻炼，控制危险因素，防止进一步发展。以下10种食物具有活血化瘀的功效，能促进血液循环，减少血栓形成。

黑木耳：具有益气强身、滋肾养胃、活血等功能。它能抗血栓、降血脂、抗脂质过氧化，从而降低血液黏稠度、软化血管，使血液流动通畅，减少心血管病的发生。黑木耳还有较强的吸附作用，有利于将体内的代谢废物及时排出体外。

洋葱：洋葱有温阳活血的作用，具有良好的降脂作用。洋葱含有的前列腺素A，是较强的血管扩张剂。它含有的葱蒜辣素，能抗血小板聚集，因而能降低外周血管阻力与血液黏稠度，并降低血压。

生姜：有促进血液循环、健脾和胃、杀菌解毒的作用。研究表明，生姜能降低胆固醇、血糖、血液黏稠度，减少血小板凝集，预防心脑血管梗死。

大蒜：《本草纲目》里说，大蒜“其气熏烈，能通五脏、达诸窍……”大蒜素有抑制血小板聚集、抗凝、抑制血栓形成的作用，还能降低“坏胆固醇”，升高“好胆固醇”。

黄酒：有通血脉、御寒气、行药势的功效。《医林纂要》里说它“散水，和血，行气，助肾兴阳，发汗”。《本草纲目》里说：“老酒，和血养气，暖胃辟寒；烧酒，消冷寒气，燥湿痰，开郁结。”不过，阴虚、失血及湿热重的人忌饮。

醋：有活血散瘀、消食化积、消肿软坚、解毒疗疮的功效。《本草求真》里说：“醋主敛，故书多载散瘀解毒，下气消食。”用于瘀血所致胃腹疼痛、食欲不振、吐血、便血。但外感者忌食，且不宜与茯苓同吃。

玉米油：含丰富的亚油酸、亚麻酸等必需脂肪酸，对于调节血脂、软化血管、防止血栓形成有一定的辅助作用。玉米油富含抗氧化剂维生素E，对于清除氧自由基、保护血管内皮细胞也有一定作用。

鱼：无论是深海鱼、浅海鱼，还是淡水鱼，都含有对抗血液凝固和血栓形成的二十碳五烯酸（EPA）、二十二碳六烯酸（DHA）两种不饱和脂肪酸，因此吃鱼有预防心脑血管病的功效。

西红柿：西红柿含有多种活血化瘀的成分。果胶，可降低胆固醇；黄酮素，有抗凝作用；籽粒周围的黄色胶状物质含番茄因子，能防止血小板聚集，维持血管壁的弹性，防止动脉粥样硬化，改善血液循环。

山楂：《食鉴本草》里说，它能“化血块，气块，活血”。山楂有消食健胃、行气活血散瘀的功效，所含的黄酮类物质能舒张外周血管，具有缓慢而持久的降压作用，并能扩张冠状动脉、降脂、强心。

（曹建春/文）

喝啤酒可防治骨质疏松

最新研究发现，每天喝1~2杯啤酒有助于防止骨质疏松症。多项研究发现，适度饮用啤酒可以治疗关节疼痛，保持关节结缔组织健康。

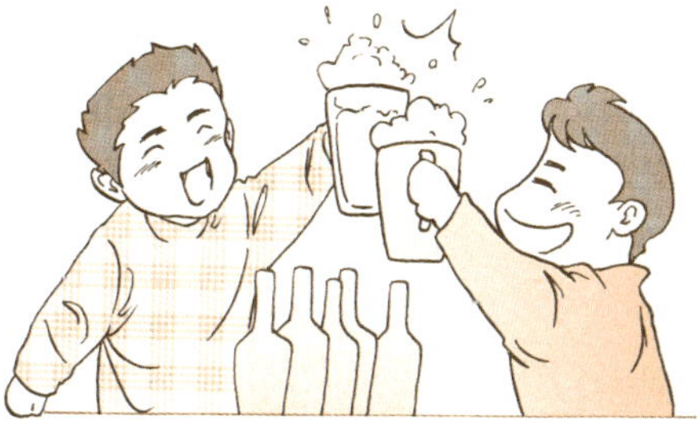

美国研究发现，啤酒中以可溶原硅酸（OSA）形式存在的硅，一半可被身体吸收。硅对骨骼及结缔组织的生长发育起到重要作用，有助于降低骨质疏松症的发病风险。《骨骼与矿物质研究杂志》刊登的一项新研究发现，在男性和年轻女性中，较大量硅的摄入，对骨骼具有保护作用。而在西方人的饮食中，喝啤酒是摄入硅的主要方式。尽管目前还没有硅摄入量的推荐标准，但研究人员表示，即使少量饮用啤酒，也有益关节健康。比如，每天喝20~25毫升啤酒。

此外，英国一项研究发现，常喝啤酒的女性骨骼会变强壮，从而降低患骨质疏松症的概率。研究结果显示，少量饮用啤酒也能保持骨骼健康。而且，啤酒中还富含有助于保持骨骼健康的植物雌激素。

（吴志辉/文）

饮食通便，别入误区

便秘是老年人日常生活中较常见的一种症状，常常被认为是饮食习惯不良造成的，实际上，这当中却存在着不少饮食误区，到底都是些什么呢？

误区1：不吃肉少吃饭　有不少人认为，不吃肉少吃饭就能缓解便秘，其实，这样做反而会加重便秘。因为人的胃肠运动也是需要动力的，而正常的饮食是保证其正常运转的最重要的基础动力，否则，人体内的废物就很难被排出体外。不过，因为高蛋白质饮食对胃肠的刺激不足，所以要想减少便秘，每餐吃肉时，还要配合适当的糖和高纤维素食物，如粗粮、蔬菜等。

误区2：蔬菜、水果要多吃　蔬菜、水果中的膳食纤维的确可以缓解便秘，但过量食用却会引起胃胀气和腹痛。胃肠功能差的老年人，食用过多的蔬菜、水果，反而会对胃肠道造成刺激。另外，也并不是所有富含膳食纤维的蔬菜、水果都有通便作用，比如，山药性偏温热，吃多了反而加重便秘。因为膳食纤维有很强的吸水能力和与水结合的能力，这样，肠道中粪便的体积就会增大，运转速度加快，减少其中有害物质接触肠壁的时间。所以，食用膳食纤维的同时，也需要多喝水。

误区3：油和肉都不能多吃　许多人都以为，大鱼大肉吃多了容易便秘，因而吃得很素，其实不然。就好像机器都需要润滑油的帮助才能运转正常一样，人体也需要油脂的润滑才能代谢正常。所以，便秘的人可以稍微多吃一些油，尤其是芝麻油。每天一勺，一周内就可以改善便秘。

误区4：多吃香蕉能通便　大家都认为香蕉是润肠的，其实，只有熟透的香蕉才有这个功效。如果多吃了生香蕉，不仅不能润肠通便，反而会加重便秘。这是因为，生的香蕉中含有较多的鞣酸，对消化道有收敛作用，会抑制胃肠蠕动，从而引发便秘。所以，食用熟香蕉最能通便。

误区5：多喝茶水能通便　许多人都觉得，喝茶能下火，从而起到改善便秘的作用。其实，便秘者并不宜多喝茶。因为茶叶具有收敛的作用，会抑制胃肠蠕动，喝多了反而会加重便秘。但是，便秘者每天一定要多喝水，饮水量要比平常多一倍左右，分8~10次饮用。少量多次的饮水可以保证肠道湿润，有助于缓解便秘。

（方乐乐/文）

治疗口腔溃疡的食疗方

口腔溃疡是口腔黏膜疾病中常见的溃疡性损害疾病，它虽然是口腔小疾，但是反复犯病也会让人痛苦不堪。那么到底是什么原因引起口腔溃疡？我们又能够怎样预防呢？

中医认为，口腔溃疡多由心脾积热、阴虚火旺引起。而现代医学认为，复发性口腔溃疡首先与免疫有着密切关系。如过度疲劳、工作压力大等现象的频繁出现，都会造成机体免疫力下降，从而导致复发性口腔溃疡的频繁发作。

此外，缺乏B族维生素也会导致口腔溃疡的发生。B族维生素不仅能够调节人体的新陈代谢，还能增强免疫系统和神经系统的功能，促进细胞生长和分裂。

口腔溃疡是身体虚弱的信号，所以在治疗的过程中，应注意改善体质，增强免疫功能。还要把自己的生活节奏稍微放慢一些。日常饮食上，应做到主食粗细搭配、荤素搭配。多进食糙米、瘦肉、奶类、坚果类等食物。也要注意进食豆类制品和蛋类制品。同时还要进行合理的体育运动，吃健康食品，休息时间充足以及平衡好工作与娱乐的时间。

几款食疗法

蜂蜜疗法：将口腔洗漱干净，再用消毒棉签将蜂蜜涂于溃疡面上，涂擦后暂不要饮食。15 分钟左右后，可把蜂蜜连口水一起咽下，再继续涂擦，一天可重复涂擦数遍。

木耳疗法：取银耳、黑木耳、山楂各 10 克，水煎，喝汤吃木耳，每日 1~2 次，可治口腔溃疡。

白菜根疗法：取白菜根 60 克，蒜苗 15 克，大枣 10 枚，水煎服，每日 1~2 次。

（林莉/文）

如何让眼睛“老”有所养

人步入老年后，由于生理功能的减退，眼睛也会随之出现眼睑皮肤松弛、老年环、白内障、青光眼、老年黄斑变性等，而严重影响视力。那么老年人如何保护好自己的眼睛呢？

晨起喝一杯加了菊花的绿茶，可以提神醒脑、清肝明目。

如果眼睛经常有血丝或突然有小范围充血，可以用 1/2 张新鲜的荷叶煮水喝。荷叶能解暑清热、升发清阳、散瘀止血。

若目赤肿痛或目赤障翳，可用 50 克新鲜的车前草煮水饮用。此草具有清热、利水、明目的功效。

在糙米、酵母、动物肝和各种豆类食物中，含有丰富的维生素 B_1，老年人应该多吃。动物肝脏中含有丰富的维生素 A。蔬菜、水果中含有较多纤维素、维生素等，适合于老年人食用，尤其胡萝卜素、维生素 A 能预防夜盲、防止眼睛干燥，大便干结等，有利于维护老年人的夜间视力。

动物肝脏、豆类、蛋类（包括豆制品——豆浆、豆腐）、奶类食物中含有较丰富的蛋白质，是老年人必不可少的重要营养物质；为了保证各种微量元素的供应，老人的食物要多多调剂品种。如牡蛎、豆制品、萝卜和大白菜中含有较多的锌……这些应该及时供应。

直接晒太阳，可使皮肤中的维生素 D 的前身转化为维生素 D，有防止眼睛疲劳的作用。

对于血压不高、动脉无明显硬化的老年人，可以适量供应一定的肉类。维生素 E 有明显的抗衰老作用，与眼睛也有直接关系，必要时可单独补充服用维生素 E 丸。

对于高龄老人或有某些慢性病、消耗性疾病（结核、肝炎等）而体质衰弱的老人，应从各方面予以注意，以保证全身的健康和眼睛的功能。

可多吃些猪肝、羊肝、鸡肝、枸杞粥、荠菜粥。

锌可以减缓视力减退程度，含锌多

的食品有花生、小麦、土豆、鸡蛋、肉、奶等。

缺乏维生素A可发生夜盲症和干眼症，缺乏B族维生素可发生球后视神经炎。维生素A在动物肝脏、鱼肝油、黄油、蛋黄、牛奶等食物中含量较高。豆类、瘦肉、花生、绿叶蔬菜含较多维生素B_1。动物内脏、肉类、蛋奶、豆、绿叶菜等含维生素B_2较多。黑豆有性激素样的作用，对于阴亏目昏、老眼失明有较好疗效。

（杨健民/文）

桂芝奶防耳鸣

中老年朋友出现耳鸣，多由肾精亏虚所致，可服用桂芝奶来预防。取龙眼肉8颗、黑芝麻粉5克（现磨最好），一同放入200毫升鲜牛奶中煮3分钟，每晚饮用，连用2周。龙眼味甘，具有壮阳益气、养血安神之功效，不但能补脾肾固气，还能保血不耗，《神农本草经》中记载其"久服用强魂魄，聪明"。黑芝麻中含有木聚糖类物质，能抑制过氧化物对脑神经的损害，预防耳鸣。桂芝奶对身体虚瘦伴睡眠不良的耳鸣患者疗效尤佳。

（关冲/文）

青光眼患者的饮食疗法

无论男女，患上了青光眼，除了药物或手术治疗之外，还可以采用一些简便易行、效果较佳的饮食疗法进行自疗或辅疗。

在诸多食品中，蜂蜜和甘油对于青光眼患者的食疗效果最为显著。慢性青光眼且眼压持续偏高的患者，可以用50%的蜂蜜（或甘油），每天口服3次，每次50毫升，能收到较为理想的食疗效果。

研究表明，蜂蜜和甘油均属于高渗剂，可使体内血液渗透压增高，并能够吸收眼内过多的水分，从而降低眼压。此外，许多青光眼患者（尤以急性患者为甚）伴有大便秘结、排便困难等现象，蜂蜜和甘油还具有润肠通便的作用，起到增进新陈代谢、促进延年益寿之功效。

当然，青光眼患者平时还应当合理地调节日常饮食结构，除适当多进食一些新鲜蔬菜、优质水果以及其他多纤维素食物以增强肠胃蠕动外，还须多食用一些植物性如花生油、菜籽油、芝麻油、米糠油（精炼）、豆油（精炼）等食用油，以改善肠道内的润滑度，但尽量少吃或者不吃肉类特别是肥肉，以及除蜂蜜、甘油之外的其他糖类食物及高脂煎炸食物。

青光眼患者，通常都会眼内过多地积聚水分，不妨适当增加服食一些具有利水效果的食物，比如赤豆、西瓜、丝瓜、黄花菜（亦称金针菜）等，作为辅助疗品。后期的青光眼疾患必然会严重影响患者的视力，此时，患者除需及时补充维生素E和维生素B_1、维生素B_{12}外，在食疗方面，可以适量多食用一些诸如豆芽、蛋黄、黄豆及其制品、花生、莴笋、绿叶蔬菜、植物油脂（它们中通常富含维生素E）；粗粮、豆类、动物内脏、瘦肉（它们富含维生素B_1）；而动物的肝脏及各种新鲜绿叶蔬菜中，则多含维生素B_{12}……实践证明，青光眼患者在饮食结构中多增加这些食物，可以甚至完全能够取代服用维生素类的药物，副作用少。不过，应当提请注意的是，青光眼患者切忌大量饮水，尤其是咖啡、茶水、果汁等饮料。

此外，青光眼患者应在日常生活中避免精神过于紧张、激动或忧伤，最大限度地减轻思想负担与心理压力，平时可进食一些颇具养心安神作用的食物，如莲心、核桃、小麦等。

（解玉明/文）

食疗化解脾气虚

我们经常听到人们抱怨某些人懒，“能坐着绝不站着，能躺着绝不坐着”，整个人缺乏精神，能少走一步就少走一步，能少动一下就少动一下。

他们很多人其实并不是懒，而是脾气虚。脾气主升，给人一种奋发向上的力量。脾气虚，人就缺乏一股干劲儿。

我们常用“中气十足”形容一个人说话声音洪亮。脾胃居身体中央，所以脾气又称中气。中气不足的人，说话往往低声细语的，性格也比较内向。

脾气虚的人应该怎么调理呢？

最重要的就是饮食有节，饭吃七八分饱。《说文解字》说：“脾主信藏志，信生于土。”“脾主信”说的是脾的功能是有节律的，到吃饭的时间就吃饭，让它去消化吸收，不能不停地吃，老让它工作，也不能有一顿没一顿的，这样就是“失信”了。

为什么饭吃七八分饱呢？有两个原因：第一个原因就是要给肚子留一点空间，这样才能让它动起来。吃得太多，把胃堵实了，它就不容易动了。第二个原因就是当你感觉吃饱了的时候，其实已经吃多了。所以吃七八分饱对身体有益。

《黄帝内经》中说，老人“七十岁，脾气虚”，也就是说老年人随着年龄的增长消化能力开始减退。

脾气虚的人，可以试试以下三个食疗方。

药粥　原料：党参（或西洋参）3克，

山药12克，陈皮3克，生薏苡仁10克，粳米(或小米)50克。把除陈皮之外的药材和粳米一起熬粥。陈皮先用水洗净，泡30分钟，然后剁得碎碎的。粥快熬好时，把陈皮带水一起放入粥中，加入少量的盐，稍微煮一下搅拌均匀，一道健脾益气的药粥就做成了。

大枣　每天做饭、蒸馒头、蒸菜的时候，把大枣放锅里一起蒸。蒸一次可能看不出变化，第二天做饭的时候，继续放进去蒸，蒸两三次之后，大枣就熟透了。蒸熟的枣，可补益脾胃，养血安神，味道也特别好。

益脾饼　茯苓30克，白术15克，干姜2克，红枣30克，鸡内金10克，炒山楂10克，共研为细粉。面粉250克发酵后，放入药粉和匀，再加适量食用油、食盐烙成饼，八成熟时取出，切成棋子大的方块，再放在锅上慢慢烤干即可。益脾饼的功效是健脾益气、开胃消食，适用于食欲不振、食后胃痛、慢性腹泻、慢性肠胃病等患者。

（路志正/文）

感冒试试保健汤

天气一冷，感冒的人不少，除了多喝水之外，您不妨试试鸡汤和姜丝萝卜。

食疗偏方1:清炖鸡汤

原料:鸡1只，枸杞子、大枣、葱、生姜、料酒、精盐、味精等各适量。

做法:将鸡、枸杞子、去核的枣、料酒、香葱、生姜放入砂锅内，用大火烧开后，改小火炖2小时，出锅前，加入精盐、味精即可。鸡肉含有人体所必需的多种氨基酸，能显著增强机体对感冒病毒的抵抗能力。高血压患者和有炎症的人少吃。

食疗偏方2:姜丝萝卜汤

原料:姜30克，萝卜60克，红糖适量。

做法：将生姜丝、萝卜片放入砂锅中，加适量清水，煮20分钟，出锅前，加红糖适量。每次服用200毫升，每天早晚各一次。

（王俊仁/文）

黑巧克力缓解顽固性咳嗽

据英国《每日邮报》最新报道，英国一项新研究发现，吃巧克力有助于治疗咳嗽。研究称，巧克力可可粉中一种化学物质对急性和慢性咳嗽都具有缓解作用。

新研究在英国13家医保医院进行了临床实验，大约300名患顽固性咳嗽的患者参加了实验。研究人员让参试者每天服用两次取自巧克力原材料的自然化学物质可可碱，给药时间为14天。结果发现，60%的患者咳嗽症状明显缓解。研究人员发现，每天吃一块黑巧克力也具有同样效果，原因是一块黑巧克力中的所含的活性成分足以发挥镇咳功效。研究人员同时指出，吃巧克力无法彻底治愈咳嗽，只能缓解咳嗽症状。

英国全国心肺研究所完成的一项早期研究发现，可可碱可以阻止感觉神经的活动，进而遏制咳嗽反射。可可碱的镇咳效果比广泛使用的镇咳镇痛药可待因更强。

新研究负责人，英国哈尔咳嗽诊所阿兰·莫里斯教授表示，研究中使用的1 000毫克可可碱胶囊的镇咳效果非常好。莫里斯教授表示，顽固咳嗽确诊患者每天吃一块黑巧克力也有同样的镇咳作用。但是同时应该注意的是，巧克力过量也会增加肥胖等其他危险。

（陈宗伦/文）

中老年慢性支气管炎食疗方

古代早有“药食同源”之说，食物不仅有治病之效，同时也有防病之功。有研究表明，老年慢性支气管炎患者适当食用薏苡仁、银耳、黑木耳等，可以有效提高自身的免疫功能。以下为食疗方。

三合蜜汁

原料：生白萝卜、鲜藕各250克，鸭梨2个，蜂蜜30克。

做法：生白萝卜、鲜藕洗净去皮，切块，鸭梨去皮和核，切块。三物入榨汁机，去渣取汁，加入蜂蜜调匀，分2~3次服用。

功效：补中益气，生津止咳，润肺化痰，适用于中老年慢性支气管炎的咳嗽、咳痰。

百合粥

原料：鲜百合、粳米各100克。

做法：鲜百合掰开洗净、切碎，粳米淘洗干净，同入锅中煮到米烂，加入少量蜂蜜，早晚食用。

功效：润肺止咳，清心安神。适用于慢性支气管炎的咳嗽、咯血者。

羊肉萝卜汤

原料：羊肉250克，萝卜500克。

做法：羊肉洗净切块，萝卜洗净切条，同入砂锅，加水，先用旺火煮开，后改小火炖至肉烂，加调料，佐餐食用。

功效：补中益气，宽胸开胃，治疗中老年慢性支气管炎。

柚子鸡

原料：公鸡1只，柚子1个，酒适量，葱、姜各少许。

做法：公鸡去毛去杂，洗净切块备

用。柚子去皮，葱切段，姜切丝。将上述用料一起入砂锅，加酒、盐和水，放入锅内隔水蒸到烂熟，每两日一次，连吃3~4次。

功效：化痰理气，补虚益肾，适用于中老年慢性支气管炎、哮喘等。

木耳炒白菜

原料：黑木耳20克，大白菜400克，淀粉、油、盐、味精、葱花各少许。

做法：黑木耳水泡冲洗备用。白菜洗净切片，炒锅放油烧热，入葱花，后放白菜煸炒，快熟时加黑木耳翻炒，加盐、味精，用淀粉勾芡后出锅。

功效：润肺生津，滋阴养胃。适用于中老年慢性支气管炎，伴咳嗽、咽干、痰少者。

银杏蒸鸭

原料：银杏3克，白鸭1只，花椒、葱、姜、盐、酒各适量。

做法：银杏去壳，放在开水中焖熟，然后去皮膜，在热油锅内炸至微黄即可捞出。白鸭洗净，用花椒、葱、姜、盐、酒腌制约2小时，去鸭骨。最后加入银杏，放入笼屉，蒸熟即可。

功效：有平喘化痰的作用，适用于中老年慢性支气管炎咳喘、痰多者。

虫草老鸭汤

原料：冬虫夏草3克，鸭1只，葱、姜、盐、味精各适量。

做法：将鸭洗净放入砂锅，再放入冬虫夏草、葱、姜，并加适量清水。用大火烧沸后，转用文火炖，时间不少于1小时，使鸭肉酥烂，最后放入盐、味精即可。

功效：有肺肾双补的作用，适用于咳喘、气短以及腰部感觉酸软者。

（陆明华　林饶/文）

吃葱、蒜降低胃癌发病率

有微博称，河南女白领小朱长期吃饭没规律，麻辣烫是她午餐的主要选择，她被诊断出胃癌晚期。此微博让不少人得出了“吃麻辣烫吃出胃癌”的结论。

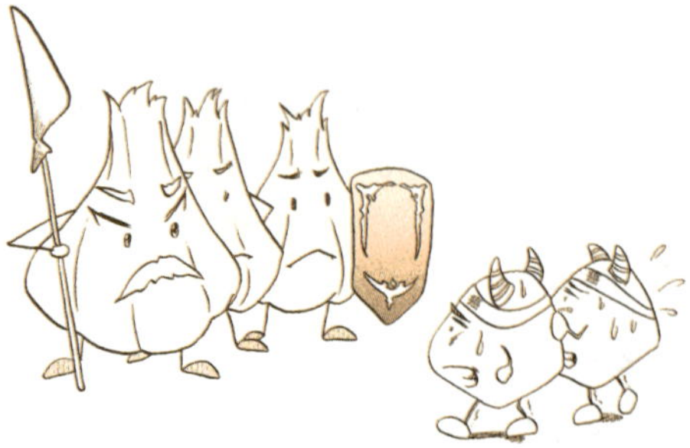

专家对麻辣烫、火锅等汤底检测发现，涮菜超1小时的汤底，均含有亚硝酸盐。在胃的酸性环境中，亚硝酸盐可转化为强致癌物——亚硝胺。

据调查，全国胃癌发病率约为40/10万，而重庆市胃癌发病率为30/10万，其他地方处于较低的水平。重庆人爱吃火锅、麻辣烫众所周知，可为何偏偏重庆的胃癌发病率低呢？

专家认为，重庆人吃火锅时，添加蒜泥和葱等调料，对胃癌起到了很好的预防作用。大蒜素可以降低胃中亚硝酸盐的含量。

食用葱、蒜之所以能预防胃癌，还表现为它在对付幽门螺杆菌上有“突出贡献”。世界卫生组织已正式将幽门螺杆菌列为Ⅰ类致癌物。研究证实，大蒜、洋葱等蔬菜中的有机硫化合物能对胃肠道内的幽门螺杆菌起到抑制作用，从而降低胃癌发病率。每天增加葱蒜类蔬菜食用量20克，可以降低约10%的胃癌发病风险。通俗地说，就是五分之一个洋葱，或者一个大蒜头，并且生吃效果更好。

（范宏博/文）

菠菜是防脑卒中能手

防脑卒中吃什么？人们会举出一堆比如香蕉、土豆及富含维生素C的蔬菜等，有一样东西大家想不到，那就是菠菜。

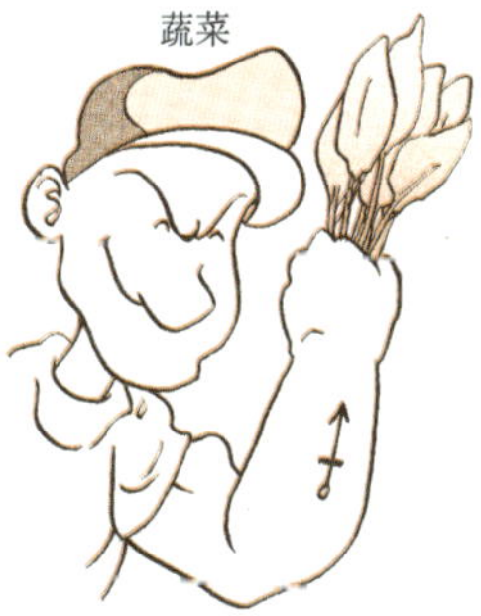

菠菜中含有丰富的叶酸，每100克菠菜中的叶酸含量高达347微克，名列蔬菜之首。研究显示，补充叶酸能将脑卒中发病风险降低25%。叶酸是B族维生素的一种，是人体造血的基本原料。缺乏叶酸可导致巨噬细胞性贫血，其中以老年患者居多。

菠菜中还含有铁，叶酸和铁能够促进红细胞的合成，提高血液携氧量，从而加快血液循环。从这个角度讲，吃菠菜能降低脑卒中的发病风险。

叶酸遇光、热、酸、水易损耗，因此在吃菠菜时，烹调要快炒快出。此外，每天吃个胡萝卜也可降低脑卒中的发病风险，因为β胡萝卜素可防止胆固醇在血管壁上沉积，保持脑血管畅通。

吃什么只是防脑卒中的一个方面。大家还要从健康的生活习惯入手，不吸烟、多吃菜、少吃肉、适量运动等。

（夜幕/文）

手脱皮应多吃胡萝卜

很多人手脚容易脱皮，手脚脱皮多由营养缺乏引起，一般与维生素A有一

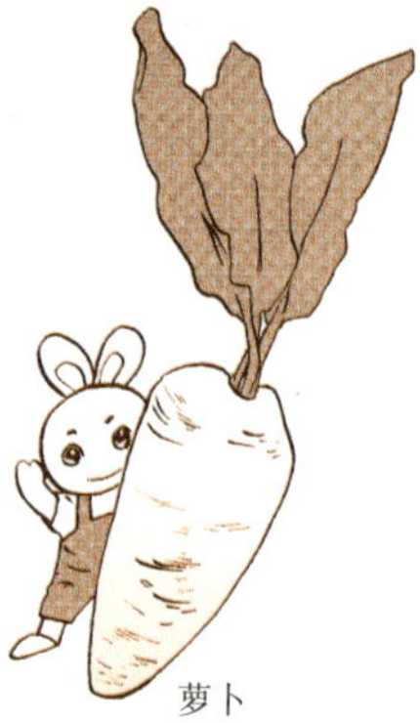
萝卜

定的关系。维生素A属于脂溶性维生素，对皮肤的表层有保护作用。

所以，为了防止手脱皮，除保持手掌清洁、尽量少沾水、洗手用热水、常涂护手霜外，还要多吃富含维生素A的食物，如胡萝卜、动物肝脏、蛋黄、牛奶、奶酪、鱼类、贝类等。

（季玉娜/文）

合理饮食，预防初冬多发病

初冬气候干冷，人体一时难以适应，极易引发疾病或旧病复发。我们可以通过合理饮食来调理身体，达到防患于未然的目的。

发热　应选择平性或偏寒凉的食物。饮食宜加热到温热程度进服，特别是外感发热患者，热饮可助发汗以解表、散热、祛邪。三餐宜清淡、忌油腻，可以汤、粥、软食等细软可口、容易消化的食物为主，适当多喝白开水、茶水等。发热不退时，用黄瓜、丝瓜、西红柿、鲜藕、荸荠等做汤、榨汁或生食。

感冒　多喝温热的水，食物以稀粥、面汤等半流质食物为主，不宜用滋补食品或补益型中药。风热感冒宜选清淡凉润的食品，可多食西瓜、甘蔗、荸荠、梨、柠檬等水果；风寒感冒应选用温热食品以帮助发散风寒，少食寒性水果。

哮喘　过敏性疾病患者要严格禁食鱼、虾等海鲜食物，忌过多摄入盐、忌生冷、戒烟酒。水果要根据病症的寒热选用，热喘可多吃西瓜，寒喘者不宜吃生梨、荸荠等寒凉水果。

腹泻　脾胃功能受损伤者要多选益胃健脾的食物，如莲子、芡实、山药、扁豆等。饮食宜清淡，有时将饼类食品烤成焦黄，细嚼慢咽，具有一定的止泻作用。水果不宜生吃，最好稍微加热或做成水果羹后食用。

老年人消化不良、夜尿过多等症　以山药120克洗净去皮、切片（或干山药60克，浸泡后去皮切片），大枣10枚洗净，与大米50克共加水适量煮粥，再加适量蜂蜜调味，每天早晨空腹服1~2小碗。具有滋养强壮、助消化等功效。

神经衰弱　以核桃仁1 000克捣烂，加蜂蜜1 000克调匀，用瓷瓶装好密封。每天2次，每次1匙，温开水送服。核桃有补脑、补肾、抗疲劳的功效。

体质虚弱　备齐糯米1 000克，白

糖250克，葡萄干、核桃仁、瓜子仁、白果仁、莲子、龙眼肉、红豆沙、熟山药、小红枣、青梅、桂花、猪油，淀粉各适量。将白果去皮除核，切成4瓣；红枣去核；熟山药去皮切开；再将5只碗抹上猪油，随后将白果等食物在碗内摆成花样，并将糯米蒸熟后盛出，待凉后加白糖100克搅匀，分200克1份，装在摆好白果等材料的碗内，再略蒸一下。最后将清水和糖150克，烧开后加入淀粉，调成薄芡汁，浇在糯米饭上，撒上桂花即成。此饭为“健身八宝饭”，每天早晨空腹食1碗。

（黄晓丽/文）

常喝矿泉水可预防老年痴呆

英国《每日邮报》曾报道，《阿尔茨海默病杂志》刊登英国基尔大学一项新研究发现，每天喝1升矿泉水可以预防认知障碍症（俗称老年痴呆症）患者认知能力下降，其机制是多喝富含硅的矿泉水可显著降低体内神经毒素铝的水平。

长期以来，铝一直被认为与老年痴呆症有密切关联。克里斯托弗·埃克斯利教授及其同事让参试老年痴呆症患者每天饮用1升矿泉水，研究持续13周。结果发现，大多数患者认知能力不再进一步下降。一名患者体内铝水平下降了70%，多数患者体内铝水平下降了50%~60%。3名患者大脑功能得到明显改善。

埃克斯利教授表示，新研究包括两大部分。一是饮用含硅矿泉水的确可排除体内神经毒素铝。饮用富硅矿泉水之后，体内铝会汇集血液中，然后通过尿液排出体外。这种疗法可称为“富硅水排铝疗法”。研究的另一部分是，调查参试老年痴呆症患者认知能力情况以及这些症状是否会随着铝的降低而有所改善。

研究人员建议老人多饮用富含硅的矿泉水，有助降低老年痴呆症风险。

（徐澄/文）

冬季手脚凉，怕冷吃什么好

许多女性反映：自己平时身体很健康，但一进入冬季，手脚就变得异常冰凉，不知该怎么办。

因为季节转换，女性手脚凉是一种常见的现象。要预防它，不仅要做好保暖工作、加强运动，还要针对体内引起寒气的诱因进行“食补”。

补“铁”更耐寒

有些女性由于减肥节食，平时很少吃肉类食物，导致身体的铁质缺乏，从而人为地导致贫血。贫血的女性比健康的女性体温要低0.7℃。如果怕冷的女性在日常饮食中有意识地增加含铁量高的食物，畏寒怕冷的症状能得到很好的缓解。

“一日食三枣，百岁不显老”。红枣每100克含铁3.7~3.9毫克，不但可以补血行气、滋补养颜，其含有的丰富的维生素C，还可以促进铁离子的吸收。黑木耳含有丰富的钙、磷、铁，每100克干黑木耳含铁185毫克，是猪肝含铁量的7倍。

注意：缺铁性贫血的女性要纠正不良的饮食习惯，如偏食、素食主义等，多食用铁的含量和吸收率均较高的动物性食物。

补“黑”促循环

女性的血液循环能力本身就比男性差，加上冬天人体血液循环能力减弱，就会出现血液无法供应到身体末梢部位，导致怕冷。黑色食物可以促进血液循环，调节胃肠功能，改善怕冷状况。

黑色食物不仅可以平衡内分泌功能及预防衰老，更重要的是具有补肾暖身的功效。如黑枣，可补脾益气、养血安神、滋润心肺，还可以推动气血循环。另外，长期手脚冰冷的女性可服用维生素E补充剂，能够帮助打通人体远端的末梢血管，使体内血液循环更加通畅。

注意：含脂肪多的食物对患有高血压、高脂血症、冠心病的人来说，吃多了会增加血液黏稠度，影响血液循环。

补“多”保平衡

许多患有低血糖的女性冬季也特别怕冷，这是因为胰岛素过度地将葡萄糖载离血液，留下的葡萄糖无法满足身体活力所需，故使人发冷。

首先，低血糖患者应该均衡饮食。要想杜绝低血糖的出现，就要做到在饮食上平衡，每天最少包含50%的糖，同时要包含一些糙米、种子、谷类、酸乳、瘦肉、蔬菜和鱼类等。第二，低血糖患者少食多餐好。一般来说，每天吃6~8顿，并且在睡觉前吃一些点心或者零食。

注意：尽量少吃精制及加工产品，如速食米、白面粉等。注意饮食习惯的调整，少盐，同时避免摄入糖分高的水果及果汁。

（严梅毅/文）

多吃黑色食品控血糖

美国多家媒体称，糖尿病患者应该多吃点黑色食物。

黑巧克力。意大利拉奎拉大学一项对比研究发现，黑巧克力比牛奶巧克力和白巧克力的黄烷醇含量更高，常吃无糖黑巧克力有助于降低血压和改善胰岛素敏感性，进而起到防止糖尿病的作用。

紫甘蓝。紫甘蓝含有丰富的胡萝卜素、纤维素、钙、磷、铁以及花青素等，促进代谢，增强免疫力。B 族维生素和维生素 C 有助于缓解糖尿病并发症，减轻糖尿病视网膜病变和肾病危害。紫甘蓝中的丙醇二酸可有效阻止糖在人体内转化为脂肪。

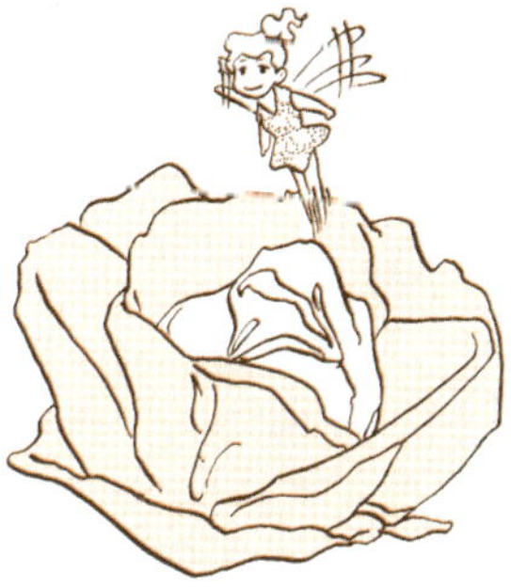

黑豆。黑豆及其制品不仅有助于糖尿病患者控制血糖，而且可防止糖尿病性神经病变(脚麻和手颤等)。黑豆中淀粉含量少，纤维素多，优质植物油脂和蛋白质含量丰富。另外黑豆还有助于糖尿病患者降低尿糖水平。

乌鸡。自古就有“药鸡”之称的乌鸡富含极高滋补药用价值的黑色素，是低脂肪、低糖、高蛋白质的碱性食品。乌鸡肉中蛋白质含量超过 60%，脂肪含量仅为 20%。担心肥胖症及患糖尿病等多种代谢病的患者可以放心食用乌鸡。乌鸡特别适合体质虚弱且畏寒怕冷的糖尿病患者食用。

黑木耳。黑木耳含木耳多糖，有助于降低血液黏稠度。其中所含的甘露聚糖、木糖和膳食纤维有助于减少人体血糖波动，调节胰岛素分泌，是糖尿病患者的好食物。

香菇和黑芝麻。香菇和黑芝麻富含硒，而硒有与胰岛素相同的调节糖代谢的生理活性，有助于降低血糖，改善糖尿病症状。

蓝莓。美国一项研究显示，爱吃蓝莓的人比从不吃蓝莓的人患 2 型糖尿病的风险低 23%。其关键原因是蓝莓中含有大量的花青素等类黄酮抗氧化剂。

美国糖尿病协会还建议，糖尿病患者应多选择可降低血糖水平的高纤维饮食。很多黑色食物中就含有丰富的纤维素。比如，李子、乌梅和紫菜等。有益糖尿病患者的其他黑色食物还包括普洱茶、紫米、板栗、海参、海带等。

（金也/文）

帕金森病患者，饮食要分期

早期

早期帕金森病患者由于咀嚼能力尚好，中医主张根据分型选择饮食调养方。例如僵直少动型患者，可用葛根煮汤煮粥，用100~200克葛根煮瘦肉汤，1周3次；或用大米、小米煮葛根粥，1周2次。此外，还可以喝四物汤、白芍汤。而震颤型患者则主要使用天麻，用15~30克天麻煲瘦肉或鱼头汤，1周2次。还可以用天麻泡绿茶饮用。

中晚期

中晚期帕金森病患者的消化能力出现不同程度的降低，可选择“软食”“半流质饮食”或“流质饮食”。咀嚼能力和消化能力减低的帕金森病患者，可选择软食，采用易消化、易咀嚼、细软、无刺激的食品。半流质饮食适用于咀嚼、吞咽功能受一定限制的患者，可选用稀粥、豆腐脑、蛋羹、鸡蛋汤等。

流质饮食适用于晚期患者以及咀嚼、吞咽功能明显障碍者。可缓慢以汤匙或奶瓶喂食，防止呛咳。

无论是早期还是中晚期患者，都要清淡饮食。患者要特别注意蛋白质的摄入。蛋白质类食物如牛奶、豆浆、鸡蛋会影响药物疗效，因此服用卡左双多巴控释片、复方左旋多巴等药物前后，要间隔1.5小时再进食蛋白质类食物。

（莫冠婷　任珊珊/文）

芋头疗疾病

中医认为，芋头性味甘、辛，性平，入大肠、胃经，具有解毒、散结、消瘰的功效。现代药理研究表明，芋头含有丰富的淀粉、蛋白质、矿物质以及维生素等，具有一定的补益功效。下面介绍几则巧用芋头疗疾的验方，以飨读者。

芋头粥——适用于脾胃亏虚、消化不良者

芋头50克，大米100克，白糖适量。将芋头择净，切为小块；大米淘净，同放入锅内，加水适量煮粥，待粥将熟时加白糖调味即可。每日1剂，连用3~5天为1个疗程。具有健脾胃、消食积的功效。

芋头海带粥——适用于青春期甲状腺肿大者

芋头50克，海带、大米各100克，调味品适量。将海带洗净，切细；芋头择净，切为小块；大米淘净，三者同放入锅内，加水适量煮粥，待粥将熟时加入调味品，再煮一两沸即可，每日1剂，7天为1个疗程，连用3~5个疗程可显效。

芋头糯米粥——适用于妊娠心烦、胎动不安者

芋头50克，糯米100克，白糖适量。将芋头择净，切为小块；糯米淘净，同放入锅内，加水适量煮粥，待粥将熟时加白糖调味即可，每日1剂，连用3~5天为1个疗程。具有除烦安胎的功效。

（于峰/文）

防脂肪肝十字诀

肥胖者、嗜酒者、喜荤者、年长者、少动者，这五类人群是脂肪肝的高危人群。脂肪肝分为酒精性和非酒精性两种，调查发现，酒精性脂肪肝虽然存在地域差异，但发病率呈增长趋势，且有年轻化和女性化倾向。针对脂肪肝，日常的预防非常重要。专家总结了十个字：一二三四五，红绿黄白黑。

一是一定要戒酒，但不必戒肉；二是每顿饭保证二两粮；三是指三份高蛋白，比如一两瘦肉、一个鸡蛋、二两豆腐就是很好的选择；四是饮食“四有”，有粗有细不甜不咸；五是每天要摄入500克蔬菜和水果。

在饮食搭配上，可以通过食物颜色搭配护肝饮食。红、绿、黄、白、黑五种颜色的食物便是护肝首选：

红——西红柿、红酒、红辣椒等所含白藜芦醇化合物可减少肝脏内产生的脂肪；绿——绿茶、绿豆、绿色蔬菜，含有抗氧化物质；黄——胡萝卜、南瓜、红薯、小米等黄色作物可吸收毒素以及脂肪；白——麦粉、大蒜等白色食物能起到通便降血脂作用；黑——黑木耳、黑米，可降低血液黏稠度。

（刘永晓/文）

喝葡萄汁防癌

英国格拉斯哥大学科学家日前对本国较为流行的13种果汁的抗氧化成分进行了科学分析，结果是：在健康果汁中，紫葡萄汁占据榜首，苹果汁和蔓越莓汁紧随其后，最为人们所喜爱的橙汁反而排名不高。

多摄入富含抗氧化成分(维生素C、维生素E、维生素A、多酚类物质等)的蔬菜和水果，不但让衰老的脚步减慢，而且可以使身体更健康。多酚类物质是目前公认的抗衰老效果好的强抗氧化剂之一，紫葡萄汁中所含的多酚不但高于其他果汁，而且其中多酚的种类也很多。

此外，在葡萄中还有一种与众不同的有益物质就是白藜芦醇，它也是一种强抗氧化剂，在葡萄汁和葡萄酒中多得以大量保存。白藜芦醇可以阻止健康细胞的癌变，并能抑制癌细胞扩散，在防治心脑血管疾病方面也有突出的效果。

（方蕴/文）

老年常见病的“克星”果蔬

现实生活中，老年人难免会有这样那样的小毛病，以下介绍一些蔬菜、水果来帮助老年人解决一些常见的小毛病。

习惯性便秘：土豆1 000克，洗净捣成泥状，加入适量冷开水调匀后挤汁，将汁煮沸饮用，早晚各服1杯，一般1日可见效。

气虚：红枣7枚，莱菔子10克，姜汁少许，冰糖5克，水煮，日服2次，连服5~7日可好转。

皮肤瘙痒：苹果1个，切片，用切面擦瘙痒处，每天擦数次，可使皮肤爽滑舒适，3日后瘙痒可止。

慢性支气管炎：柿饼3个，冰糖适量，放入锅中，隔水煎至柿饼绵软，即可食用。每日1次；或用生萝卜250克，鲜藕250克，梨2个，切碎绞汁，汁中再加蜂蜜250克，每日2次，每次1匙，开水冲服。

老年性耳聋：莲子肉10克，红枣10枚，白扁豆15克，粳米100克，按常法煮粥，每日1剂，分早晚温热服食。

（彦林/文）

牙龈出血，吃点黄豆芽

黄豆芽有清热明目、防止牙龈出血的作用，冬天由于室内干燥、上火而引起牙龈肿痛，应多吃点黄豆芽。

黄豆芽富含维生素C，既能抗氧化，也能预防牙龈肿胀、出血。其内富含的维生素 B_2 可预防口角炎、唇炎的发生。另外，黄豆芽中所含的维生素E能保护皮肤和毛细血管，对预防动脉硬化有一定的帮助。

但应注意，烹调时应加入少量食醋，可以很好地保护维生素 B_2。但黄豆芽性寒，脾胃虚寒者应少食。

（姚庆筱/文）

“小短”胃肠患者如何吃

溃疡病或胃癌患者经手术治疗切掉2/3或3/4的胃，就有可能因残留的胃太小，而出现胃纳不佳、饭后饱胀、消化不良、营养障碍以及消瘦、贫血等一系列症候群，被称为“小胃综合征”。

如果由于肠外伤、扭转、血栓等原因，引起广泛性小肠坏死，而被切掉50%以上的小肠，患者也会出现腹泻、消化不良、营养障碍、消瘦贫血等一系列症状，这叫作“短肠综合征”。

无论是“小胃”还是“短肠”，共同的特点是胃肠功能虚衰。尽管“残胃”“残肠”发挥了自己的最大作用，也难以代偿以往全胃、全肠的功能。所以应从补脾胃入手，兼补气血，以充分调动尚存胃、肠的最大能动性。

下面提出几种食疗和药膳供选择。

养胃粥　粳米100克、糯米100克、红枣10枚、熟牛肚200克、牛肉汤1000克，文火煮，加少量芝麻油后食用。牛肚有“以胃补胃”的作用，全粥有养胃健脾、补中益气的功效。

补血粥　小米200克、猪肝100克、黑木耳30克、芝麻50克，煮粥后拌蜂蜜适量，早、晚餐用。每100克猪肝中含铁25毫克，黑木耳中含铁185毫克，有益于缺铁性贫血。如果同时用叶酸和维生素 B_{12} 可改善内因子缺乏所致的巨细胞性贫血。

益气粥　薏苡仁50克、红枣7枚、莲子20克、冰糖50克，加水500克煮成粥，与补血粥交替食用。有补中益气、健脾开胃之功效。中气足，则消化功能旺盛。

当归炖鸡汤　母鸡1只（1~1.5千克）、当归20克、醪糟汁100克，杀鸡洗净，去内脏，开水煮去血水捞出，再换1.5千克水，中小火炖，加醪汁糟、当归，炖3小时即成，吃肉喝汤。鸡香味浓汁鲜肉嫩，易消化。当归味甘、辛，性温，是活血补血的良品；鸡肉含优质的动物蛋白、脂肪，维生素A、维生素D丰富，能温补脾胃、补血助阳，极适合小胃、短肠者食用。

消导粥　适应于胃切除后，吻合口欠通畅或有肠粘连的患者。粳米100克、萝卜丝200克、精肉末50克，加水500克煮成粥状，食用前加山楂片5~10片，溶解后食用。山楂味酸、甘，有补胃酸不足、助消化的作用；萝卜有消食、降气、破瘀、散结、刺激胃肠蠕动的功效，对胃肠无力症有良好的效果。

陈皮兔肉　净兔肉350克、陈皮5克、鲜汤100克、白糖10克、食用油170克，芝麻油6克、盐2克、葱姜适量，味精少许。将兔肉洗净切丁，加作料拌均，静放30分钟，陈皮温水泡10分钟，切成方块，将兔肉下入炒锅中用旺火爆炒，待兔肉发白后，放入陈皮继续炒至肉丁干酥，烹汁和醋少许，加芝麻油出锅，外酥内嫩，刺激食欲，营养丰富。陈皮即橘皮，味苦、辛，性温，有健胃理气、燥湿化痰的作用。兔肉含优质动物蛋白、脂肪、低胆固醇，并含丰富卵磷脂和多种维生素，有健脾补胃、增加血浆蛋白的作用。对胃肠功能不良引起全身营养障碍的患者十分适宜。

（胡云华/文）

青光眼，选粥疗

牡蛎粥　牡蛎15克，陈皮6克，粳米60克。牡蛎先煎取汁，加入粳米和陈皮煮成粥，药汁不够可以加水。此粥每日1次，连服7天，对青光眼日久阴虚者有治疗作用。

茅根决明粥　白茅根5克，决明子10克，用纱布包裹，与粳米50克一同熬粥食用，每日1次，连续7天。具有降眼压、明目的功效，对青光眼有一定治疗作用。

蜜决薄荷粥　决明子5克，薄荷叶5克，与粳米60克一同熬粥，熟时加入蜂蜜15毫升，搅匀后温热服食，每日1次，具有明目、降眼压作用。

（马旭/文）

降脂宜多吃豆制品

豆制品指的是大豆制品，如豆浆、豆腐、煮黄豆之类的食品。黄豆含优质蛋白质高达40%，所含的植物脂肪、卵磷脂能降低胆固醇，是治疗高脂血症的理想食品。

豆制品中含有维生素、微量元素等，凡是牛奶中含有的营养成分它都含有。而豆浆中含有的植物雌激素是牛奶所缺乏的，雌激素可以降低低密度脂蛋白，提高高密度脂蛋白，有效防止动脉粥样硬化。

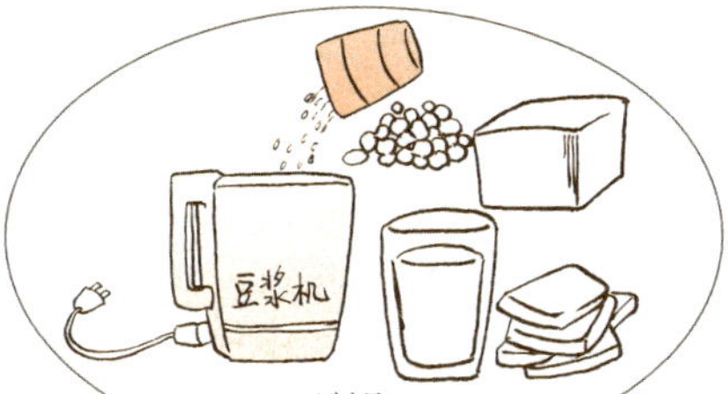

豆制品

此外，大豆含有豆固醇，人体不但不吸收它，还能抑制肠腔中胆固醇水解，从而降低胆固醇的浓度；其含有的丰富不饱和脂肪酸、磷脂和维生素 E，均有较好的降脂作用；大豆蛋白质进入人体能抑制低密度脂蛋白的生成，使血清胆固醇下降，而且体内胆固醇越高，降脂效果越好。因此，大豆及大豆制品被称为是“抗心血管病的利器”。

（徐梦丹/文）

“三高”老人的绿色饮品

降血糖饮料　西红柿汁　选新鲜、熟透的西红柿洗净，用开水烫软后去皮，然后切碎。用干净纱布包好，把西红柿汁挤入小盆内，用温开水冲调后即可饮用。亦可将去皮后的西红柿切成小块，放入榨汁机里榨汁后用温开水调成饮料饮用。

紫薯汁　紫薯一块，洗净去皮，切成小块，然后放入搅拌机内加少许水搅拌，用过滤网过滤，即做成一杯紫薯汁。

降血脂饮料　柠檬汁　柠檬富含有益血管健康的黄酮类抗氧化剂，老人常喝柠檬汁，能扩张血管、降低血压。

山楂汁　将鲜山楂果数枚洗净、去核，放入榨汁机里榨成糊状，加温开水饮用。

胡萝卜汁　取胡萝卜 1~2 个，用榨汁机榨汁。

低嘌呤含量饮料　生菜梨子汁　将半棵生菜、1 个梨洗净，梨去皮去核切成小块，然后将生菜、梨一起放入榨汁机中榨汁，加入蜂蜜、柠檬汁即可。

莲藕蔬果汁　将莲藕 150 克洗净去皮切成小块，苹果 1 个去皮去核切块，然后一起放入榨汁机中，加入温开水榨汁过滤，加入 2 匙柠檬汁即可。

（宋文婧/文）

海鲜味美辅治病

海鲜种类繁多，味道鲜美，不仅营养丰富，还具有较好的药用功效，可辅助治疗多种疾病。

鲷鱼　又名真鲷、加吉鱼，有“百鱼之王”的美称。其肉质细腻，味道鲜美，营养丰富，具有补胃养脾、祛风、增进食欲等功效。一般人均可食用，特别适合食欲不振、消化不良、产后气血虚弱者。

鲑鱼　又称三文鱼。鲑鱼肉具有补虚劳、健脾胃、暖胃和中等功效，特别适合胃肠虚弱、易感冒、体力欠佳者食用。

鲍鱼　鲍鱼是我国传统的名贵食材，四大海味之首。鲍鱼可以有效改善视力。干鲍鱼则被视为“强精圣品”，煎煮食用可以清热、消除眩晕、促进排尿，尤其对黄疸、膀胱炎等疾病较为有效。鲜鲍鱼具有养眼、补肾、强精益气等功效，高血压患者适当吃些鲜鲍鱼可促进新陈代谢。

海参　素有“海中人参”之称。海参味咸、性温，具有补肾益精、滋阴壮阳、润燥等功效。精力减退者应适当吃些海参。

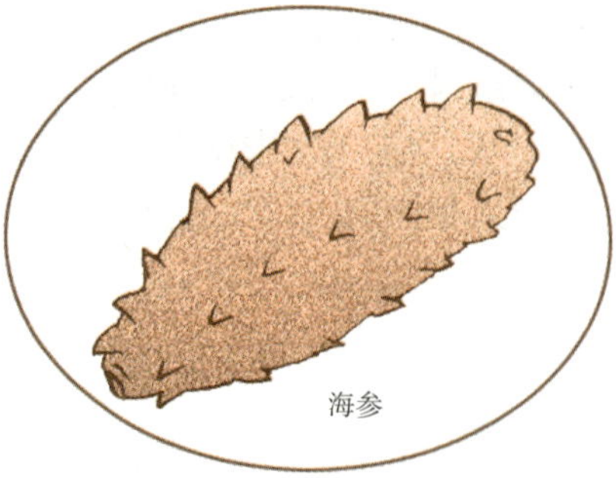
海参

海参还具有增血作用，可补充体力，适宜妇女产后食用。

对虾　又名明虾、东方对虾，具有补肾壮阳、通乳抗毒、养血固精、化瘀解毒等功效，适用于肾虚阳痿、遗精早泄、乳汁不通、筋骨疼痛、身体虚弱、神经衰弱等患者食用。对虾中含有丰富的镁，能保护心血管系统，利于预防高血压和心肌梗死。

扇贝　又名干贝蛤。扇贝是平血压、治头晕的良药。一般人均可食用，特别适合高胆固醇、高脂血症患者以及患有甲状腺肿大、支气管炎、胃病等患者。

牡蛎　又名生蚝，具有收敛、镇静、解毒、镇痛等功效。适量吃些牡蛎，可辅助降低血压，预防血栓形成，改善心悸症状。此外，牡蛎含有人体必需氨基酸，可帮助人体排出毒素，有效预防动脉硬化、心肌梗死等疾病。牡蛎对改善贫血也很有效。

海带　又名昆布，具有消痰软坚、泄热利水、止咳平喘、降脂降压等功效，适用于疝气下坠、咳喘、水肿、高血压、冠心病、肥胖等。此外，经常适量吃些海带，还可预防甲状腺肿大。

带鱼　又叫刀鱼、牙带鱼。带鱼肉味甘、性温，可暖胃、补虚、润肤，肝炎患者和妇女食之有益。带鱼鳞有养肝、止血等作用，主要用于辅助治疗肝炎、疮疖、痈肿等。

鳗鱼　鳗鱼肉质肥嫩，具有补虚、抗痨、祛风等功效，可辅助治疗疮瘘、骨蒸、湿痹等。其所含的维生素A可防治夜盲症。鳗鱼肉、骨、血还可用于辅助治疗痔疮、恶疮、白癜风等。

黄鱼　黄鱼具有开胃、益气、填精、明目、治痢、安神等功效。黄鱼鳔的主要成分为胶原蛋白和黏多糖，不仅可用于腰膝酸软、遗精、滑精、健忘患者的调理，且有特殊的止血功能，可用于治疗吐血、崩漏、外伤出血等。

墨鱼　又名乌贼，具有益气强筋、滋养肝肾、补血脉、理气、利胎产、调经等功效，特别适合妇女食用。妇女在经、孕、产、乳各期食用墨鱼均有益，可养血、通经、安胎、利产、止血、催乳等。

蛤蜊　又名花蛤、文蛤，具有滋阴润燥功效，可用于五脏阴虚消渴、盗汗、干咳、失眠、目干等症状的调理和治疗，对淋巴结肿大、甲状腺肿大也有较好疗效。

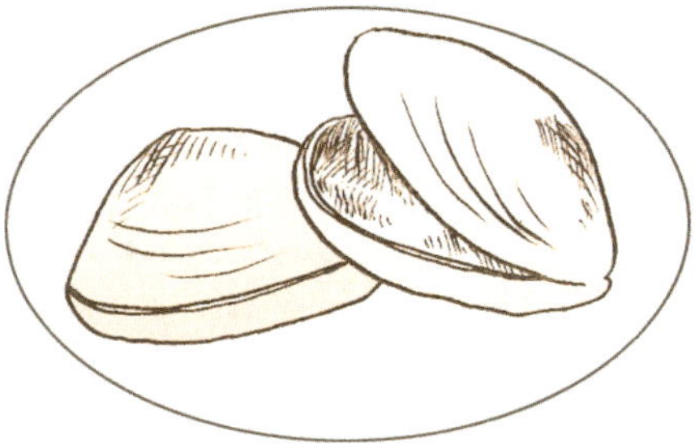

（郭旭光/文）

荸荠汁，利咽喉

慢性咽炎的人常有咽部发痒、干燥、微痛等症状，利用食物天然的疗效，可收到意想不到的疗效。

取荸荠200克，去皮洗净切碎，放入榨汁机中榨成汁，饮汁即可，此为1次量，可长期坚持饮用。中医认为，荸荠味甘，性寒，具有清热解毒、生津止渴、利湿化痰等功效，用于慢性咽炎，可清洁和湿润咽部，改善咽部的环境，消除声音嘶哑、咽部发干发痒等症状。

（傅传喜/文）

用枸杞泡水喝可预防视力减退

枸杞子味甘、性平，具有养阴补血、滋补肝肾、益精明目的功效，常用于治疗肝肾虚损、精血不足所致的腰膝酸软、头晕、耳鸣、遗精等症，对肝肾不足、精血不能上济于目所致的眼目昏花、视力减退等症疗效尤佳。

现代药理研究表明，枸杞子含有胡萝卜素、甜菜碱、维生素A、维生素B_1、维生素B_2、维生素C和钙、磷、铁等成分，具有增强白细胞活性、抑制脂肪在肝细胞内沉积、促进肝细胞新生的作用，对慢性肝炎、中心性视网膜炎、视神经萎缩等疗效显著，还可降血压、降血糖、降血脂。

枸杞子泡水是除了干嚼以外最简单的食用方法，泡水喝时要注意，枸杞子不能与绿茶同服。除此之外，枸杞子可以煲汤熬粥，也可以泡酒。将100克枸杞子加入500毫升酒中，密封浸泡7日即可喝，具有养肝明目、滋阴补肾的作用。银耳10克，枸杞子、冰糖各30克。将银耳用清水泡发，撕碎洗净；枸杞子用清水洗净浸泡3分钟后，与银耳、冰糖共放入锅内，加适量清水；将锅置武火上煮沸后再改用文火煎煮，至银耳熟烂即可，枸杞银耳汤可养护肝脏。

（齐露/文）

海鲜配热粥，防腹泻、痛风

吃海鲜，人们最担心的就是腹泻和痛风问题。其实，海鲜配热粥，就能美味和健康兼得。部分海鲜性质寒凉，吃了容易损伤脾胃功能。这时候喝一碗温热的粥不仅能让胃肠温暖舒适，还可以促进尿酸排出，且粗粮含钾较高，功效显著。

糯米粥或白米粥也是不错的选择。特别是糯米粥，中医认为有温补功效，可健脾暖胃。

（高昊明/文）

这样吃能预防肾结石

经常会听到身边的朋友和亲人患上肾结石的消息。那么，怎样吃才能预防肾结石？

1.喝足够多的水

不要总是等到很渴了再喝水。如果身体处于缺水状态，尿液就会浓缩，尿液中本来处于溶解状态的物质可能因为过饱和而沉淀，肾脏和膀胱就更容易出现结石。

我国营养学会的推荐，在不出汗的情况下，每天宜喝6杯水（一次性纸杯的量，约200毫升）。

2.吃富含钙的食物

研究证实，膳食中钙摄入量高，反而

会降低患肾结石的危险。无论是豆腐、牛奶，还是富含钙的绿叶蔬菜和芝麻酱，都可以经常放入餐单当中。

不过，有研究发现服用补钙品可能将肾结石的发病风险提高 20%，而摄入天然食物中的钙则会将肾结石的发病风险降低三分之一左右。因为天然食物中的钙能够与食物中的草酸结合，减少人体对草酸的吸收，从而起到预防肾结石的作用，单服钙片则不会有这种作用。

3.摄取足够多的钾和镁

镁的不足可能会增加肾结石的发病风险。钾和镁元素供应充足，可以改善钙的利用情况，避免钙从尿中排出，从而减少肾结石的发病风险。

所有蔬菜、水果均富含钾。富含镁的推荐食物则是各种深绿色叶菜，因为叶绿素的分子中含有镁，是食物当中镁营养素密度最高的一类。颜色越浓绿，其中含镁就越高。

很多人以为绿叶菜草酸多，一定是导致肾结石的危险因素，实则不然。其中草酸含量最高的就是菠菜了，菠菜除了富含钾和镁之外，还富含甜菜碱，这是有利降低尿液 pH 的一种物质。只要将菠菜轻轻焯一下，去掉部分草酸，就可放心纳入食谱当中。很多深绿色叶菜草酸含量很低，无须顾虑。同时，多吃蔬菜，对于预防磷酸盐结石和尿酸盐结石特别有好处。

4.远离甜饮料和甜食

糖会干扰钙的吸收利用。甜饮料促进肾结石，也有很多研究证据。一项研究

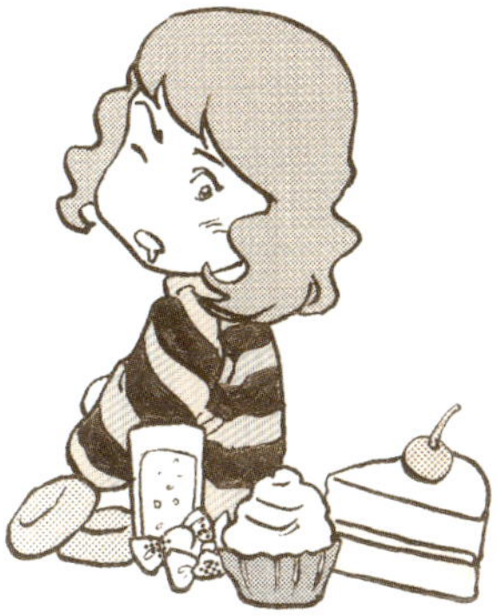

发现，喝可乐之后会提高与草酸钙型肾结石相关的生化指标，扫描电镜观察也发现，摄入可乐之后所收集的尿样本中更易出现草酸钙结晶。

5.避免蛋白质摄入量过高

在吃大鱼大肉过多而主食、蔬菜偏少的情况下，容易造成尿钙排出量上升，骨钙溶出增加，增加形成肾结石的危险。

6.豆腐优于豆浆

大豆中含有较高水平的草酸，制成豆制品可以减少草酸含量，但制成豆浆则基本上不能减少草酸。因为草酸溶于水，做豆浆几乎毫无损失，而做豆腐时，因为挤去其中的部分黄浆水，可以有效降低草酸的含量。豆浆中含钙少，豆腐在制作时添加卤水或石膏，在草酸减少的同时，钙镁含量大幅度上升，对于预防肾结石有利。

从提供钙、镁、钾，增加甜菜碱，减少草酸吸收等多种角度来说，焯过的菠菜和卤水豆腐同吃，实在是个合理的搭配。所谓相克理论，实属对营养和疾病一知半解。

（范志红/文）

食物也能对付感冒

每当感冒肆虐时，头疼得要爆炸，眼泪“川流不息”。下面为大家推荐几种缓解感冒症状的食物方。

鸡汤：被誉为“天然青霉素”，每天喝上一碗，就能帮助缓解感冒症状。它不仅可以补充蛋白质和水分，还具备一定的消炎功能。

牡蛎：含有大量的锌。有研究显示，锌能缩短成人感冒的时间。只需要一个中等大小的牡蛎，就能满足人一天锌的需求量。

大蒜：能杀菌并能缓解喉咙痛和咳嗽症状，每天1~2瓣蒜就能达到效果。大蒜素是杀菌的主要成分，为了让其更好地析出并发挥功效，切碎后静置10~15分钟生吃是最好的办法。另外，还可以沏杯大蒜茶，将切碎的蒜放入烧开的水中，浸泡几分钟，待温度不烫手时饮用。

姜：感冒是因为进了寒气，不妨与姜中和一下。姜可以刺激消化酶的分泌，从而减少恶心的症状。除了烹调时加入姜丝外，姜还可以做茶。加大约500毫升冷水，放入大概20克的新鲜姜丝，煮沸后再焖5~10分钟，晾至常温后饮用即可，还可以加些蜂蜜调味。

热茶：绿茶、乌龙茶和红茶中不仅含有很多抵抗疾病的抗氧化剂，而且茶的热气能够缓解肺部的阻塞感。在热茶中兑一些蜂蜜和柠檬汁，也可以缓解喉咙痛痒的症状。

（谢琳/文）

腹泻之后吃什么

夏天的气温很适宜细菌大量繁殖，吃了被细菌污染的食物常常会出现腹痛、腹泻、恶心、呕吐等问题。

如果出现严重的腹泻一定要请医生诊治。除了用药在饮食方面应注意什么？关于这一问题，每个医生和营养师是有不同观点的。有的主张一定要及时吃东西补充营养，帮助恢复体力；有的认为这时消化道受到大量细菌的侵害，生理功能减退，难以胜任消化、吸收食物的工作，因此不要急于进食。

我是比较赞同第二种意见的，并认为在实施时可因人而异。如果患者没有食欲可以中断一餐或两餐，没有关系，只喝与病前一样量的水就可以了。患者实在没有胃口，强制他们进食也不利于患者的康复。对于腹泻的患者，可以时常问询他们是否想进餐。腹泻之后所吃的东西应符合清淡、容易消化的标准，必选的食材是粮谷类食物。比如：

1.粥。用大米、小米分别煮成大米粥、小米粥,或者两种米加在一起煮成双色粥。煮的时候热水下米,水多一些,小火煮半小时左右,这样的粥比较香软、黏糯。菜肴可根据患者的喜好配以茶叶蛋、凉拌的豆腐干、凉拌的绿豆芽、榨菜等。

2.面食。有的患者平日不喜欢吃米食,因此可以吃清淡的面条、面片、珍珠疙瘩汤等面食。可以加鸡蛋、西红柿和细软的青菜叶。

无论是米食、面食还是配菜,开始的量一定要少,是平日饮食量的1/3即可。

应注意这时的食物无论是粥还是面汤一定要温热的,喝水和果汁也不要喝凉的。人的胃肠道对温度非常敏感,即使是健康人也要注意少吃凉的食物、少喝冰镇的饮料。

(宁莉/文)

食用白色果蔬可预防脑卒中

荷兰研究人员指出,食用部分为白色的蔬菜和水果可能比其他蔬菜、水果更能降低脑卒中的发病风险。

研究报告显示,每天每食用25克白色蔬菜和水果可以使脑卒中的发病风险降低9%,苹果和梨是吃得最多的“白色水果”。

报告作者、荷兰瓦赫宁恩大学博士后琳达·格赖普说:“绿色、橙色/黄色和红色/紫色果蔬与脑卒中的发病没有关系。不过,白色果蔬摄入量高的人与摄入量低的人相比,脑卒中的发病风险会低52%。”

但是格赖普指出,这并不意味着可以不吃其他蔬菜和水果。她说,首先需要继续验证这一结果。她强调,即便将来的研究证实这些结果,“食用大量蔬菜、水果仍然很重要,因为其他颜色的果蔬可以预防其他慢性病”。

蔬菜和水果按“肉”的颜色分成四类:绿色、橙色/黄色、红色/紫色和白色。

只有白色蔬菜、水果能使脑卒中的发病风险明显下降。

格赖普说,还不清楚白色水果中哪些成分能起到预防脑卒中的作用,但她猜测是膳食纤维和类黄酮。苹果和梨中一种叫作栎皮酮的类黄酮含量很高。

(塞雷娜·戈登/文)

烤肉放孜然能防癌

新疆人吃烤肉，总会加点孜然。事实上，这种延续了千年的传统，不仅让烤肉鲜香四溢，更重要的是有益健康。

美国“健康日”网站刊登的一项研究表明，经过对多种调料的测试发现，用孜然、咖喱、迷迭香腌过的肉，高温烹调后产生的致癌物最少。因此，建议在烧烤、煎炸肉类前，放些孜然腌半小时，不仅味道好，还可减少致癌物产生。

相关专家建议，腌肉时还可加入柠檬汁和蜂蜜，去腥调味的同时，也可减少高温烹饪时致癌物的产生。

（鲍捷/文）

多吃菇少长老年斑

吃菇有好处，菌类益处多。无论是谁，都不妨有意识地多吃一点，特别是老年人，多吃点不仅抗衰老、降血脂、降血糖，还能少长老年斑。

研究发现，蘑菇的抗氧化活性指标不仅远远高于我们常吃的西红柿、胡萝卜、黄瓜等，且有“维生素 A 宝库”的美名，这些营养物质都有助于抗击老年斑。相对而言，平菇、香菇、金针菇最适合老年人。其中，平菇能辅助治疗自主神经功能紊乱；香菇能降血压；金针菇可健脑。

老年人吃菇，以清淡烹饪为宜，推荐胡萝卜炒蘑菇，还可以把蘑菇和各种青菜一起烧，如荠菜、油菜、青笋、娃娃菜等；用蘑菇炖汤、煮面、做粥也很好，软烂易食，口感也好。比如蘑菇豆腐汤，老年人胃口不好时，易营养缺乏，此汤最适合不过；蘑菇鸡蛋面，暖身暖胃；猴头菇猪蹄汤，蛋白质丰富，健脾养胃，容易腹泻的老年人不妨多吃些；粳米蘑菇粥，可治胃热呕吐、食欲不振；蘑菇煎汤，可治慢性支气管炎、咳痰。

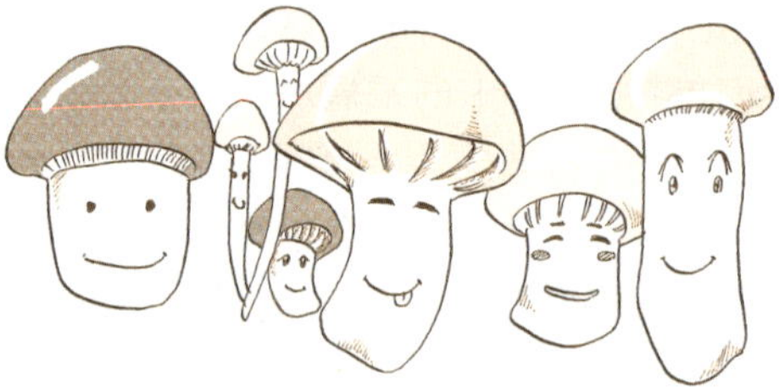

需要提醒的是，菌汤不要反复煮，因为反复煮的汤内嘌呤含量高；不宜加太多肉，植物油也要少放。

（岳金凤/文）

胃痉挛喝杯热红茶

冬季寒冷，脾胃不好的老年人容易出现胃部冷痛、痉挛、腹胀等不适。喝杯热红茶就可以缓解寒冷引起的胃痉挛。

红茶味甘、性温，具有暖胃止痛的功效。红茶是经过发酵烘制而成的，茶多酚在氧化酶的作用下发生酶促氧化反应含量减少，对胃部的刺激性减小。另外，茶多酚的氧化物还能够促进人体消化，因此能够温胃养胃。胃部受寒痉挛疼痛时泡杯红茶，趁热饮用，不久就可以缓解痉挛。

（邱鸿伟/文）

鱼鳔防骨质疏松

很多人吃鱼时，认为鱼鳔腥味重而丢弃了，其实鱼鳔对防治骨质疏松症大有帮助。鱼鳔俗称鱼泡、鲜鱼肚，其中富含的精氨酸、脯氨酸和甘氨酸有促进骨细胞生长的作用。此外，骨的钙化主要依靠胶原组织，鱼鳔含有的高黏性胶原蛋白和黏多糖物质可增加骨和钙的沉积，使钙质与骨细胞紧密结合，防止钙流失，提高骨密度。要除去鱼鳔的腥味，可将鱼鳔洗净刺破后加入料酒、淀粉、枸杞子腌制，再用烧、炖、爆炒等烹调方法成菜即可。每次10~15克，每周2~3次，可长期食用。

（张艳/文）

食物也能止痛

一些食物中含有缓解疼痛的成分，不妨巧加利用。

含脂肪较高的鱼类缓解偏头痛：人体内的前列腺素及激素类化学物质是引起炎症和偏头痛的重要原因，鲑鱼、沙丁鱼等含脂肪较高的鱼类富含欧米伽3脂肪酸，可降低这些物质的生成。每天食用300克鱼肉，清蒸或清炖不会严重地破坏欧米伽3脂肪酸，又能杀死寄生虫。

咖啡缓解头痛：肾上腺素增高可以引起头痛。情绪紧张或饮食中发酵的面包、过熟的香蕉、巧克力、葡萄酒等酪氨酸含量偏高的食品摄入太多，均会导致体内肾上腺素增加，引起头痛。咖啡中含有的咖啡因能减少身体接受到的疼痛信号，所以许多常见的止痛药，如阿司匹林会加入一些咖啡因来加强效果。但是每天都喝咖啡的话不但止不了痛，反而会加剧疼痛感，因此咖啡适宜头痛短期治疗，有心血管疾病的老年人不宜饮用。

豆豉缓解颈背疼痛：中医认为豆豉微苦、性平，有发汗解表、清热透疹、宣郁解毒之效，可治感冒头痛、胸闷烦呕、伤寒等病症。研究发现，吃豆豉能促进体内新陈代谢，清除血中毒素，起净化血液的作用，因此食用豆豉可缓解风寒感冒所致的颈背部疼痛。每天5克，可与蔬菜、鱼类同食。

荸荠缓解咽喉痛：荸荠有消炎镇痛、湿润咽喉等功效，可用于热病伤津烦渴、咽喉肿痛、口腔炎症、肺热咳嗽、硅肺等。荸荠中含有的荸荠素对金黄色葡萄球菌、大肠杆菌及绿脓杆菌有抑制作用。将荸荠200克洗净、去皮，绞汁，制成冷饮，每日30毫升，连喝3~5日。

生姜和辣椒缓解关节痛：饮食中适当吃点生姜和辣椒。生姜可舒缓疼痛，辅助治疗风湿及关节炎；辣椒中的辣椒素，可以阻止疼痛信息传到中枢神经系统，减少疼痛感，能用来控制头痛、神经痛、骨关节炎及类风湿关节炎等疼痛。此外，辣椒里本来就存在的一种物质“柳酸盐”，它正是止痛药阿司匹林的成分。

空心菜缓解尿痛：泌尿系统感染所致的尿道刺痛，可多吃空心菜。空心菜对金黄色葡萄球菌、链球菌等有抑制作用，可预防感染，缓解尿路感染所致的尿痛。空心菜250克，切碎捣烂，榨取汁液。每次用10~20毫升，冲入沸水，以蜂蜜调味后饮用，一日3次。

（王艾宁/文）

神经衰弱者宜常吃3种食物

尽管神经衰弱是一种没有脑部器质性损害的功能性疾病，但是注意补充大脑所必需的营养物质，不仅可以营养大脑，还可以缓解其本身存在的神经衰弱症状。

玉米：脂类是构成脑组织的重要物质，脑组织中脂类的含量比身体其他器官都丰富，其中卵磷脂含量最多。玉米中含有大量卵磷脂，可使脑细胞膜变柔软，因而有利于脑细胞之间的联系，可增强记忆力，改善脑功能，对神经衰弱有较好的疗效。

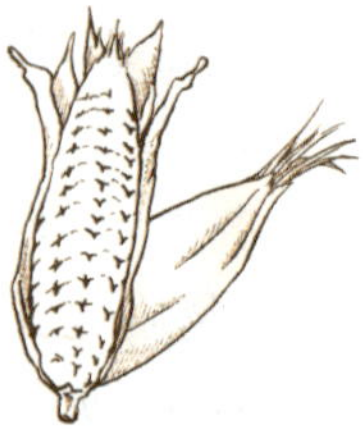
玉米

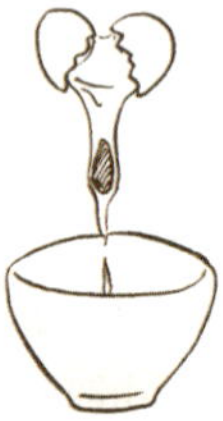
鸡蛋羹

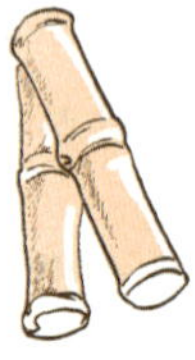
甘蔗

鸡蛋羹：脑细胞的35%由蛋白质构成，就脑功能来说，蛋白质是大脑神经细胞兴奋和抑制过程的基础，人的感觉、记忆、语言、运动等无不和脑神经细胞的兴奋和抑制有关。鸡蛋中含有丰富的蛋白质，做成羹食用，更有利于消化吸收，有益于补充脑细胞。

甘蔗：甘蔗中含有的蔗糖只有在体内分解为葡萄糖才能通过血脑屏障，被脑细胞所利用，是脑细胞的能量来源。

（杨振宇/文）

食疗治本，止足跟痛

足跟痛是中老年人常见的多发病之一。中医认为，肝主筋，肾主骨，足跟为肾所主，肝肾亏虚则筋骨不健，跟骨疼痛，所以食疗当以补益肝肾、强健筋骨为本，从根本上消除足跟痛。

以肾气不足为主要病机的足跟痛，主要表现为局部疼痛固定不移、行走不利、行走则疼痛加剧，或伴有头晕目眩、腰膝酸软、肢软乏力等症状。当以补肾气、强筋壮骨为本进行医治。可选用韭菜100克、羊肝100克，调味品适量。将韭菜洗净，切段；羊肝洗净，切片，加水淀粉适量拌匀，锅中放植物油适量。烧热后下羊肝翻炒，待熟时，下韭菜，翻炒至熟，调味服食。每周2次。

以肝肾阴虚为病机的足跟痛除表现上述症状外，还有五心烦热、眼干目涩等。治疗当以补益肝肾，滋阴清热为主。可服用山药莲子芡实粥：山药30克、莲子15克、芡实30克、粳米50克，熬粥食用，每日1次。

（邹志明/文）

胆囊没了咋吃饭

随着腹腔镜胆囊切除术广泛应用，胆囊切除术后患者的饮食受到关注。

身上少了胆囊不可怕

接受胆囊手术出院后，虽然创口愈合，但胆汁被贮存、浓缩的条件不存在，会引起消化道功能的暂时调节失衡。术后需要一定时间才能修复和代偿。医生们认为，胆囊切除对人体健康没有重大影响。事实上，有不少患者术前胆囊已无功能或功能下降，病变胆囊会影响患者的消化功能，这种患者胆囊切除后，不但不会导致消化功能不好，反而改善了消化功能，提高了生活质量。

需要注意的是，患者在出院时要向医生详细询问出院后的注意事项。出院后，在身体条件允许的情况下应适当多下地活动，比如散步、做些简单的家务等。

少量多餐、低脂饮食

术后前 2 天，应严格禁食，宜用静脉滴注补充各种营养。第 3 天起可根据患者的身体状况给予流质饮食，如米汤、豆浆、藕粉、果汁等，随后再逐渐改为大米稀粥、豆腐羹、枣泥米糊以及面食等。术后 1 个月内应减少脂肪类食物的摄入，禁食高脂肪类和煎炸食品。1 个月以后饮食也不要过于追求清淡，可加强必要的营养补充。

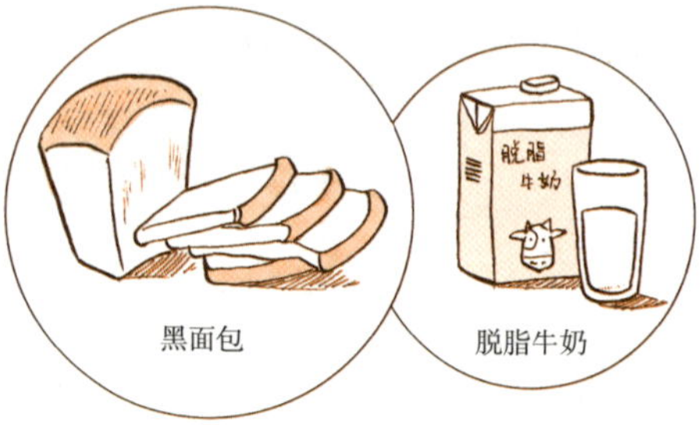

黑面包　脱脂牛奶

一般来说，术后人体需要半年左右的时间逐渐适应消化的需要。在这段代偿、适应的时间里，饮食要少吃多餐，每天以四餐为好。不要暴饮暴食，保持低热量、低脂肪、高蛋白质、高维生素的饮食原则。少油腻，口味适当，容易消化。烹饪应力求清淡，最好采用清炖、蒸煮、煨汤等方法，尽量少用调味品。

要鼓励患者进食，让病情恢复得更快。多食含纤维素高的食物，包括玉米、小米、甘薯、燕麦、荞麦等粗粮，以促进胆汁排泄。每天蔬菜摄入量应大于 500 克，水果至少有 2 种。还可以喝些酸奶，适当多运动。术后经过半年左右，在身体恢复较好的情况下，可以少量逐次添加脂肪食物，以不造成腹部不适和腹泻等消化不良为标准。

每餐应七八分饱，以控制热量。减少含胆固醇高的食物，对于动物内脏、蛋黄、咸鸭蛋、松花蛋、鱼子、蟹黄等含胆固醇高的食物限量食用，每周最多吃 4 只鸡蛋。同时，减少摄入脂肪含量高的坚果类食物，如花生、瓜子、核桃、杏仁、开心果等。另外，还要避免食用海藻、海鲜，忌烟酒。如果饮食不当，过多地摄入脂肪成分，极易造成消化不良甚至腹泻。

恣意进补不可取

喝鲫鱼汤、喝芝麻糊、吃阿胶……针对目前民间流行的胆囊切除后的进补验方，李东良指出，出院后患者适当调节饮

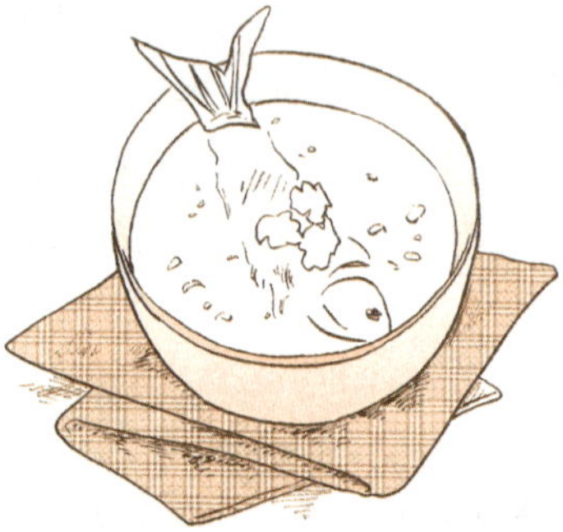

食，促进身体恢复是必要的，但是否一定要大补、如何补则要视病情而定。一般情况下，只要做到荤素合理搭配，保持营养均衡，不需要额外补充营养。尤其是“食疗”，不能简单地照搬。患者如果调养失宜，还会“补”出新的病来。

（吴志　李政/文）

老人手抖不能靠“酒疗”

厦门的患者陈朝辉先生发现自己的手不由自主地抖动，在自行喝点白酒后症状就会减轻。但时间久了手抖得连扑克牌都拿不住，这让他惊恐不已，担心是不是患上帕金森病。到大医院检查才知道，自己手抖是患上老年性震颤。

南京军区福州总医院神经外科郑兆聪副主任医师介绍说，震颤是老年性震颤的唯一症状，而帕金森病除了震颤，还会出现面具脸、肌强直、身体姿势异常等。

老年性震颤不能根治，但是通过积极及时的治疗，能够控制病情、延缓病程。有些老年性震颤患者饮酒以后可以使症状减轻，但是一般也就维持2~4小时，此后症状又会加重，所以饮酒不能治疗此病，反而会使症状加重。

（吴志/文）

吃荸荠，助退热

荸荠俗称马蹄，皮色紫黑、肉质洁白、味甜多汁、清脆可口，自古有“地下雪梨”之美誉。

荸荠既是水果，又是蔬菜，是深受大众喜爱的时令之品。荸荠中所含的磷是根茎蔬菜中最高的，能促进人体生长发育和维持生理功能，对牙齿、骨骼的发育很有好处；同时可促进体内的糖、脂肪、蛋白质三大物质的代谢，调节酸碱平衡。此外，英国人在对荸荠的研究中还发现了一种抗菌成分——荸荠英。这种物质对金黄色葡萄球菌、大肠杆菌及绿脓杆菌均有一定的抑制作用。

荸荠还有预防急性传染病的功能，在麻疹、流行性脑膜炎较易发生的春季，荸荠是很好的防病食品。荸荠是寒性食物，有清热泻火的良好功效，既可清热生津，又可补充营养，最宜用于发热患者。它具有凉血解毒、利尿通便、化湿祛痰、消食除胀等功效。对于刚发热的患者来说，荸荠有辅助其退热的功效，每次吃10个左右即可。

因为荸荠生长在泥中，外皮和内部都有可能附着较多的细菌和寄生虫，所以不宜生吃，一定要洗净煮透后方可食用，而且煮熟的荸荠更甜。

（余海洋/文）

热带水果的营养功效

木瓜　木瓜中的酶能分解蛋白质，帮助消化。木瓜含有多种活性物质及抗氧化物，有很强的抗氧化能力，能破坏使人体衰老的自由基。常吃木瓜可以辅助降低高血压，防治肾炎，美容护肤，预防便秘及延缓衰老。木瓜性温，小便淋漓疼痛之人不宜吃。

山竹　山竹具有清热解毒、降火、利湿、止泻的作用。山竹含钾多，肾病者应少吃。山竹含糖较高，肥胖者宜少吃，糖尿病患者更应慎食。山竹有清热的功效，故体质虚寒者不宜多吃，一般每天不超过4个；切勿和一些寒凉的食物同吃，如西瓜、啤酒、白菜、芥菜、苦瓜、豆浆等。

莲雾　莲雾有利尿、解热、生津、安神的功效且含糖量低，是糖尿病患者首选的水果之一。消化不良时，用莲雾拌少许食盐食用，有帮助消化的功效。尿频的人不宜吃太多，因为它有利尿的作用。

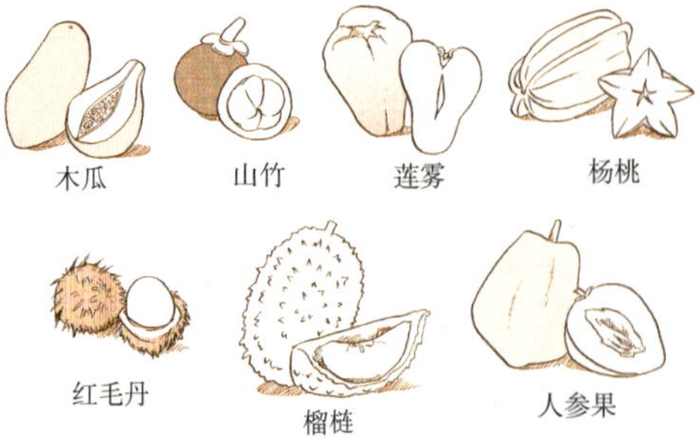

杨桃　杨桃中含有大量草酸、柠檬酸、苹果酸等，能提高胃液的酸度，促进食物的消化。杨桃含有大量的挥发性成分、胡萝卜素类化合物、糖类、有机酸及维生素 B_1、维生素 B_2 和维生素 C 等，可消除咽喉炎症及口腔溃疡，防治风火牙痛。杨桃性寒，脾胃虚寒或腹泻者宜少食，肾病患者应忌食。

红毛丹　红毛丹含有丰富的维生素A、维生素 B_1、维生素 B_2、维生素 C 和矿物质（如钾、钙、镁、磷等），具有滋养强壮、补血理气之功效。红毛丹热量颇高，能增强抵抗力、补充体力，改善下痢及腹部寒凉不适。红毛丹含铁量亦高，有助于改善头晕、低血压等。多吃容易上火，故有眼红、口干、口臭、暗疮、牙肿、尿少、便秘等症状的人应少吃。

榴莲　榴莲是一种营养丰富且均衡，又滋补的水果，可以补肾壮阳、健脾补气、温暖身体，特别适合于寒性体质者、受更年期困扰的女性。榴莲虽然好吃，但性热，一次不能吃得太多，否则容易上火。咽痛咳嗽、感冒和糖尿病患者都不宜多吃榴梿。

人参果　人参果具有低糖、富硒的营养特点。硒是维持机体正常生命活力的微量元素之一，能激活人体细胞，增强机体的活力，具有防癌和防治心脑血管疾病的作用。人参果对各种癌症和冠心病、高血压、糖尿病有良好的防治作用，是理想的食疗保健水果。

（万战祥/文）

便秘患者宜多食高纤维素食物

便秘一直困扰着很多人，造成便秘的原因大多是因为纤维素和水分摄取不足，再加上活动量减少、肠胃蠕动减慢，影响到粪便排出。这时多摄取膳食纤维，对于改善便秘十分重要。膳食纤维的主要功用如下：

预防便秘及肠癌　膳食纤维可刺激胃肠道使蠕动加快，帮助排便，并减少粪便在肠内停留的时间，以缩短肠壁与粪便中有害物质的接触时间，并改变肠道微生物的种类及数目，降低致癌物生成。

降低血中胆固醇　膳食纤维与胆酸盐结合排出体外，增加胆固醇的分解，因而降低血中胆固醇的浓度。

延缓血糖上升的速度　水溶性的纤维素可以延缓糖尿病患者血糖上升的速度。

增加饱腹感　含膳食纤维丰富的食物热量低，又需较长的咀嚼时间，吸水性强，可增加饱腹感。

膳食纤维的主要食物来源：全谷类的米、麦，如糙米、燕麦；蔬菜、水果、干豆类、核果类、种子类等。

如何增加膳食纤维吃法

1.将精致白米饭改成糙米饭或五谷杂粮。

2.每日至少吃5种蔬菜、水果。

3.以豆制品取代部分肉类制品。

高纤维饮食中的膳食纤维可以促进胃肠道蠕动，帮助粪便的水分吸收，使粪便滑顺柔软，增加粪便体积而容易排出，再搭配调整生活作息、适度活动，能够改善便秘情形。

（邓爽/文）

肾病患者如何吃盐

一个传统说法：有肾病禁吃盐。但现代医学研究表明，早期肾病患者肾脏排泄功能并没有完全丧失，如果长时间不摄取盐分，还可能会造成低钠血症，不利于肾病的治疗。所以，不同类型的肾病患者要在医生的指导下，合理地安排有盐和无盐的饮食。

如是急性肾炎，在治疗初期的2~3周时间内，宜吃无盐饮食。随着病情的好转，可逐步改为低盐饮食，即每天摄入食盐量小于2克，以适当补充微量元素；如是慢性肾炎，可吃低盐饮食，每天的摄入量亦不超过2克；肾病患者在肾功能正常的情况下，即血压正常、水肿消失、消化功能恢复、尿量增加、尿蛋白指数呈阴性的情况下，可改吃普通饮食。

（梅长林　薛澄/文）

痔疮术后并发症怎么食疗

痔疮是一种常见病、多发病。痔疮手术后会有一些并发症，如腹泻、便秘等，遇到这些情况该怎么食疗呢？

术后便秘的食疗：痔疮手术后若出现便秘，可以在饮食中增加一些具有润肠通便作用的新鲜蔬菜和水果，如香蕉、梨、桃子、芹菜、竹笋等；还可适当增加一些含植物油脂高的果仁，如花生、核桃、松子等；在晚上临睡前可用开水冲服少量植物油，或次日早晨空腹服用蜂蜜水一杯，以起润肠作用。一般经过上述食疗后，均可达到排便的目的。

术后腹泻的食疗：除了注意饮食宜清淡和易消化外，还可吃一些具有涩肠止泻的食物，如山药、马齿苋、大枣、乌梅、无花果等，也可饮红茶水以利小便而实大便。同时对脾胃虚弱者，要防止其过食寒凉食物导致滑肠。

肛门局部水肿的食疗：肛门局部水肿为手术创伤所致，饮食应多摄入一些清热解毒、利水消肿的食物，如马齿苋、莴苣、金针菇、萝卜、竹笋、红豆、冬瓜等，也可用冬瓜皮10克，煎水饮用，有助于水肿的消退。

（刘康/文）

薄荷是“眼睛草”

中医用薄荷作为发汗解热剂。它能提神解郁、消除疲劳、疏风发汗、消炎止痒、防腐去腥。除了这些作用外，薄荷还有一个别称，叫作“眼睛草”，可以治疗眼疾。

薄荷有疏肝解瘀的功效。中医讲：“肝藏血，主筋，开窍于目。”在劳累的午后，眼睛暂时离开电脑，泡一杯薄荷茶，可以缓解眼睛疲劳。泡过茶的薄荷叶片敷在眼睛上会感觉到清凉，也能解除眼

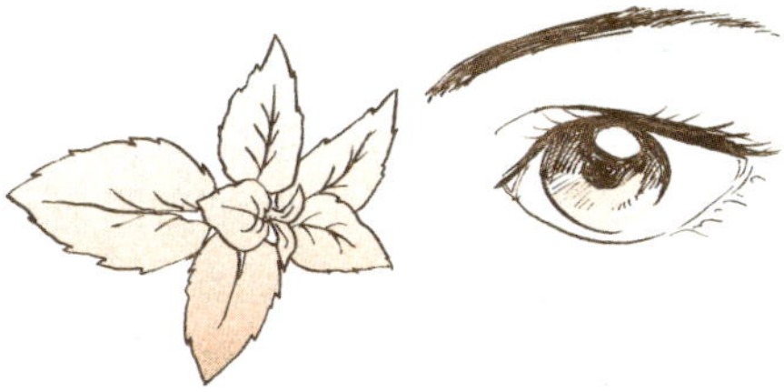

睛疲劳。另外，薄荷茶还能缓解胃胀气，提高脾胃功能。

薄荷茶的制作方法非常简单，取绿茶 3 克（脾胃虚寒者可用红茶代替），干薄荷叶 6 克（鲜薄荷叶加倍），用开水浸泡 5 分钟，即可饮用，还可根据个人口味调入蜂蜜适量。

（杜文明/文）

护眼又有新食物

眼睛十分脆弱，面对电脑时间过长、吸烟，甚至在阳光强烈的户外都会对眼睛有损害。美国“健康达人”网站向人们推荐几种护眼新食物。想保护眼睛，从此不必只选胡萝卜、菠菜了！

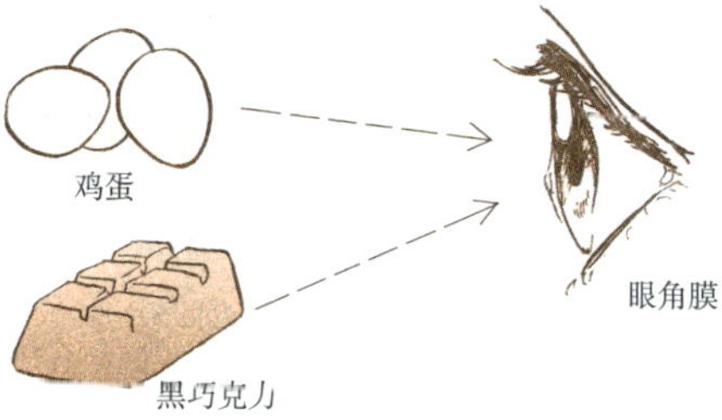

黄豆和豆制品：护眼的作用源于其所含的植物性雌激素、维生素 E、脂肪酸和天然消炎成分。黄豆制品，如豆奶、豆浆、豆腐等都有同样功效。此外，研究发现，橄榄油和玉米都含维生素 E，也是很好的护眼食物。

鸡蛋：鸡蛋富含卵磷脂、叶黄素、硫和多种氨基酸，有助预防白内障。

西蓝花：西蓝花不但能提高视力，还有预防白内障的作用。西蓝花含有叶黄素和具有抗氧化作用的玉米黄质，对眼睛的晶状体有保护作用，可以减少体内自由基对眼睛的伤害。

黑巧克力：黑巧克力中的黄酮类物质可保护眼部血管，从而强化眼角膜和晶状体。需要提醒的是，只有纯黑巧克力才有护眼效果。

此外，近期研究还发现，杏、沙丁鱼、葡萄、柠檬、南瓜、杏仁都有一定护眼功效。

（邱硕/文）

防糖尿病要吃“多糖”

一般人都知道，中老年人长期吃糖过多，会促使胰岛素分泌大增，导致胰岛B细胞受损，引发血糖升高，但有一类“糖”叫作多糖，不仅不会引起血糖升高，反而可预防糖尿病。

银耳多糖适合肥胖型高血糖者。银耳菠菜汤：将银耳10克泡发洗净炖成黏稠状，然后放入带根菠菜100克（洗净切段后用开水焯过），滚熟后放盐、葱及调料食用。

木耳多糖控制餐后血糖升高。木耳鸡汤：柴鸡500克洗净切块，大火煮20分钟，撇去浮沫及浮油，然后放入葱、姜及木耳30克（温水泡发半小时后，洗净撕成小块），再用文火煮40~50分钟，下盐调味食用。

香菇多糖改善空腹血糖高和餐前血糖高。干香菇最好放在日光下晒一天，可促进香菇中麦角固醇转变为较多的维生素D。双菇油菜：香菇5个，草菇10个，洗净后入油锅煸炒，八成熟时加入油菜（先用盐水焯熟），翻炒片刻后勾芡，淋少许芝麻油即可出锅。

海带多糖适合血糖高伴高脂血症者。海带冬瓜汤：将冬瓜200克带皮洗净后切块，海带50克泡发好之后切菱形块，入锅煸炒2分钟，放入开水约1 000毫升，煮熟后放入精盐、味精即可。

薏苡仁多糖改善糖耐量异常。薏苡仁山药芡实粥：薏苡仁、怀山药、芡实各20克，磨成粉，加温水调成糊状，锅内水开后倒入，用勺子不断搅拌，开锅煮10分钟左右即可。

苦瓜多糖控制清晨血糖升高。凉拌苦瓜：苦瓜250克，去籽，切成长薄片，沸水焯过后控净水分，加入枸杞子30克（洗净用温开水泡发），加调料拌匀即成。

马齿苋多糖减轻“三多一少”症状。马齿苋性寒凉，脾胃虚弱、大便泄泻者慎食。马齿苋肉片汤：取马齿苋嫩叶250克，择洗干净，与瘦猪肉片100克一起放入烧开的汤中，煮约10分钟即可。

茶多糖稳定血糖，减少波动。茶叶中乌龙茶、红茶的降血糖效果较好。红茶豆腐：红茶3克研成末，与盐和其他调料一起撒在400克熟豆腐上，每天食用1次。

（于菲　姜峰/文）

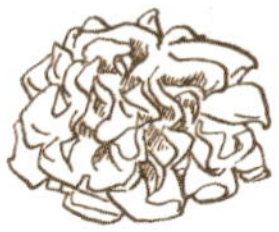
银耳

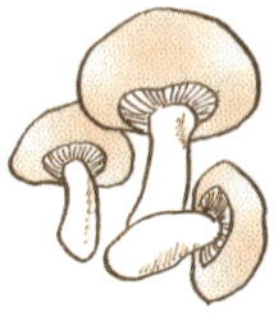
香菇

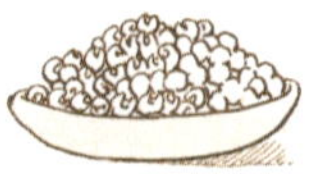
薏苡仁

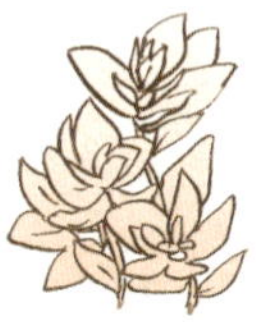
马齿苋

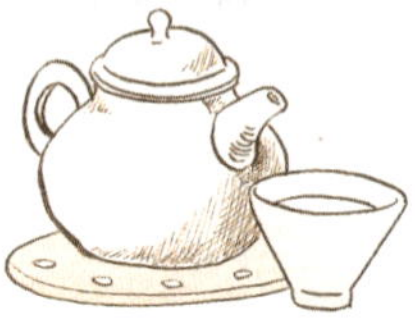
茶

降血压，餐桌有“三宝”

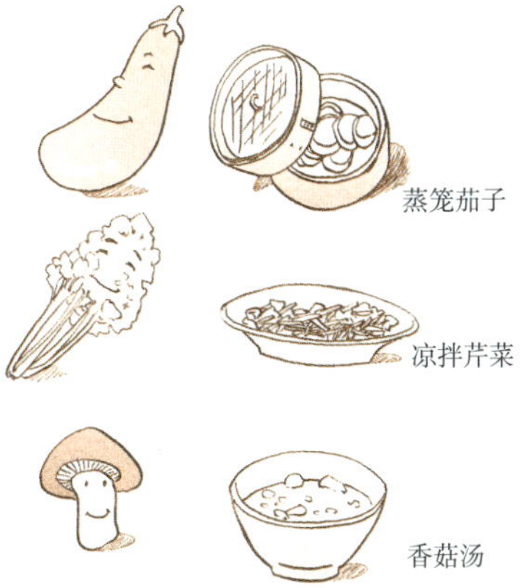

1.茄子：茄子的紫色皮中含有丰富的维生素 PP，具有增加毛细血管的弹性，改善微循环的作用。茄子纤维中的皂草苷，具有降低胆固醇的功效。所以，茄子对于高血压、动脉硬化的患者来说是食疗佳品。

推荐吃法：蒸茄子。取茄子 1 个，洗净切开置碗内，直接放笼上蒸 20 分钟，手撕成条状，加细盐、蒜汁、醋和芝麻油，凉拌食用。

2.芹菜：芹菜中含有一种能促进脂肪分解的物质，经常食用芹菜，不仅有助于降低血脂、血糖，还有防治肥胖症、脂肪肝及高血压的作用。

推荐吃法：凉拌芹菜。芹菜洗净，切成丝，放沸水锅中烫一下即捞出。鲜姜末、醋、味精、盐调成汁，倒在芹菜丝上，浇上芝麻油，拌匀即可。

3.香菇：现代研究证明，香菇中的嘌呤、胆碱、酪氨酸、氧化酶以及核酸物质，具有降低胆固醇和防癌作用，可称为餐桌上的降脂佳肴。

推荐吃法：香菇清汤。鲜香菇 10 个，加水小火煮 15 分钟，加少许盐和调料食用。经常早晨空腹适量饮用此汤，有助于减肥。高血压、高血脂、感冒初期都可用此汤食疗。

（柳剑/文）

口腔溃疡患者宜多食黄色食物

由于人们工作压力大、饮食中缺乏维生素 B_2，可导致口腔溃疡反复发作。要改善这种情况，就要多吃健脾利湿的食物，尤其是富含维生素 B_2 的黄色食物，如胡萝卜、黄色彩椒、南瓜等。还可以多吃些绿叶菜和五谷杂粮，这些食物都富含维生素 B_2，如果用玉米或莲子、山药、绿豆、红豆等做粥，或是用冬瓜做汤，健脾利湿的效果最好。火气比较大的人，还可以喝些淡竹叶茶、菊花茶、莲子心茶等。

（李冰/文）

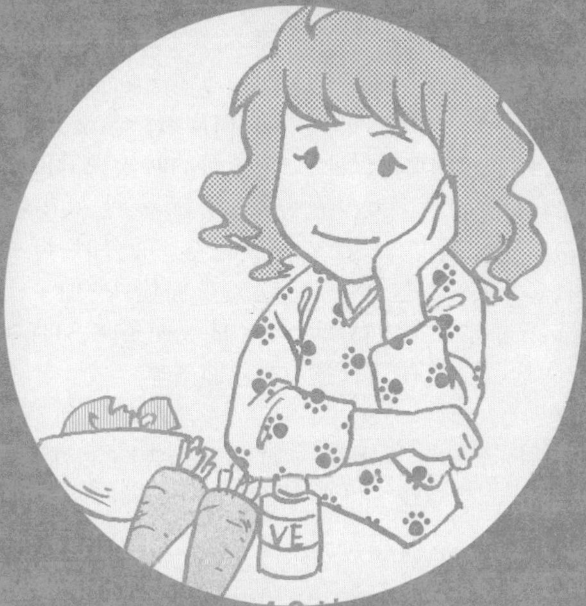

第三篇

食物与养生

变着花样吃主食

现代生活的快节奏，让主食在许多人的饮食中变得可有可无。一日三餐都只盯着鱼肉蛋奶的不在少数，至于主食，要么不吃，要么随便对付一口，尤其是一心减肥的人们或“三高”人群，更是对主食敬而远之。

主食真的那么不重要吗？还是我们根本不懂得吃主食的学问？专家告诉我们，吃好主食也是身体健康的重要保证。

中餐的特点是每餐都有或多或少的主食，即谷类食物（也称粮食），或粥或饭，或米或面。主食多，副食少，这个结构有利于膳食平衡。不过，因为人们喜欢根据口感来选择食物，这就使主食逐渐表现出两大问题：①主食越吃越少，副食越来越多，不利于饮食结构平衡。②主食越来越精细化、单一化、油脂化，营养品质低下。因此，要想维持膳食结构的均衡，除了要保证主食的摄入量，还要注意增加主食品种，减少油脂摄入等。

增加主食品种，特别是要增加粗粮，要结合个人现有的主食习惯来进行。比如，习惯吃大米饭的人，可以在米饭中加入小米、糯米、黑米、糙米（需提前浸泡）等各种粗粮，做成“二米饭”“三米饭”“黑米饭”等；还可以在米饭中加入红豆、扁豆、绿豆、芸豆等各种豆类，做成各色豆饭。有时候，甚至可以用豆浆代替水来做成豆浆米饭。做豆浆米饭的时候，可以混入豆渣，以增加膳食纤维的摄入。同样，煮粥的时候，大米中可加入上述各种粗粮或豆类；还可以煮玉米粥、燕麦粥等。总之，就是要避免吃白米饭、白米粥这种单调乏味、营养不足、过于精细的主食。

习惯吃面食的人，也不要总吃白馒头、白面条。蒸馒头、做面条、包饺子和包子等的时候，都可以掺入一定比例的全麦粉、荞麦粉、大麦粉等粗粮。购买馒头、花卷等面食时，可买黑面馒头（全麦粉）、黄面馒头（加了小米粉）、玉米饼等。购买面条时，可以买各种蔬菜面条、杂粮面条等。

经常吃面包、饼干等方便主食的人，要注意标签上的配料表，选择有全麦粉、粗粮、麦麸的配方；还可购买加入紫薯等薯类或蔬菜的面包或饼干。

除了增加粗粮外，改造主食的另一个关键是减少油脂的摄入。首先减少油条、葱油饼、炸馒头、方便面、麻花、油炸糕、麻团等油炸主食；其次，吃面条、米线、米粉等快餐主食时，要少喝那些油乎乎的汤。

无论如何，主食仍然是绝大多数中国居民最主要的能量来源，在饮食结构中占的比重最大。吃好主食，即吃出主食营养、控制油脂，具有相当重要的意义。

（王兴国/文）

胡萝卜最好连皮吃

胡萝卜虽然价格便宜，但是营养价值高。它含有丰富的β胡萝卜素，每100克中可达4 130微克，位居各种食物之首。日本食品研究协会的专家指出，胡萝卜素主要存在于胡萝卜皮下，而胡萝卜皮只有透明的薄薄一层，所以削了皮吃的做法等于人为地浪费了多数胡萝卜素。

胡萝卜素在肠道中经酶的作用后可变成人体所需的维生素A。人体缺乏维生素A易患干眼病及夜盲症，易引起皮肤干燥，能使眼部、呼吸道、泌尿道、肠道黏膜的抗感染能力降低。儿童缺乏维生素A，还会影响牙齿和骨骼的发育。所以，胡萝卜最适合给宝宝吃。宝宝在添加辅食的时候每天吃点胡萝卜，不仅可以增强身体免疫力，减少患感冒的概率，更可以让其眼睛明亮。

胡萝卜汁：把洗干净的胡萝卜直接打成汁后，加点蜂蜜和一点橄榄油即可饮用。

胡萝卜芝麻泥：胡萝卜蒸熟后，与熟芝麻打成泥状。

胡萝卜碎肉粥：胡萝卜与熟的瘦肉一起打碎后，加入煮好的白粥中。

（熊苗/文）

养生最好家常饭

俗话说："要饱还是家常饭，要暖还是棉布衣。"生活中很多人有这方面的亲身感受，那就是工作应酬时经常陪客人吃喝，但总觉肚子又胀又痛不舒服。而退休后，喝稀吃粗，胃炎好了，日子过得反倒平平安安。同样，宾馆、饭店的菜名堂多且昂贵，看着美、闻着香，但吃后胃里并不一定舒服，而家常饭没看相，却有吃头，对身体极为有利。按时吃、有规律，是最舒服的。

家常饭的特点是杂粮多。从营养学角度来看，玉米、小米、番薯、荞麦、高粱等粗杂粮所含的蛋白质、脂肪、维生素等均高于大米、白面，而且有保健作用。早晚经常喝大米或小米绿豆粥，可消炎解毒、防治肝病，对身体特别有好处。高粱、黍米、燕麦、扁豆等谷类具有丰富的营养素，使养肝与健脾相得益彰。

家常饭的另一特点是菜多。用菠菜、榆叶、丝瓜、地瓜、老南瓜等熬成的粥是上等的美食。午餐自炒几个新鲜菜肴，尽量少食大鱼大肉，看似太素，但吃了浑身有力。家常饭的小菜碟，如豆腐、香椿芽咸菜、腌糖蒜、韭花酱、香菜拌辣椒等都鲜美开胃，吃后肚中无比舒服。还可选择新鲜、无污染的野菜食用，营养成分的含量大大高于常见的人工栽培蔬菜。

家常饭看着粗糙，实际清洁卫生，真实可靠不掺假。“花天酒地不养人，粗茶淡饭益身心”，食家常饭才是真正的强身之本，吃家常菜才是“享福”。

（韩振/文）

老年人每天一碗粥

——多用糙米配蔬菜，保护肠胃营养全

老年人的脾胃功能相对较弱，喝粥能很好地避免肠胃受到不良刺激。不过，老年人喝粥应注意以下几点问题，否则会让效果打折。

1.煮粥多用糙米，少用精米。因为精米在加工过程中会损失大量营养，包括微量元素、B族维生素、食物粗纤维等，长期食用易导致营养缺乏。

2.非糖尿病患者，宜用大米、小米为主料，搭配薏苡仁等杂粮。大米性味甘、平，有和胃气、补脾虚、和五脏的功效，小米有补虚健脾、利胃清热之效，都较适合老年人食用。

3.大枣粥、山药粥有助补血健脾，平日吃肉较少，容易贫血的老年人非常适合。猪肝粥也是不错的选择，但猪肝中胆固醇较高，所以对胆固醇高又想补血的老年人来说，可以用鸭血、鸡血粥替代。

4.老年人不能只喝粥，还需搭配主食和蔬菜。有的老年人喝粥只爱配咸菜、腐乳，这是不科学的。因为这些食物盐分过高，还含有防腐剂，长此以往容易引发高血压等慢性病。

5.可以每天晚餐喝碗粥，但样式最好时常换，米粥、菜粥、杂粮粥、养生粥，不同的搭配才能让营养更全面。

煮粥时，应提前将各种材料用冷水浸泡1小时，煮时应经常顺着一个方向搅动，水要一次加够，忌中间加水。此外，无论是大米粥、小米粥，还是杂粮粥，都不要加碱，因为碱会破坏米粥中的维生素B_1，可导致营养素缺乏，引发脚气病等。

（李璞/文）

自制特色药蛋

蛋类中的主要营养成分是蛋白质，蛋类中含有人体必需的氨基酸。蛋类中还含有钾、钠、铁、钙等元素和维生素类，蛋黄中的脂肪对脑和神经的发育有重大

作用。那么，如何使蛋类更加具有营养、保健及抗衰老的作用呢？可以根据个人喜好将鸭蛋、鸡蛋和鹌鹑蛋制成药蛋。下面介绍几种药蛋的制作方法。

山楂药蛋：有预防肿瘤、防治高血脂（不食用蛋黄）的功能。制法：将新鲜的山楂或干果洗净，放入锅中加水烧开后煮30~60分钟。根据个人情况加盐或糖。再将洗净后晾干的蛋类放入，浸泡3~5天后煮熟食用。

醋蒜蛋：能防治高血脂（不食用蛋黄），预防老年人骨质疏松、婴幼儿和孕妇缺钙。制法：先将大蒜洗净，放入食醋中，浸泡1个月后，再将蛋类洗净晾干，也放入泡有大蒜的醋中，1周后即可煮熟食用。

绞股蓝药蛋：能防癌、降血脂。对于防治高血脂为目的者，最好同时配合醋蒜蛋；对于防治癌症为目的者，最好配食黄芪药蛋和人参药蛋。制法：先将蛋煮熟，再将绿茶、绞股蓝和食盐一同放入锅中煮开后再浸泡1天即可食用。

人参药蛋：能延缓衰老、增强记忆力。制法：先将人参洗净，烧开后再用文火煮30~60分钟，加食盐，将洗净后晾干的蛋类放入，浸泡3~5天，煮熟后当作咸蛋食用。

灵芝药蛋：能延缓衰老、增强免疫力。制法：与人参药蛋制法相同。

黄芪药蛋：能抗病毒，防治呼吸道感染、白细胞减少症、胃病、乙肝、宫颈糜烂等。制法：同人参药蛋。

枸杞酒药蛋：能增强免疫力、延缓衰老。制法：先将枸杞子洗净，晾干，然后放入白酒中，大约泡1个月酒的颜色开始变红，这时将煮熟的蛋放入酒中，一两天后即可食用。

（容小翔/文）

一生健康的好食谱

◎20岁，每天喝奶骨头壮

常喝奶：20多岁是强壮骨质的最后机会，成人每天应该摄入800毫克钙。

少喝酒：酒精饮料热量高，却没什么营养，会让你的头发、指甲和皮肤都“出状况”。此外，酗酒会导致身体内部“增重”，脂肪附着在内脏上，增加晚年患心脏病、糖尿病和一些癌症的风险。

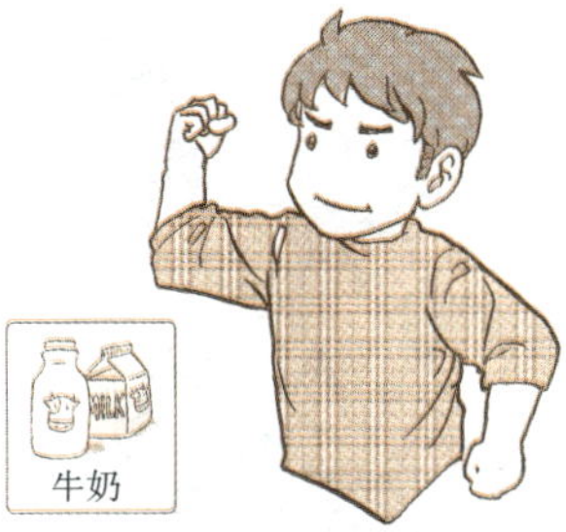

20岁

每天吃早餐：每天都吃一顿营养健康的早餐，喝碗粥、吃个鸡蛋，最好加点水果。

◎30岁，粗粮坚果护心脏

多吃粗粮和豆类：选择含糖低的食物，比如全麦面包、柚子、豆类、苹果等，对预防糖尿病也有好处。

多吃鱼和坚果：这些食物中含丰富的欧米伽3脂肪酸，能保护心脏。

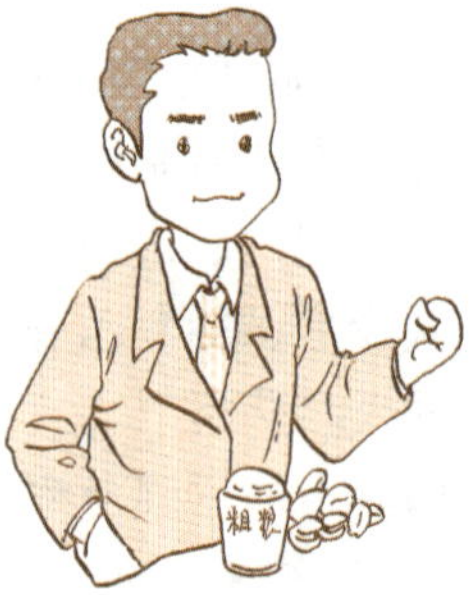

30岁

◎40岁，多吃“彩虹”食物

“彩虹”食物：皮肤逐渐失去光泽和弹性，需要多补充色彩斑斓的蔬菜和水果，摄入能滋养肌肤的维生素E、胡萝卜素和一些必需脂肪酸。

少吃点心：新陈代谢减慢，每天要少摄入20千卡（1千卡=4.184千焦），因此要少吃点心等高热量食物。

大豆：大豆含有植物雌激素，可以平衡激素水平。研究表明，经常吃豆腐、豆浆的亚洲女性，潮热症状会少一些。

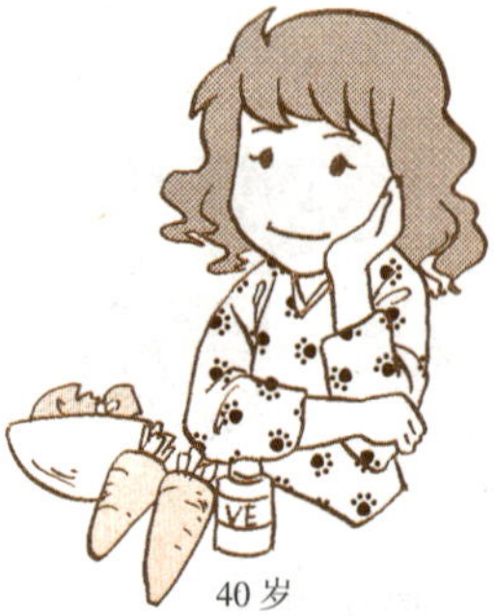

40岁

◎50岁，鱼和鸡蛋补充维生素D

此时，有1/3的人会出现胃酸分泌不足、消化不良等现象。同时，也是心脏病、骨质疏松症和癌症的高发期。

多吃燕麦：燕麦和豆类富含可溶性纤维，可以多吃。同时要多喝低脂牛奶和酸奶。

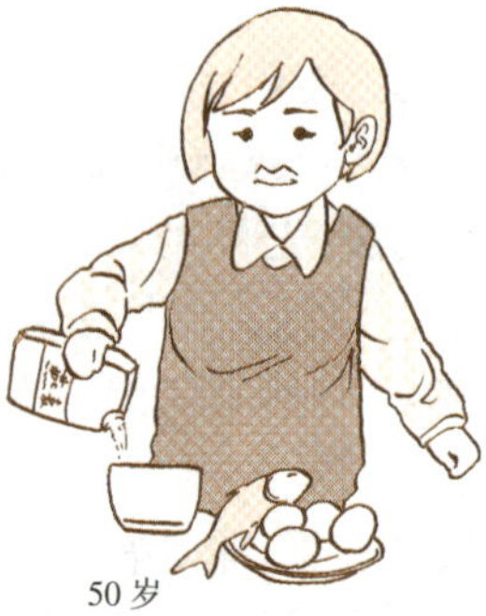

50岁

少吃盐：这个年龄段的许多疾病是由高血压引起的，所以更要少吃太咸的食物。同时多吃含钾多的食物，帮助降低血压，比如香蕉和芹菜。

1个鸡蛋1份鱼：此时需要从饮食中补充维生素D。比如金枪鱼罐头、强化维生素D的牛奶、鸡蛋等。

吃点牛肉：每天吃块牛肉、1碗强化谷物片等能提供丰富的维生素B_{12}。也可以每天吃片复合维生素。

◎60岁，多补益生菌

多补益生菌：年纪大了，肠道也老化了，肠内益生菌会减少，消化吸收功能会变差。此时可以多喝一些酸奶。有的乳酸菌饮料也不错，但必须得选择“活菌”。另外，有的食物能帮助肠道益生菌生长，比

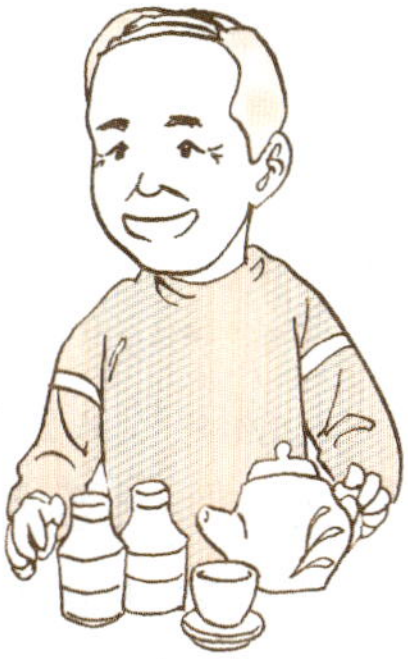
60岁

如豆类、豆浆、苹果、海藻等。

多喝茶水：衰老使人对口渴不敏感，老年人容易缺水而出现疲倦、疼痛，并可能导致膀胱炎、肾病。

少吃香肠：80%的肠癌发生在60岁以后，少吃加工肉类，如香肠、火腿、熏肉等。

多吃绿叶菜：许多绿叶菜含有丰富的膳食纤维和抗氧化物质，能减少癌症的发病风险，并控制体重。

（刘昂　冯渊/文）

暖身用姜、枣

生姜味辛、性微温，有发汗解表、温中止呕、散寒止咳的作用。民间有“冬吃萝卜夏吃姜，不劳医生开药方”的说法。现代医学证实，生姜中含有姜辣素，主要成分是姜酮等物质，有较强的抗氧化作用，可促进交感神经兴奋，加快血液循环，使全身感到暖和；同时能健胃，促进消化吸收，增强人体抵抗力和增加热量。

大枣味甘、性温，入脾经，有补脾和胃、益气生津、养血安神的功效。常用于中气不足、脾胃虚弱、体倦乏力、食少便溏、血虚萎黄等证。《本草求真》云：“大枣叶甘气温，色赤肉润，为补脾之要药。”民间也有“一日吃三枣，医生不用找”之说。现代医学证实，大枣含大量黄酮类、皂苷类、生物碱类、环磷酸腺苷类等，有较强的抗氧化活性及促进胶原蛋白合成、参与组织细胞氧化反应、参与体内物质代谢、增强体质、减轻疲劳的作用。

需要注意的是，姜枣助阳非人人皆宜。有些慢性病，如肝炎、心血管疾病、糖尿病、胃肠道溃疡、肺结核、胆囊炎、肾盂肾炎、肺脓肿、痔疮等患者，要慎用；大枣含糖量高，糖尿病患者要注意；生姜对胃肠道有刺激，胃肠道溃疡病患者要小心。此外，实证以及阴虚火旺、目赤内热、痈肿疮疖等热性病证者不适宜。

（贾冬梅/文）

“百果之王”说冬枣

冬枣鲜食可口，营养丰富，含有天冬氨酸、苏氨酸、丝氨酸等多种人体必需的氨基酸。冬枣中氨基酸总含量为0.985毫克/100克，含蛋白质1.65%，膳食纤维2.3%，总黄酮0.26%，烟酸0.87毫克/100克，胡萝卜素1.1毫克/千克，维生素$B_1$0.1毫克/千克，维生素$B_2$2.2毫克/千克。维生素C的含量尤其丰富，达352毫克/100克，是苹果中维生素C含量的70倍、梨的100倍，有“活维生素丸”之美誉。

此外，冬枣还含有较多的维生素A、维生素E、钾、钠、铁、铜等多种营养元素，有保持毛细血管畅通、防止血管壁脆性增加的功能，对于高血压、动脉粥样硬化等有辅助疗效，还有防癌之功效。因营养价值为百果之冠，故又有“百果之王”的称号。

（李文静/文）

4种蜂蜜可祛火

黄连蜜

采自中草药黄连的花蜜，它继承了黄连的药性及蜂蜜的特点，色泽微黄，香味特别，甜中微苦，甜而不腻，具有清热祛湿、泻火解毒、抗菌消炎之功效，特别适合平时烟酒过多、心火旺盛、心情烦躁的人食用。

枇杷蜜

枇杷蜜是枇杷的花蜜，甘甜爽口，是蜜中上品。它具有枇杷“主治肺热喘咳、胃热呕吐、烦热口渴”的药效，有清肺、泄热、化痰、止咳、平喘等保健功效，是肺热炽盛、咳嗽痰多患者的理想选择。

紫云英蜜

具有大自然清新宜人的草香味，甜而不腻，色泽为浅琥珀色。本品有清热解毒、祛风明目、消肿利尿之特殊功效，对风痰咳嗽、喉痛、火眼、痔疮等有一定的辅助疗效，是上火患者的保健佳品。

槐花蜜

为蜜中上品，水白透明，质地浓稠，不易结晶，具有清淡幽香的槐花香味，甘甜鲜洁，芳香适口。槐花蜜具有清热、祛湿、利尿、凉血、止血之功效，能保护血管、降低血压，并可预防脑卒中。

（曾健琪/文）

抓住好“食机”

食物无好坏，关键在吃法。平常，我们往往讲搭配和适量，除此，营养专家还推荐，某些特定的时候吃些特别的食物，可以达到“食”半功倍的作用。

生病卧床时——一碗白粥

人生病时，头晕眼花，浑身无力，没有食欲。此时，人体胃肠道虚弱，消耗营养物质能力差，喝碗白粥，既容易消化吸收，又能提供能量，帮助机体抵抗疾病。

提醒：身体稍微好点时可做些蔬菜粥，加新鲜菠菜、黄瓜和香菇等，既补充维生素和矿物质，又可以提高食欲。

喝酒时——一碟豆制品

在外应酬，朋友聚会，逢年过节，喝点酒是不可避免的，但饮酒须有节有度，以不损害健康为限。忌空腹饮酒，喝酒前要“暖身”，摄入一定量的食物，以保护胃肠，可吃一小碟豆制品（豆腐、豆皮等），其中含有半胱氨酸，可帮助分解乙醇代谢产物——乙醛的毒性。

提醒：成年男性一天饮用酒的酒精（乙醇）量不超过25克，女性不超过15克。尽量少喝酒，最好饮用低度酒（如啤酒、葡萄酒等）。

伏案工作时——一杯热茶

长时间伏案工作，身体疲劳，眼睛干涩，不妨来杯“提神饮料”——热茶，既可提神，又可消除体内自由基，让人神清气爽。胃肠不好，可选择枸杞茶，补肝明目，还可解压。红茶不但刺激性弱，且有降低胆固醇的作用，心血管病患者可适当饮用。

提醒：茶中含脱水因子，会使身体水分迅速排出，不宜喝太多，可同时喝点白开水。茶中的鞣酸会影响铁的吸收，贫血患者不宜多喝。

早上起床后——一杯温开水

早上起床后第一件事是什么？当然是喝一杯温开水。

经过一夜睡眠，身体处于缺水状态，喝一杯温开水既可补充水分，又可“温暖”胃肠。另外，早上5~7点是肠道排毒的最佳时间，温开水可清洁、润滑肠道，从而促进排便。

提醒：脾胃虚弱的人早上起来最好

不要喝凉开水。凉开水会刺激胃肠道，不利于其功能的调动和恢复。

上班出门前——一个苹果

上班族来不及准备丰盛早餐，那就别忘了出门前带上一个苹果，作为早餐后的加餐！

清脆爽口的苹果富含果胶等可溶性膳食纤维，有加速脂肪燃烧的作用，可帮助减肥！另外，苹果除补充维生素和矿物质外，其富含的抗氧化物质可帮助清除体内因电脑辐射产生的自由基。

提醒：不同水果含不同的生物活性物质，每天要吃2种以上水果，3种以上蔬菜，多吃新鲜应季蔬果。

晚上睡觉前——一杯牛奶

牛奶富含优质蛋白质、维生素和钙，且钙的利用率也很高，儿童青少年睡前喝杯牛奶有利于生长发育，增加骨密度。牛奶有镇静、安神作用，睡前半小时喝一杯，可帮助睡个好觉。

提醒：牛奶营养丰富，晚上睡前习惯喝一杯的话，晚饭最好少吃些，以控制能量的摄入。

（文雯/文）

胡萝卜，科学食用保健康

胡萝卜又名红萝卜、黄萝卜等，因其外形长得像人参，又有很高的营养价值与保健功效，故有“东方小人参”之美誉。在日常生活中科学进食胡萝卜，既可补充维生素A等营养物质，保证机体生长发育之需，又能增强免疫功能，有助于预防多种疾病。

胡萝卜虽然是一种质脆味美、老少皆宜的家常蔬菜，但它的“脾气”很怪，烹调和食用方法不当，会显著降低其营养价值，并影响其保健功效的发挥。长期以来，人们对胡萝卜的习惯吃法是生吃、切成丝和粉丝等凉拌后吃食，或者是切成片同其他蔬菜炒食。殊不知，这些烹饪方法都不符合营养原则；将胡萝卜作为下酒菜食用，对人体健康造成的危害更大。

研究表明，胡萝卜中含量最为丰富的胡萝卜素存在于胡萝卜的细胞壁中，而细胞壁是由纤维素构成的，人体无法直接消化，唯有通过切碎、炒熟、煮熟及充分咀嚼等方式，使其细胞壁破碎、溶解，胡萝卜素才能够释放出来；又因为胡萝卜素是一种脂溶性物质，只有充分接触到油脂，才能为人体真正吸收利用。因此，为完好保持与充分利用胡萝卜素等营养成分，不宜生吃胡萝卜；而科学合理的食用方法是，将胡萝卜烹煮后食用，且

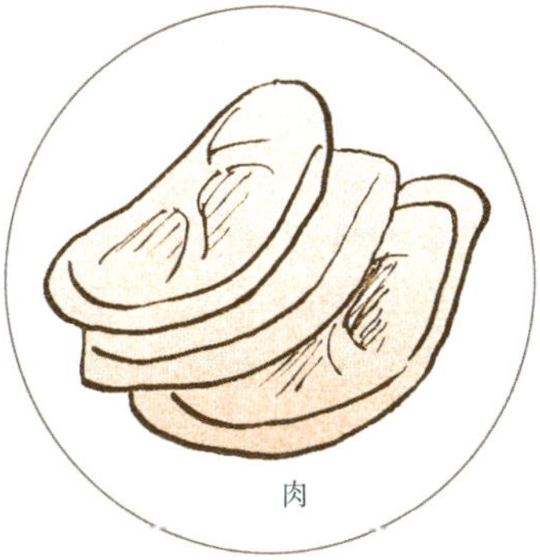

最佳烹调方法是用油炒或与肉同炖食。如将胡萝卜切成块状，加入调味品后，用足量的油炒熟；或将胡萝卜切成块状，加入调味品后与猪肉、牛肉、羊肉等一起炖食；也可将胡萝卜切碎，与肉类混合做馅包饺子、蒸包子吃。

实验证明，胡萝卜素在体内的消化吸收率与烹调时所用的油脂量密切相关，用足量食用油烹调后熟食，胡萝卜素在体内的消化吸收率可达90%。这是因为胡萝卜素只溶于油，不溶于水；实验还表明，烹调时若能够采用压力锅炖，可减少胡萝卜与空气的接触，胡萝卜素的保存率可高达97%。

英国纽卡斯尔大学研究显示，若先将胡萝卜整根煮熟后，再切块放入锅中与肉一起炖，可使胡萝卜中的抗癌物质比先切再煮增加1/4。可见，胡萝卜的最佳食用方法是充分烹熟吃，且用足量的油炒或与肉一起食，营养物质利用率才高。

另外，胡萝卜最好单独吃。胡萝卜中还含有大量的维生素C分解酶，与其他蔬菜和水果混合生吃，会导致其他蔬菜和水果中维生素C的分解。但维生素C分解酶不耐热，50℃时就能被破坏，所以熟吃时不必担心；但在烹调时不要加醋，以免造成胡萝卜素的损失。

胡萝卜不宜与白萝卜一起烹调。因为白萝卜含有多种酶、芥子油、木质素、干扰素诱生剂等，表现出良好的助消化、抗病毒、产生干扰素等功效。但上述物质均不耐热，在70℃的高温下便被破坏；而胡萝卜则恰恰相反，必须充分炒熟或煮熟，方能提高其吸收利用率。两者共同烹食，难得兼顾互补。

晚吃胡萝卜补益作用大。中医认为胡萝卜可补中气、壮元阳、安五脏，对消化不良、夜盲症等有较好疗效；胡萝卜含有植物纤维，既是肠道中的“充盈物质”，又能促进消化，因此晚饭吃胡萝卜，不仅可给人以饱腹感，有助于睡眠，而且能够清肠通便，防止便秘。

此外，酒与胡萝卜同食，会造成大量胡萝卜素与乙醇一同进入人体，在肝脏中产生毒素，从而导致肝病的发生。因此，人们要改变“胡萝卜下酒”的不良习惯，特别是在饮用胡萝卜汁的时候更不能饮酒，以免对健康造成更大的损害。

（刘国信/文）

粥有十利

中国人吃粥的历史，少说也有三四千年了。有资料介绍，粥有十利：

1.资色：资益身躯，颜容丰盛。
2.增力：补益衰弱，增长气力。
3.益寿：补养元气，寿算增益。
4.安乐：清净柔软，食则安乐。
5.辞清：气无凝滞，辞辨清扬。
6.辩说：滋润喉舌，论议无碍。
7.消缩食：温暖脾胃，缩食消化。
8.除风：调和通利，风气消除。
9.除饥：适充口腹，饥馁顿除。
10.消渴：喉舌沾润，干渴随消。

（燕邢/文）

吃素每周一天好

素食者根据所禁忌食物的不同，可分为严格的素食者、白肉素食者、蛋奶素食者等。严格的素食者不吃任何动物性食物及其加工制品，包括畜肉、禽肉、鱼肉、蛋和奶，他们摄入的总脂肪含量较少。植物性食物不含胆固醇，富含膳食纤维、抗氧化剂和具有多种生物活性、有益于健康的植物化学物，如类黄酮、番茄红素、叶黄素、酚酸、异硫氰酸盐、植物固醇等，多摄取植物性食物，有益于防治肥胖、心血管病、肿瘤、糖尿病、肾结石、胆石症、痛风、便秘和痔疮等慢性病。

需要指出的是，有些中老年人为了降低血脂而长期吃素，结果导致营养不良，反而有害健康，因为这样会导致蛋白质、铁、锌和维生素 B_{12} 等摄入不足。动物来源的优质蛋白质对维持老年人肌肉力量和增强机体免疫力具有举足轻重的作用，铁、锌和维生素 B_{12} 的良好食物来源也是动物性食物，长期缺乏这些营养元素会导致贫血、营养不良，加快衰老。

人体对饮食营养的需求不仅要全面，还要保持膳食平衡。肉类食物中含有人体必需的 8 种氨基酸，更适合人体消化和吸收，且赖氨酸含量较高，有利于补充植物蛋白中赖氨酸的不足。长时间纯素食会使人体缺乏维生素 B_{12}、钙、铁、锌等营养元素，以致对人体产生许多不利的影响，反而因“素”破坏了健康。

从营养的角度来说，吃素一周一天为好。尤其是平时吃肉多、血脂较高或肥胖者，可以尝试一周一天素食。不过，一周一天素食只是权宜之计，是对以肉类膳食为主者的一种健康补救措施，而平日饮食较为平衡者应坚持平衡的原则，因为合理营养是健康的物质基础，而平衡膳食是合理营养的唯一途径。老年人应根据《中国居民膳食指南》

的原则并参照平衡膳食宝塔的搭配来安排日常饮食。

（万文芳/文）

饮食中的最佳时间

饮水　早晨起床后饮一杯温开水，可以补充人体一夜所消耗的体液，并有洗涤肠胃的作用。餐前1小时饮一杯水，有助于消化液的分泌，可促进食欲。睡前饮水一杯，可降低血液黏稠度，促进血液循环，对预防脑血栓有很好的作用。

饮茶　生活中许多人都习惯于餐后立即饮茶。其实，这很不科学。因为餐后立即饮茶，茶叶中的鞣酸可与食物中的铁质结合成不溶的铁盐，降低铁的吸收，时间一长可诱发贫血。若在餐后1小时，食物中的铁质已基本吸收完毕，此时饮茶就不会干扰铁的吸收。

饮酒　合理饮酒可提高人体内高密度脂蛋白胆固醇的水平，从而保护血管和心脏。最佳饮酒时间为下午2~8点，这段时间内饮酒对脑的影响较小，最忌在上午喝酒，而且每天喝酒不超过1小杯。

喝牛奶　夜间入睡前喝牛奶为最佳，易助人入睡，使人睡得更香。另外，牛奶中的钙可补充夜间血钙的低落水平而保护骨骼，对于儿童将有助于夜间骨骼的生长而长个子。

吃甜食　在体育运动前、疲劳饥饿、头晕心慌、恶心、呕吐、腹泻时以及洗澡之前吃甜食都是最佳时间，另外午后吃甜食可使精力充沛。

吃水果　人们通常认为饭后吃水果为最佳，但台湾一教授却提出了新见解，强调饭前1小时吃水果最为有益。水果属生食，吃生食后再进熟食，体内就不会产生白细胞增高等反应，有利于保护人体免疫系统，从而增强防病抗癌能力。饭后吃水果却无此种保护作用。此外，饱食之后吃水果，所含果糖不能及时进入肠道，以致在胃中发酵，引起腹泻，故餐后1小时后吃水果为最佳。

（何宗林/文）

要长寿，吃驴肉

“天上龙肉，地上驴肉”“要长寿，吃驴肉”“要健康，喝驴汤”“吃了驴肝肺，能活一百岁”……这虽然是民间俗语，但也是对驴肉保健作用的总结，反映出人们对这种美味情有独钟。

古人把驴肉比作龙肉，不仅是赞美

驴肉的肉质可口，更看重的是驴肉的营养价值和滋补健身功效。驴肉味甘、性凉，有补气养血、滋阴壮阳、安神去烦等功效，对体弱劳损、气血亏虚、短气乏力、心烦失眠者尤有较好的补益作用；而功效非凡的阿胶制品，则是由驴皮熬制而成的，更是滋补气血、美容养颜的首选之品。

驴肉是典型的高蛋白质、低脂肪，高氨基酸、低胆固醇食物，其“两高两低”的营养特性，对现代人常见多发的高脂血症、动脉硬化、冠心病、高血压等心血管疾病有着较好的预防保健作用。另外，驴肉还含有丰富的动物胶、骨胶朊和钙等成分，能为老年人、儿童、体弱者增强骨密度提供良好的营养。

驴的全身均可入菜，根据部位不同可调制出风味各异的菜肴。如驴汤，在寒冷的冬季来一碗，可暖身滋补；在炎热的夏天来一碗，可醒胃润肤；特别是对于女性，长期喝此汤，可养颜护肤。驴血不仅口感好，而且营养更丰富。将煮熟的驴肚切成薄片，入口细嫩，韧性十足，很有嚼劲。驴蹄筋有几分像牛筋，口感细嫩滑爽，颇为鲜美。驴皮是阿胶的主料，具有很高的营养保健价值。经过特制的驴鞭不会有一丝腥臊味，入口滑嫩而富有韧性，是难得的滋阴壮阳佳品。

驴肉虽然好吃，但也有食用禁忌。孕妇、脾胃虚寒、慢性肠炎、腹泻者最好不要食用；同时，驴肉不可与猪肉同食；食后也不宜立即喝茶水等。

几种驴肉美食的制作方法：

驴肉火烧

原料：普通面粉、食用油、卤好的驴肉、调味品。

做法：面粉加水揉好后，拉成长条，涂上油，再合上两折，放到平底锅里用慢火烙熟（有条件的话，可把它放到炉灶中再烤一下，这样烤熟的火烧外面有一层酥脆的外皮）。食用时将烧饼一分为二，把卤好的驴肉切片和作料夹起即可食用，香脆可口。

五香酱驴肉

原料：驴肉 1 000 克、葱段 15 克、姜片15 克、精盐 10 克、糖 10 克、酱油 50 毫升、白酒 15 克、山楂片 2 克、花椒 5 克、大料 5 克、甘草 5 克、丁香 5 克、桂皮 5 克、草果 5 克、小茴香 5 克、芝麻油 20 克。

做法：将驴肉切成两大块，在凉水里泡约 4 小时，捞出放入开水锅中，煮 5 分钟左右，捞出后洗净，略拍。将甘草、丁香、桂皮、草果、山楂片、大料、花椒、小茴香装入纱布袋中，用绳扎紧口，放入锅内，倒入水，放入驴肉、葱段、姜片、精盐、酱油、糖、白酒，烧沸后撇去浮沫，改用文火炖 2 小时，待用筷子能将驴肉扎透时，捞出抹上芝麻油，晾凉后，切成片即可装盘。此菜色泽红润，驴肉香烂，味美可口。

驴肉汤

原料：驴肉 500 克、料酒 25 克、精盐 5 克、葱段 10 克、姜片 10 克、蒜 10 克、豆豉 20 克，花椒水、猪油适量。

做法：将驴肉洗净，下入沸水锅中氽透，捞出后切片；锅烧热，加少许猪油，将葱、蒜爆香，下入驴肉煸炒至水干，烹入料酒，加盐、花椒水、豆豉，倒入适量的驴骨汤，烧煮驴肉熟烂，拣去葱姜，装盆　即成。

（刘国信/文）

乌发健齿黑芝麻

李时珍在《本草纲目》中称黑芝麻“服之百日，能除一切痼疾，一年身面光泽不饥；二年白发返黑；三年齿落更生”。

现代研究认为，芝麻不仅含丰富的脂肪，其中油酸、亚油酸、棕榈酸含量较高，而且尚含卵磷脂、蛋白质和维生素E。维生素E能抗拒导致生命衰老的自由基，在众多食品中，黑芝麻中维生素E的含量居于首位。

白糖芝麻　取黑芝麻适量，洗净晒干，文火炒熟，碾研成粉，配入等量白糖，可在早、晚用温开水调服2汤匙，也可冲入牛奶、豆浆，或稀饭，或夹在馒头里食用，具有补血、润燥、补肝肾、乌须发之功效。

黑芝麻粥　黑芝麻25克，大米适量。将大米、黑芝麻淘净，入锅煮粥，每日食用。此粥具有补肝肾、润五脏之功效，适用于老年体弱者。

黑芝麻养颜粉　取黑芝麻粉、核桃粉、黑豆粉、炒米粉，加糖制成点心，既可用于营养缺乏的人，又可以作为养颜食品。这道药膳的营养成分容易被人体所吸收，可促使皮肤白嫩滋润。

黑芝麻酱　黑芝麻粉250克，何首乌250克（研粉），白糖少许，搅成酱状，用沸水冲服，每日早、晚各1盅，半年后白发转黑。

（毛德西/文）

哪些营养不是越多越好

营养是每个健康人必不可少的，但也不是各种营养素越多越好。医学实践证明，有些营养素过多，反而会对人体产生危害。如：

水过多　尿量增多，在心功能不全时可发生水中毒，加重心力衰竭的程度，使身体水肿。

糖过多　肌肉松弛，易生脓疮，加重龋齿及食欲不振、糖尿病病情等。

铁过多　食欲不振、呕吐、腹泻、大便异常。

脂肪过多　消化不良、腹泻、食欲不振、肥胖，甚至会加重动脉硬化和高脂血症的病情。

蛋白质过多　食欲不振，大便干燥，加重肾衰竭及尿毒症。

维生素A过多　头昏、头痛、呕吐、毛发稀少，婴儿前囟隆起。中毒时会造成呼吸麻痹，甚至死亡。

维生素C过多　大量长期服用，在突然停止时，可出现维生素C停药综合征，如食欲减退、乏力、精神困倦等。

（李玉/文）

保健良药话苦瓜

苦瓜又名凉瓜，是一剂良药。苦瓜以根、茎、叶、花、果实和种子供药用，味苦，性寒，入心、脾、胃经，清暑解热，明目解毒。

苦瓜营养十分丰富，所含蛋白质、脂肪、糖等在瓜类蔬菜中较高，苦瓜还含有粗纤维、胡萝卜素、苦瓜苷、磷、铁和多种矿物质，特别是富含维生素C。苦瓜的苦味是因为含有抗疟疾的喹宁，喹宁能控制体温中枢，因此苦瓜有清热解毒的功效。苦瓜还含有较多的脂蛋白，经常食用，可以增强机体免疫力。

苦瓜可烹调成多种风味菜肴，可以切丝、切片、切块，做作料或单独入肴。我国各地的苦瓜名菜不少，如青椒炒苦瓜、酱烧苦瓜、干煸苦瓜、苦瓜烧肉、泡酸苦瓜、苦瓜炖牛肉、苦瓜炖黄鱼等，都色美味鲜。

用苦瓜加粳米、糖，煮成苦瓜粥，有清暑解热、清心明目的解毒作用，可治热痛烦渴、中暑发热、流感痢疾、目赤疼痛等症；用苦瓜加瘦肉煮成苦瓜汤，有清热解暑、明目去毒的作用，适用于暑热烦渴、痱子过多、眼结膜炎等症；用苦瓜焖鸡翅，加黄酒、姜汁、酱油、糖、盐调味，有清肝明目、补肾润脾、解热除烦等功效；用青苦瓜制成糖汁，饮后可清热解毒，补肾润脾。

（刘莹/文）

西瓜虽好也要因人而异

西瓜不是每个人都可吃的，即使是可吃的人，也要讲究科学方法。

1.少吃冰西瓜　最好把西瓜放在冰箱冷藏室的最下层，这里的温度为8~10℃，这个温度口味也最好，每次吃的量不要超过500克，且要慢慢地吃。

2.西瓜不宜吃得太多　因为西瓜属于“生冷食品”，任何人吃多了都会伤脾胃，导致食欲不佳、消化不良及胃肠抵抗力下降，引起腹胀、腹泻。

3.不宜在饭前及饭后吃　因为西瓜中大量的水分会冲淡胃中的消化液，在饭前及饭后吃都会影响食物的消化吸收。

4.感冒初期　中医认为，不论是风寒感冒还是风热感冒，其初期均属于表证，应采用让病邪从表而解的发散治疗方法。并认为在表未解之前若攻之会加重病情。所以此时吃西瓜会加重感冒病情或病程延长。

5. 糖尿病患者　西瓜约含糖类5%，主要是葡萄糖、蔗糖和部分果糖，容易被人体吸收，也就是说吃西瓜后会致血糖增高。

6.肾功能不全者　这类患者若吃太多西瓜，会因摄入过多的水，又不能及时将多余的水排出，因此不但使水肿加重，且容易诱发急性心力衰竭。

（高峰/文）

每天吃点凉菜益长寿

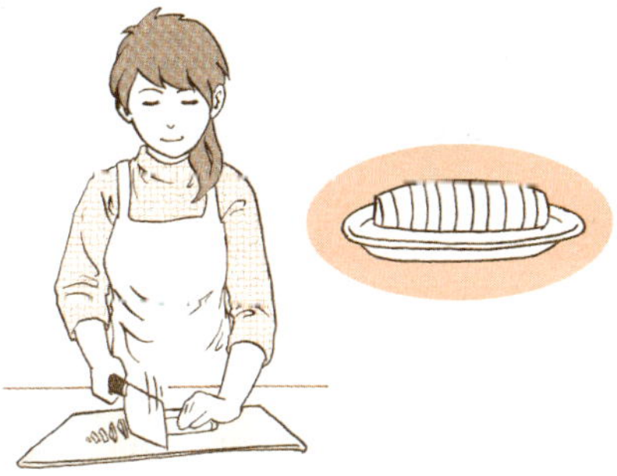

相对于煎炒的蔬菜来说，凉拌菜减少了“烹调”这一工序，最大限度地保存了蔬菜中的维生素。另外，一般凉拌菜很少用油，盐分又容易附在蔬菜表面，少量就足以让人感觉到咸味，减少了心脑血管疾病的隐患。更值得一提的是，少了煎炒炸的蔬菜，在一定程度上也减少了致癌物质的生成。

（李东升/文）

大脑需要6类营养

大脑虽然“个头”不大，却是人体内的营养需求大户。美国“获得好头脑”网站撰文介绍了大脑最需要的六大类营养。

1.建筑大脑：健康脂肪

大多数脑细胞结构需要健康脂肪。大脑的自我修复和更新会消耗大量的欧米伽3脂肪酸。主要食物来源有三文鱼、金枪鱼、亚麻油、菜籽油、小麦胚芽、蛋类。

2.保护大脑:抗氧化物

随着年龄增长，血液中流动的自由基会分解大脑细胞,最终导致记忆丧失。抗氧化物质可以对抗自由基的危害,所以要多吃富含抗氧化物质的食物。食物来源:蓝莓或草莓、西蓝花、胡萝卜、大蒜、葡萄、菠菜、大豆、茶、西红柿、全谷物。

3.激发大脑:高酪氨酸蛋白

某些神经传导时,需要色氨酸或酪氨酸等物质。而这些营养物质需要从食物中补充。下面这些食物能提高你的灵敏性和注意力：乳制品、蛋类、海鲜、大豆。

4.滋润大脑:水

哪怕轻微的脱水都会减少精力、损害记忆。所以,每天至少要喝 1 200 毫升水(约 6 杯水)。炎热天气或运动时更要多喝水。

5.大脑建筑模块:维生素和矿物质

维生素 B_6、维生素 B_{12}、维生素 C、铁、钙等是搭建大脑的“必需模块”。如果缺乏这些营养素,将会造成大脑学习能力下降，因此必须保证全面均衡膳食。如果难以摄入多样的食物,可以服用复合维生素。记住,服用维生素时一定不要空腹,最好跟食物一起吃,吸收更好,还可避免肠胃不适。

6.调节能量:膳食纤维

大脑运转的能量要靠血糖，而膳食纤维能帮助稳定血糖,对大脑功能有益。富含膳食纤维的食物有蔬菜、豆类、坚果、水果、全麦谷物等。

最后,尽量少吃高糖高脂的食物,也是爱护大脑的好办法。

（刘昂/文）

6 类人不同的粗粮吃法

绿豆、燕麦、薏苡仁……粗粮种类繁多,怎么吃才更适合自己呢?台湾《康健》杂志为六类人群推荐了适合他们的粗粮吃法。

女性　花生+薏苡仁

女孩子如果常经血过多，可以薏苡仁（1 杯)+花生（2 汤匙)+猪肠一起煮汤,并记得不要剥掉花生衣,因为花生衣有凝血的作用。如果想要养颜美容,可以把薏苡仁+黄豆+松子或芝麻打成豆浆喝。薏苡仁、黄豆、松子需在前一天先泡软。

小孩　花生+荞麦

小孩如果对花生不过敏，可在牛奶中加入花生，因为花生有活化脑细胞的功效。过敏的孩子可在牛奶中加入荞麦粉，因为荞麦含有抗组胺的天然成分，可缓解过敏症状。

青春期　薏苡仁+芝麻

青春期容易长痘，可把薏苡仁加白米、糙米混煮成饭，因为薏苡仁能美白、利湿、润泽、抑制毛囊发炎。骨骼生长期，可把白米、糙米、豆类混煮，并可多吃芝麻、玉米。尤其芝麻富含维生素E、亚麻油酸，可刺激生长激素，并不让脂肪囤积在体内。玉米可切块或削下玉米粒，加排骨一起煮汤。

中年人　薏苡仁

中年人可以薏苡仁+南瓜、冬瓜+小鸡腿，一起煮汤，除了利尿、除湿、消脚气外，还可促进体内分泌瘦素，抑制脂肪堆积。

老年人　黄豆+小米

老年人要保护脑细胞，如果没有痛风问题，可多吃黄豆，黄豆+芝麻+核桃+水，用豆浆机做成豆浆，还可以加入牛奶，一周吃两三次。老年人容易消化不良，晚上可吃小米粥，或把小米粥加“长寿果”——花生、“长寿瓜”——地瓜一起煮。

男性上班族　绿豆

常熬夜的男性，可常喝绿豆水。一定要趁绿豆仁还没爆开前就捞起，此时的绿豆水有清凉解毒、止咳的作用。痛风的人也可喝绿豆水。剩下的绿豆仁，可以做成绿豆沙，能解毒润肠，缓解便秘。

（邓晓瑛/文）

吃得太粗伤骨头

粗粮中丰富的膳食纤维可以促进消化，增加饱腹感，很受减肥人士的欢迎。但是，专家指出，长期进食过“粗”，会影响人体对蛋白质、无机盐以及某些微量元素的吸收，以致造成骨骼、心脏、胃肠等功能的损害，降低人体的免疫能力。

所以粗粮要细吃，即把粗粮熬成粥或者与细粮搭配起来吃。此外，吃粗粮时要注意多喝水，因为粗粮中的纤维素需要有充足的水分做后盾，才能保障肠道的正常工作。

（海云/文）

哪种豆腐最营养

不同豆腐，营养有别。市场上的豆腐主要有北豆腐、南豆腐、内酯豆腐等几大类。

北豆腐：又称老豆腐，其硬度较大、韧性较强、含水量较低，口感很“粗”，但蛋白质、镁、钙的含量更高一些，能帮助降低血压和血管紧张度，预防心血管疾病的发生，还有强健骨骼和牙齿的作用。

南豆腐：又称嫩豆腐、软豆腐，其质地细嫩，富有弹性，含水量大，味甘而鲜，蛋白质含量在5%以上。烹调宜拌、炒、烩、汆、烧及做羹等。

内酯豆腐：虽然质地细腻，口感水嫩，但没有传统的豆腐有营养。一来大豆含量少了；二来豆腐的钙和镁主要来自石膏和卤水，而葡萄糖酸内酯凝固剂既不含钙也不含镁，营养价值因而下降。

“假豆腐”：现在市场上有许多“花样豆腐”，如日本豆腐、杏仁豆腐、奶豆腐等。虽然同叫“豆腐”，但和豆腐一点关系也没有，其原料中压根没有大豆。以日本豆腐为例，其就是用鸡蛋制成的。

（周敏/文）

5种最营养的食物搭配法

人们都知道，多喝牛奶可以强健骨骼，多吃胡萝卜有助于保护视力。但大多数人可能不知道的是：把含有某些营养素的食物搭配在一起食用，可以使身体抵御疾病的能力大大提高。

（1）钙+维生素D=强健骨骼

你知道一些牛奶为什么要添加强化维生素D吗？这是因为，足够的维生素D有助于身体吸收钙，可促进骨骼生长。

钙的主要来源：花椰菜、牛奶、酸奶、奶酪、大豆。

维生素D的主要来源：鲑鱼、沙丁鱼、鲱鱼、蛋黄、大米、杏仁、牛奶。

（2）维生素E+维生素C=提高视力

维生素E有助于预防黄斑退化，含有维生素C的食物和含有维生素E的食物同时吃，能把维生素E转变为最利于被身体吸收的成分。

维生素E的主要来源：杏仁、花生、小麦胚芽、向日葵、大豆。

维生素C的主要来源：柑橘类水果、猕猴桃、甜椒、花椰菜、球芽甘蓝、西红柿、草莓、土豆。

（3）维生素K+脂肪=强健骨骼和保持心脏健康

不饱和脂肪酸对健康大有裨益，如可以降低胆固醇，促进身体吸收某些维生素，这包括有利于骨骼生长和血液凝固的维生素 K。

维生素 K 的摄取来源：甘蓝菜、菠菜、瑞士唐莴苣、芜菁、花椰菜、卷心菜、球芽甘蓝。

（4）β 胡萝卜素+脂肪=增加皮肤光泽

β 胡萝卜素会让你的肌肤年轻而有光泽，但 β 胡萝卜素需要不饱和脂肪酸来促进身体吸收。

β 胡萝卜素的主要来源：胡萝卜、杏、哈密瓜、甘薯、木瓜、甘蓝、菠菜。

（5）锌+硫化物=增强免疫系统的功能

食用洋葱和大蒜后，会在体内生成硫化物，这样可以促进身体大量吸收锌元素。

锌的主要来源：糙米、豆类。

（新华/文）

普通食物也含“脑白金”

市场上的保健品琳琅满目，许多人都在想方设法地选择适合自己的健脑补品。然而专家指出，何必舍近求远，普通食物中也含“脑白金”。

香蕉　研究发现，香蕉在人体内能帮助大脑制造一种化学成分——血清素，这种物质能刺激神经系统，不但能使人欢乐、平静，还有镇痛的效果。常食香蕉不仅有益于大脑，预防神经疲劳，还有润肺止咳、防止便秘的作用。

苹果　苹果有“智慧果”“记忆果”的美称。苹果不仅含有丰富的糖、维生素和矿物质等大脑必需的营养素，而且富含锌元素，锌是人体内许多重要酶的组成部分，是促进生长发育的关键元素。缺锌可使大脑皮质边缘部发育不良，影响记忆力。

胡萝卜　含有大量以胡萝卜素为主的多种维生素及矿物质，营养丰富，为健脑佳品，有“小人参”之称。它有阻止癌细胞发展或使其逆变的作用，还能降低血糖，是糖尿病患者的佳蔬良药。

黄花菜　近年来科学实验证实，黄花菜具有较佳的健脑、抗衰老功能，因此，人们把它称作“健脑”菜。黄花菜对预防老年人智力衰退，是一种良药。

葱、蒜　研究发现，大蒜和少量维生素 B_1 放在一起，即可产生一种叫“蒜胺”的物质。这种物质可增强维生素 B_1 的作用，有益于大脑。大葱中则含有一种叫“前列腺素 A”的成分，常食葱可起到舒张小血管、促进血液循环的作用，从而有助于防治血压升高所致的头晕。常食大葱或大蒜，能使人保持大脑灵活。

蜂王浆　蜂王浆中含有多种氨基酸、维生素、微量元素及多种酶类等，具有很好的促进新陈代谢、增进食欲、营养健脑、安神补血的作用，因此，蜂王浆作为脑力劳动者的保健食品，非常适合。

鸡蛋　鸡蛋是人们最常食用的食品，被称为“人类理想的营养库”。鸡蛋含有丰富的卵磷脂、胆固醇、蛋黄素以及钙、磷、铁、维生素。这些成分对增进神经系统的功能大有裨益，是较好的健脑食品。

桂圆　桂圆具有补心养脾、益血安神的功能。凡因心脾两虚所致的健忘、失眠、心悸、智力衰退等病症，都可通过食桂圆来调理。

核桃　核桃中所含脂肪的主要成分是亚油酸，食后不但不会使胆固醇升高，还能减少肠道对胆固醇的吸收。因此，可作为高血压、动脉硬化患者的滋补品。此外，核桃中所含的锌和锰是脑垂体的重要成分，常食有益于脑的营养补充，有健脑益智作用。

茶叶　研究发现，经常饮茶能提神醒脑。茶叶含有5%左右的生物碱，饮用后能兴奋神经中枢，促进新陈代谢，增强心脏功能并能促进胃液分泌，助消化，解油腻，还能使人解除疲劳，提高劳动效率。

（蒋晓梅/文）

提防饮食中的造“石”因素

胆石症是危害人类健康的常见病、多发病，国内近年来B超检查自然人群的胆石症发生率在10%左右。

饮食对胆石症的发生、发展起着不可忽视的重要作用，我们在日常生活中需要提防饮食中可能的造“石”因素以及“激活结石”的因素。

1.长期高能量饮食

长期的高能量饮食，会引发肥胖，而肥胖已明确是可促使胆结石形成的高危因素。而肥胖者胆固醇合成增加，胆固醇过饱和易形成结石。

2.饱和脂肪酸摄入过多

脂类食物特别是饱和脂肪酸的高摄入，与胆结石高发有一定联系。脂肪含量高的食物包括肥肉、油煎油炸食物、多油的糕点、烹饪时过多的植物油、动物内脏、软体动物等。建议清淡饮食，少用煎、炸、炒烹饪法，尽可能采用清蒸、水煮、炖、凉拌方式。

3.高胆固醇饮食

有研究显示，高胆固醇饮食可能会增加胆石症的发病风险，建议限量进食高胆固醇类食物，如动物内脏、蛋黄、鱼子等。

4.摄入糖类食物过多

糖类包括单糖、双糖及多糖。含糖物质特别是含糖饮料、过甜饮食或精制的大米、面粉等，此类食物摄入过多，会转化为脂肪，增加肝脏胆固醇合成，或改变脂蛋白代谢致胆汁成分改变，并可刺激胰岛B细胞分泌胰岛素，胰岛素可促使胆固醇合成增加，导致胆汁中胆固醇处于过饱和状态，易形成胆结石。

5.长期素食

有研究显示，部分老年胆石症患者是由单纯素食引起。长期素食会影响机体对营养的吸收，造成胆汁分泌不足及营养不良，引起脂类代谢异常，胆红素水解增加。另外，素食中植物纤维的成分较多，可降低胆汁酸重吸收，降低胆盐浓度，产生胆色素结石。故提倡清淡饮食，并非完全素食，可摄入适量的瘦肉、鱼虾、禽类等食物。

6.喜食过酸的食物

过多地摄入酸味物质，如山楂、杨梅、苹果、醋等，可能会刺激十二指肠分泌胆囊收缩素，引起胆囊收缩。因此，胆石症患者应注意避免过多进食此类食物而诱发胆绞痛。

（顾静莉/文）

补充蛋白质，鸡蛋羹最好

对不少老年人来说，“吃好”不难，但“吃对”可就不容易了。因为身体功能的衰退，会让他们摄入营养素的量和方式都发生变化。

比如，对于蛋白质的摄入，《中国居民膳食指南（2007）》就提出，老年人蛋白质合成能力降低、利用率也低，因此更需要选用优质蛋白质。

那么，哪些食物中的蛋白质更优质？营养与食品安全所老年与临床营养室主任张坚就指出，动物蛋白质，像鸡蛋、牛奶、鱼、虾、瘦肉等都是优质蛋白质，而大豆中的优质蛋白质含量在植物蛋白中则是最高的。

一般来说，鸡蛋中的蛋白质生理价值最好，但因含胆固醇较高，比较适合不需限制胆固醇摄入的老人。张坚提醒，虽然蛋白质不易被破坏，但也忌久炸久煮，所以在吃鸡蛋时，以蛋羹为好，每天以1~2个为宜。

（冯里春/文）

老年人健脾胃可细嚼花生

很多老年人由于胃肠功能退化，一到冬天消化不良的症状可能会加重。建议嚼食花生来健脾养胃。

从中医上讲，花生具有补气、健脾、开胃的作用，还能起到一定的抑制胃酸分泌，防治胃炎及胃和十二指肠溃疡的作用。

对老年人来讲，吃花生时一定要细嚼慢咽，避免未嚼碎的颗粒损伤胃肠道黏膜。吃水煮的花生较好，也可做花生粥，或者打到豆浆中食用。但花生富含油脂，不可食用过多，每天吃一小把(10 克左右)为宜。另外，血脂高的老年人不宜多吃。

（郝孟忠/文）

吃蔬菜不足，用什么替补

《中国居民膳食指南》建议我国成年人每天吃蔬菜 300~500 克，深色蔬菜最好占一半以上，水果 200~400 克。但是，在北方的冬季，人们往往很难做到“每天吃蔬菜 300~500 克，深色蔬菜最好占一半以上”，那么如何解决呢？

每天吃水果的种类最好为 2~3 种，而不要单纯摄入某一种水果，多种类的水果可以更为全面地补充多种营养素。

用薯类替补蔬菜。薯类是跨界食物，既有谷类的特点，也有蔬菜的属性。相比之下，薯类比叶类的蔬菜容易储存，因此土豆、山药、芋头、地瓜等是北方冬季的主力食材。

用食用菌和海藻类替补蔬菜。食用菌和海藻类相比新鲜的叶类蔬菜要容易储存，并有突出的营养价值，因而蘑菇、木耳、海带、紫菜是冬季绿叶蔬菜不足时的绝佳替补。

用大豆制品替补蔬菜。豆腐、腐竹等大豆制品，是人们每天都应当进食的食物，不过当冬季新鲜蔬菜不足时，可以适当增加大豆制品的摄入量。大豆和杂豆生出的豆芽含有丰富的维生素 C，因此，豆芽可作为冬季蔬菜的良好来源。

我们需要知道的是，替补不等于替代，替补只能应用一时，是权宜之计。如果有条件，最好按照《中国居民膳食指南》的建议来合理地安排各类食物，科学的安排应当是餐餐有蔬菜、天天有水果。

（宁莉/文）

按中医的方法吃牛肉

脾胃虚弱、气血不足者，最适合吃牛肉

牛肉是脾胃虚弱、气血不足者的补养之品，特别对大病初愈，精神体力刚刚恢复的人更适合。若能在五谷为养的基础上，辅以适当的牛肉以增强补益作用，效果非常好。

如久病体虚、气短、唇白、面色萎黄、大便泄泻、水肿、手足厥冷以及头昏目眩等的人，可用牛肉炖汤，有助于缓解病情。而手术后的人，也应多饮牛肉汤，或用牛肉加红枣10枚炖服，能补中益气、助肌生长、促进愈合。如果是食欲不振，又不能进服其他补养药的人，可先喝牛肉汤，也能起到健脾醒胃的功效。

感冒发热或有感染性疾病者应少吃牛肉

由于牛肉为温燥食物，感冒发热或因有感染性疾病而发热的人不要食用。因牛肉中含中等量的胆固醇，凡高脂血症，尤其是高胆固醇血症患者，也不宜多吃；另外，民间认为牛肉是发物，患有湿疹、疮毒、瘙痒等皮肤病者，以及肝炎、肾炎患者也应少食。

牛肉吃法有讲究

尽管牛肉是脾胃虚弱者的养生保健品，但牛肉的肉质比较坚实，脾胃虚弱的人不易消化，这时可选择用嫩牛肉做汤来食用。做法是将嫩牛肉洗净后，切块，加酒、水等烧煮，时间要长一些，至牛肉酥烂，再加入胡萝卜丁、卷心菜等，略沸，即成。起锅前，加入番茄酱。用这种牛肉汤浇汁吃小米干饭，是最好的补脾佳品。

现在，牛肉火锅很盛行，锅底都是花椒、辣椒、陈皮等，牛肉的温性就加重，吃了容易上火，所以，吃牛肉要注意寒凉与温热的搭配，可用白萝卜、西红柿等与牛肉共炖。

牛肉养生保健食谱

牛肉胶冻：脾胃虚弱，少食乏力者的

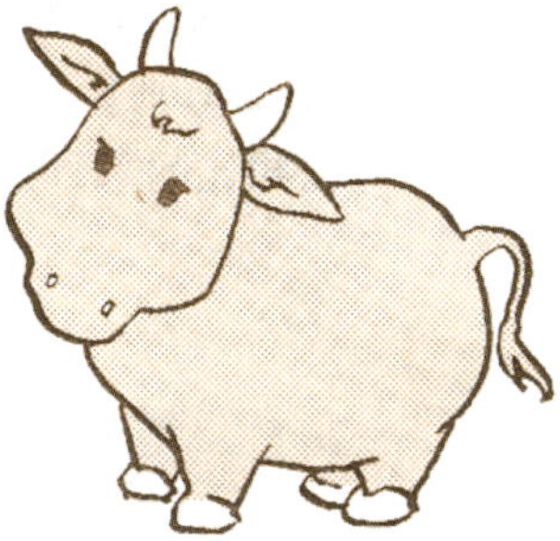

滋补品。

本方出自《丹溪心法》，原料包括牛肉1 000克，黄酒250毫升，食盐适量。制作时，可先将牛肉洗净，放入锅中，加水适量，旺火煮沸，取出牛肉，冲净浮沫，切成小块。牛肉再入锅加水煮沸，改小火煮半小时调入黄酒和食盐，煮至肉烂汁稠即可。

牛肉胶冻又叫霞天膏，可补气益血，健脾安中，能治疗各种原因引起的虚弱症状，气虚、血虚、阴虚、阳虚的人都能食用。甚至一切有形之病，包括妇科的一些良性肿瘤，以及脑卒中、糖尿病。

蒸水牛肉：补益气血，强壮筋骨。

本方出自《寿亲养老新书》。原料包括鲜水牛肉500克，姜、葱、醋、酱油、味精、酒、芝麻油各适量。制作时，可将牛肉洗净，剔去筋膜，切薄片，盛蒸盆内；加姜末、葱段拌匀，使其入味后，上笼蒸烂，起锅扣入碗内，加油、酱油、醋、味精拌牛肉即得。

一般来说，人们吃的牛肉主要是水牛肉和黄牛肉两种。其中，水牛肉性偏凉，不会导致发热上火，对于有湿疹、过敏和其他皮肤病的人尤其适合。此外，

《本草纲目》中还格外强调，水牛肉对治疗糖尿病有奇效，所以，血糖高的人也不妨多吃点水牛肉。相比起来，黄牛肉补气血、强筋骨的作用更强，非常适合有骨质疏松症的中老年人。

（王凤岐/文）

红枣养生吃法不同

红枣泡水，养肝排毒

实验证明，每天给肝功能差的人喝大枣水，持续1周能增加人体血清蛋白，从而达到保肝排毒的功效。红枣果皮坚韧，如果整颗冲泡很难将其有效成分完全溶出，最好将其掰开冲泡。

红枣泡茶，补气护嗓

红枣炒黑后泡茶喝，可治疗胃寒、胃痛。如果再放点龙眼，就是补血补气茶了，适合使用嗓子频率较高的人。

红枣熬汤，止咳润肺

唐代孟诜所著《必效方》中记载了将红枣、银耳和冰糖一起煮汤，可止咳润肺。材料：银耳20克，红枣20枚，冰糖60克。做法：把银耳、红枣、冰糖一起放到锅里，加水大火煮开后，改用文火再煮半个小时。

红枣煮蛋，补血养颜

用红枣加龙眼煲红糖水，到枣烂龙眼软时，打只鸡蛋；继续用小火焐熟鸡蛋。红枣、龙眼和红糖都有补血的功效，煮出的鸡蛋很滋补。

红枣熬粥，安神助眠

有躁郁不安、心神不宁等症状，可用适量百合、莲子搭配红枣调理。若与小米同煮，可更好地发挥红枣安神的效用。

红枣泡酒，血管通畅

红枣在浸泡过程中，富含营养的有机物更容易在酒中溶出，对保持血管通畅有一定效果。

（王炜辉/文）

“辣”到好处益健康

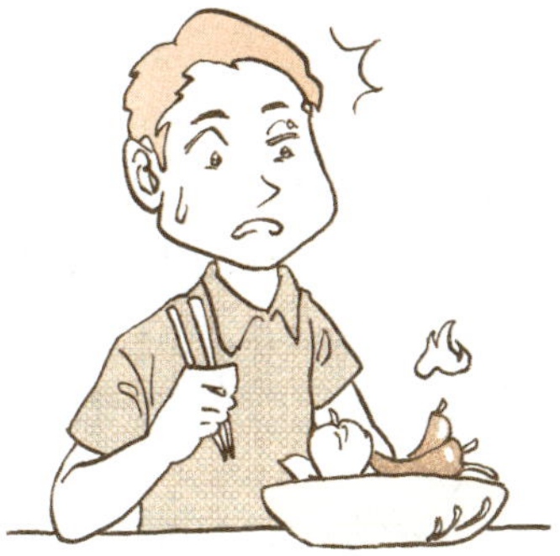

在寒冷的冬天，许多人喜欢吃辣。最新研究发现，辣椒和胡椒中的辣椒素能够起到降血压和血胆固醇的功效，进而在很大程度上预防心脏病。

其实，辣椒的作用和好处还有很多：

每100克辣椒中维生素C含量高达198毫克；维生素B_1、维生素B_2、胡萝卜素以及钙、铁等矿物质含量亦较丰富。辣椒具有杀菌、防腐、调味、营养、驱寒等功能。

虽然食辣好处多，但是要因人而异。虚寒体质人士气血运行较慢，常吃辛辣温性的食物，便能促进气血循环，有助于减轻虚寒症状。相反，燥热、阴虚、湿热、多汗、孕妇等，就不宜经常过食辛辣食物。不然会热上加热，加剧热气燥火，引起口干舌燥、面红耳赤、发热等不适。不宜多吃辣椒的有患热性病、溃疡病、慢性胃肠病、痔疮、皮炎、结核、慢性支气管炎及高血压等疾病的人。

合理的饮食结构需要做到平衡。为此，我们并不建议人们过量食用辣椒。对于那些喜欢辛辣食物的朋友来说，要记住：只有“辣”到好处，方能有益健康！

（李鸿林/文）

中老年女性，要讲究“五多”“四少”

女性45岁以后，由于体内雌激素分泌开始减少，骨质流失速度加快，内脏功能逐渐衰竭。中老年女性要想保持旺盛的精力和体力，除了穿着和打扮外，还应遵循“五多”“四少”的原则。

●多吃新鲜水果和绿叶菜　水果和绿色蔬菜中含有大量维生素A、维生素C、维生素E。维生素C可防止血管硬化，具有抗氧化功能；维生素E有助于减少冠心病、白内障和肿瘤的发病率。每天至少应吃500克水果和蔬菜，苹果、梨、香蕉、柑橘、山楂、鲜枣以及菠菜、油菜、甘蓝、西红柿、胡萝卜等都是很好的选择。

●多吃膳食纤维含量高的食物　膳食纤维主要来源于全谷类食物以及蔬

菜、水果等。食物纤维有助于消化，保护胃肠道，使身材更苗条。

●多吃含维生素 D 和钙的食品　中年女性补钙有助于预防骨质疏松和骨折。鱼、杏仁、绿色蔬菜和乳制品中都含丰富的钙，应多吃。

●多吃各种海鱼和豆制品　多吃鱼能增强人体的免疫功能，提高防病抗病能力。豆腐不仅有营养，还含有雌激素样物质，对于上了年纪的女性，有助于缓解更年期症状。

●多喝水　多喝水有利于体内毒物的排泄，可以预防泌尿系统感染；可增加血容量、改善血循环和微循环，降低血黏度；多喝水还可以有美容效果。应以喝白开水为主，也可适量饮用淡茶水。

★少吃盐　高钠是高血压的危险因素，对有慢性肾病、肝病的中年人更是不利。

★控脂肪　应按中国营养学会建议脂肪摄入占总能量的 25%为宜，膳食中应提高单不饱和脂肪酸的含量，胆固醇摄入量应低于每人每日 200 毫克。

★少吃糖　甜食会增加肥胖和心脑血管病的发病风险。

★少喝酒、不喝刺激性饮料　对某些女性来说，酒有着特殊的危险，因为酒会增加患肝癌、口腔癌和喉癌的概率；酒还会使血压升高，从而导致心脏病和脑卒中。

（李惠明/文）

新养生时代，自制保健茶包

随时随地喝出健康

现代人比较繁忙，忙得没有时间调理身体。但无论怎么忙，饭总是要吃，水总是要喝的。每天在办公室或路上忙碌的朋友们，如果自己动手配制一些小茶包，可以一次准备许多包，放在办公室、行李箱或包里，随时取用。带上随身杯，随时拿出来冲泡。不管是在工作现场，还是在旅途中，这杯茶饮总不离身，渴了就可以喝上一口。无论在饭桌上、办公桌上还是火车上、飞机上，都可以轻松达到保健目的。

老人带杯降压减肥茶

选用荷叶 100 克、山楂 100 克、陈皮 300 克。三种食材简单组合在一起，制成茶包适合四季饮用。方法是：干荷叶撕成碎片，陈皮洗净后切成丝晾干。全部原料分成 20 份，分别装入 20 个茶包袋。每次取 1 袋，沸水冲泡，闷 30 分钟后饮用，可以反复冲泡。需要时取一小包饮用，就能起到降血压、降血脂，顺气、化痰、化瘀、排毒的作用，对痰湿型肥胖有神奇的疗效，非常适合老人。

每天给孩子带杯止咳水

学校、幼儿园里咳嗽的孩子增多时，家长不妨把梨和白萝卜放在加面粉的清水中泡10分钟，清洗干净。削下梨皮和白萝卜皮，切碎，放入孩子的随身杯，加冰糖，冲入沸水，闷10分钟后饮用。此水可以消食化积、清热消炎，治疗咳嗽、痰少而黄等病症。

冬天保健喝点金丝焦枣茶

将干金丝小枣500克放在加面粉的水中泡10分钟，晾干后放入无油的炒锅，用小火干炒到外皮焦黑，凉后装瓶密封。

每次取一小把，用沸水冲泡，闷20分钟，当茶饮用，可以反复冲泡。可以健脾胃、补血养心、改善发黄的面色。适合小孩和产妇饮用，也适合普通人冬季保健。

蜂蜜芝麻油水调理老年人便秘

将蜂蜜和芝麻油各一勺放入随身杯，倒入小半杯温水，水温不要超过40℃，调匀饮用。每天2次，早晚空腹饮用。有润肠通便之效，可调理老年人习惯性便秘，还可排毒养颜。

老年人便秘的原因跟年轻人有很大区别，不能滥用清热通便的药物。人老了往往气血不足，气不足造成肠道蠕动无力，血不足造成肠道干燥，所以老年人便秘往往是长期和习惯性的。蜂蜜芝麻油水十分温和，不伤身体正气，体虚而又便秘的人也可以饮用，特别适用于老年人的脾胃虚弱症，还有产妇产后便秘，如果担心药物的副作用会影响母乳品质，也可以用这个方法来调理。芝麻油还有促进乳汁分泌的作用。

（刘颖艳/文）

鲜橘皮泡水喝易伤身

不少人吃完橘子后，喜欢留下新鲜的橘皮泡水喝，事实上，这样做对健康无益。专家表示，鲜橘皮和中药所用的陈皮是两回事。所谓陈皮，就是秋末冬初橘子果实成熟时，采收果皮，将其晒干或低温干燥而成。以陈久者为佳，故称陈皮。陈皮是一味理气、健胃常用的中药，具有理气调中、燥湿化痰的功效。新鲜的橘皮不仅不具备陈皮那样的药用功效，还含有一种有毒的挥发油，甚至可能附有农药或保鲜剂，未经处置就直接食用会刺激肠胃，引发腹泻，因此市民不应直接拿鲜橘皮泡茶或泡酒饮用。

如果市民想要自制陈皮，一定注意勤晒、勤晾鲜橘皮，一般晾晒1年以上才可使用，这时橘皮中的挥发油含量将大为减少，黄酮类化合物的含量则相对增加，药用价值才能充分发挥出来。需要提醒的是，陈皮有一定的燥湿作用，故气虚、燥咳者不宜多食。

（朱丽华/文）

拌凉菜时加点坚果

在凉拌菜里加些坚果，不但可以增加香味，还有一些你想不到的有益健康的作用。首先，坚果中不仅富含亚麻酸、亚油酸等人体必需的不饱和脂肪酸，还含有蛋白质、维生素、矿物质及膳食纤维等，这些多种营养元素的复合是单纯的油脂无法比拟的。其次，坚果中的油脂能促进蔬菜中脂溶性维生素比如维生素A、维生素D、维生素K等的吸收。

在凉拌黄瓜、柿子椒、大白菜、菠菜等蔬菜时，可以加点花生，尤其适合老年人食用。豆苗中可以拌点核桃仁，对经常用脑的学生和办公室一族相当有益。开心果含钾多，对调节血压至关重要，高血压患者不妨试试开心果拌芹菜。

（芮莉莉/文）

满足5条才是好早餐

“早餐吃好”是饮食常识，但有多少人能做到？其实，一份好的早餐应符合以下五个标准：

1.包含淀粉类主食

富含淀粉的食物在体内能转化为葡萄糖，是人体最主要的能量来源。因此，馒头、面包、燕麦片、面条、包子、杂粮粥等淀粉类主食不仅能保证一上午的工作效率，而且对胃有保护作用。

2.蛋、奶、豆类任选其二

食物中蛋白质的质和量、各种氨基酸的比例，关系到人体各种蛋白质的合成与组织更新。因此，早餐中最好要有奶类、蛋类、豆类中的两种，它们不仅能提供充足的蛋白质，还可延长餐后的饱腹感。

3.适量吃点“油”

胆汁能促进脂肪的消化和吸收，而胆囊需要小肠内有高脂肪或高蛋白质食物时，才会分泌胆汁。因此，早餐应该吃点“油”，比如切几片肉佐餐，或者在菜中拌勺橄榄油，都是帮助胆汁排出的好方法。

4.要有水果和蔬菜

早餐吃点果蔬可以给身体提供丰富

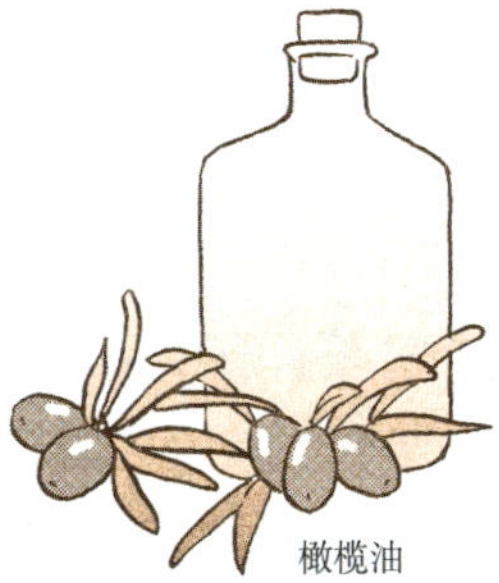
橄榄油

的维生素、矿物质、膳食纤维和天然抗氧化物，可保持身体健康、维持肠道正常功能。因此，好的早餐中，蔬菜、水果至少要有一样。

5.吃少量坚果

坚果中富含钾、钙、镁、铁、锌等矿物质，还有极其丰富的维生素 E，能够降低慢性病的发病风险。此外，坚果中的不饱和脂肪酸有利于心脏健康。因此，每天早晨吃一小把坚果，能让早餐的营养升级。

（张杰/文）

更年期女性，吃点葛根

葛根是典型的药食同源植物。东晋时，葛洪曾用它治好了流行的瘟疫。由于葛根无毒、无异味、口感好，南方一些地区将葛根磨粉当粮食吃，人称“长寿粉”。

葛根也是老少皆宜的滋补佳品。需清热、泻火、通便时，可取葛根粉少量，用凉开水冲服；需滋补、健脾和胃时，将葛根用开水煮熟，切成块与猪肉一起炖，是小孩、老人和患者的滋补佳品。

心脑血管病、高血压、糖尿病、痢疾患者适合常吃葛根粥。取葛根粉 200 克、小米 300 克，用清水浸小米一晚，第二天早上与葛根粉一起熬粥即可。容易上火或者患风热感冒的人，出现发热、口渴、心烦、口舌溃疡时可以吃葛根粉桂花羹，取葛根粉 50 克用少量凉水搅匀成浆，再用沸水冲成透明状，加入 5 克糖桂花拌均匀，具有退热、生津、解表的功效。

葛根具有雌激素样作用，女性常吃能养颜美容，特别对更年期女性有益。名老中医周达人擅长用葛根配伍其他中药，治疗经期感冒、头痛、心烦、口干及更年期综合征等。不过，加工过的葛根粉中植物雌激素含量很少，更年期女性最好用鲜葛根或葛根片。每天取 20 克葛根片，与排骨、鸡肉、蘑菇等一起煲汤，由内而外的滋养胜过化妆品。不过，葛根性凉，脾胃虚寒者慎服，或者冲葛粉时加入一匙姜糖茶。

（李红珠/文）

老年人喝粥加点料

俗话说“老人喝粥，多福多寿”。人老了，消化能力随之减弱，适当喝粥利于消化吸收。白米粥做起来简单省时，喝起来软和好嚼，不少老年人把它当成首选。但白米粥营养太过单一，老年朋友不妨变些花样，多往粥里加点料。

白米粥其实是把“双刃剑”，它也会明显升高血糖，经常喝还会因为缺少咀嚼而加速咀嚼器官的退化。此外，白米粥的纤维含量较低，不利于排便。

粗粮、杂粮富含膳食纤维，熬白米粥时不妨加些粗、杂粮。比如，素有“黄金主食”之称的玉米，它含有蛋白质、多种维生素和矿物质等，有预防心脏病和癌症、延缓衰老等功能；小米也值得推荐，小米中的色氨酸可安神助眠，丰富的铁不但可滋阴补血，还可润肠通便。

另外，还可以放些豆类。红豆煮熟后有淡淡甜味，其赖氨酸含量较高，适合与白米混合煮粥；红薯营养丰富，蛋白质质量高，特别是红薯含有丰富的赖氨酸，与米面混合吃可发挥蛋白质的互补作用；南瓜属温性，有补中益气、清热解毒的功效，适合煮粥。此外，加些山药、芋头等也是不错的选择。

南方人喜欢用肉类煮粥，这对牙口不好的老年人来说非常好。煮粥时，可以把瘦猪肉、瘦牛肉、鸡肉等剁成肉末入粥，或放入鱼肉、虾肉等做成海鲜粥。

鉴于老年朋友多有心脑血管问题，建议多吃些“白肉”，如海鲜、鸡肉，少吃“红肉”，如牛肉、羊肉和猪肉。此外，还可以在粥快煮熟的时候放些切碎的绿叶菜，鲜嫩的颜色不仅可以刺激食欲，还可以补充维生素。但需要注意的是，为了减少营养的流失，应当尽量减少绿叶菜的熬煮时间。

（宋新/文）

老年人专有的膳食金字塔

美国农业部老年营养研究中心曾经提出一个美国老年人膳食指南金字塔，即“70 岁以上老人食物金字塔”。

由于身体器官功能退化，老年人对口渴的感觉不明显，如果没有补充足够水分，容易出现机体慢性缺水。老年人补水以白开水最佳，每天不少于 8 杯。

糖是人体不可或缺的营养物质，老年人每天有 60%以上的能量是由糖所提供的。对于血糖和体重均为正常的老年人来说，应适当吃点糖，吃甜食宜在两餐之间。

老年人特别需要补充钙、维生素D和维生素B_{12}。牛奶及其制品是钙很好的来源。老年人对维生素B_{12}的吸收较困难，可通过营养补剂补充。

此膳食金字塔中的食物按份列出，换成具体的量为，白开水8杯/天（一杯125毫升）；五谷类300克/日；蔬菜400~500克/日；水果200克/日；干豆及制品300~500克/日；牛奶或奶制品250克/日；脂类每天不超过25克。

（李文静/文）

常吃带馅面食助营养均衡

带馅面食是我国的传统食品，如包子、馄饨、馅饼等。这些面食不仅美味可口，还给身体提供了全面的营养。带馅面食最大的优点是营养素齐全，符合人体需要。它既是主食，又兼副食；既有荤菜，又有素菜，含有人体需要的多种营养素，并能起到各种营养互补作用，符合平衡膳食的要求。

面粉做的皮儿含有多种维生素和微量元素，可以促进肠蠕动，使大便通畅，大白菜、萝卜、扁豆等蔬菜的维生素含量比较丰富，使馅的营养价值很高。猪肉或牛肉、羊肉可以补充优质蛋白质，一般调馅时还会放点油特别是植物油，这就增加了体内的植物类脂肪。

带馅面食能将所需要的各种营养素基本摄入，有的人还喜欢在点餐时多尝几种馅，对于摄入营养的多样性和丰富性更是锦上添花。

（吕妮/文）

一生都要吃粗粮

2007年重新修订的《中国居民膳食指南》明确指出，6岁以上人群每天应吃粗粮50~100克。因为粗粮中的矿物质、维生素和膳食纤维要成倍地高于细粮，这对于现代人维护身体健康、预防某些癌症和心脑血管疾病的发生有着非常重要的意义。

吃粗粮从婴儿开始

说起吃粗粮的时间，其实从婴儿期的4~5个月就可以开始了，接着从儿童时期直至老年，贯穿人的一生。但由于人各个阶段生理特点的不同，吃粗粮也应有所区别。小米是粗粮中的精细之物，因此在婴儿半岁左右时可选优质小米与大米一起煮粥，或者用燕麦和绿豆、红豆制成浆，拌在米粉中，作为辅食来喂养孩子。这样做的目的是补充单一乳品喂养的营养不足，并使孩子逐步接受多样食物，为儿童日后建立健康的饮食习惯打下良好的基础。只是这时给孩子喂食粗粮不要过量，每周 1~2 次即可，逐渐增加到一周 2~4 次。

儿童适合细粮加粗粮

当孩子到了 3 岁该进幼儿园的时候，用紫米、薏苡仁或者黄米与大米以 1:2 或者 1:3 的比例煮粥，或者将杂粮、杂豆磨成粉，与小麦粉以 1:2 或者 1:3 的比例混合，再加上芝麻酱或者核桃粉等坚果类食材一起蒸花卷、蒸发糕，吃的时候涂抹上苹果酱、草莓酱、番茄酱或者蜂蜜，是培养孩子喜欢吃粗粮的好方法。

青少年吃粗粮不要过量

进入青春期之后的少年，由于生长发育的需要，对于钙、铁、锌等矿物质的需求量要略高于成年人，过多地进食粗粮，粗粮中的膳食纤维会裹挟着这些矿物质一起排出体外，从而影响人体对这些营养素的吸收。如果发生钙缺乏将损害骨骼健康；铁缺乏将出现营养性贫血；锌缺乏不仅使食欲减退，甚至会影响孩子的性发育，导致成年后生殖能力的下降。因此青少年每天吃粗粮以不超过 100 克为宜，大约占主食的 1/5。

中年人吃粗粮有加有减

中年是糖尿病、高血压、痛风等疾病的高发时期。荞麦中的铬对防治糖尿病有很好的效果，而粗粮中丰富的膳食纤维有降低餐后血糖之功效。豆类食物含有丰富的钾，对防治高血压有很好的帮助。不过痛风患者在吃粗粮时则需要特别注意，黑米、紫米、荞麦是低嘌呤食物；而绿豆、红豆、豇豆、豌豆、菜豆、青豆、黑豆、米糠、麦麸、麦胚等粗粮中嘌呤含量较高，在痛风发作期要少吃。

老年人吃粗粮配薯类

60 岁以上的人身体代谢减慢，免疫功能下降。相比而言，老年人在膳食中吃粗粮的比例要高于中青年人，约占主食的 1/3，即每天应当吃生重不少于 50 克的粗粮。由于老年人的消化功能有所减退，过多进食粗粮后膳食纤维会增加矿物质的排泄，可引起营养不良，因此老年人吃粗粮以每天不超过 100 克为宜。可选用多种粗粮和大米一起煮成香浓的杂粮粥，也可用多种粗粮磨成的面粉与白面粉混合制作发糕，或者将粗粮与土豆、芋头、藕、山药一起制作糕点和粥食。这些粗粮制成的食品营养均衡又容易消化，十分适合老年人。

（宁莉/文）

一日三餐搭配的艺术

一日三餐如何搭配才能保证营养？那就是：营养素全一点，饭量上少一点，颜色上杂一点，加工方法上多一点。具体可归结为四句话，饭中有豆+薯，菜中有叶+果，肉中有菇+笋，汤中有藻+花。

吃饭必须要有主食，米饭和豆类一起煮，同时把粗粮，比如红薯、山药、土豆、南瓜等，放在米饭里蒸熟一起吃。菜中有叶+果，每餐一定要有叶菜，叶菜的颜色不同，里面含的成分不同，营养就不一样。北方人喜欢将叶菜凉拌吃，凉拌过程中可以放一点坚果，比如花生米凉拌菠菜，这样既可调味又有营养。肉中有菇+笋，就是将菌菇类或者木耳类菜和肉炖在一起吃，这样做在营养上能取长补短，互为补充。汤中有藻，藻类即海带、紫菜等。强调要有花，首先是想倡导一种理念。曾经有位老年人用自己培育的苦瓜花和丝瓜花做汤和摊鸡蛋，食用后发现自己眼睛的模糊程度下降了，原因就是花中含有一些叶绿素和叶黄素，具有改善视力的作用，同时花里的花粉也具有提高免疫力的作用。所以我们在做汤时不妨放点花。

（张晔/文）

选对骨头熬汤更营养

俗话说“骨头的精华在汤里”。生活中，多见大棒骨汤、排骨汤、鸭架子汤等各种骨头汤。那么，怎么才能熬出好汤呢？

肘子骨熬汤最营养

烹调方法：做的时候可以将剔掉肉的前、后肘子骨砸碎，在开水中焯一遍；将焯好的骨头放入适量温水中，用小火焖煮1小时10分钟。这时煮出的汤是清汤，可以盛一部分出来喝，或留着煮面条用。然后再往锅里加入足够的热水，调到大火继续煮40分钟，这时就能煮出浓浓的白汤了。这也是肘子骨煮汤的一大特色。

营养分析：这部分骨头里含有大量的骨髓。另外，骨胶原的含量也非常高，因此炖出来的汤，汤色白，营养丰富。

脊椎骨熬汤最下火

烹调方法：将脊椎骨剁成块，焯水，之后用小火煮40分钟即可，出锅前可以放一些切好的冬瓜块，或者藕块，这样更能增加清凉去火的功效。提醒大家，在煮脊椎骨的同时，如果能同时放进一些绿豆一起煮，夏天喝会更爽口。

营养分析：脊椎骨上的肉本来就不多，而且脂肪含量比较低，因此适合夏天炖汤喝。

牛骨熬汤最易吸收

烹调方法：牛肋骨汤的做法与肘子骨汤基本相同，出锅时可以放些胡椒、葱花等调料，汤的味道将更加鲜美。

营养分析：和猪骨比起来，牛骨中的营养物质更易于被吸收。牛肉中的营养96%都能被人体吸收，是各种肉质中最高的。

（于效利/文）

体质偏寒者少吃消暑食物

炎炎烈日下，热气和湿气混合构成了逼人的暑气，因此中医防治中暑的主要方法是清热祛湿。日常生活中，许多家庭在热天都会煲一些清热祛暑之品让全家人分享，如绿豆汤、冬瓜汤等，有时还将其加糖冷冻后再饮用，味道相当不错。但是，这种好味道也可能会影响一些人体内的阴阳平衡，因为消暑品并非适合所有的人。

门诊中有时发现一些患者在喝了冬瓜汤之类的消暑品之后，本来已经初愈的咳嗽又复发了，有些患者出现了口淡、胃口差、头晕、腹冷等症状。

经过诊察发现，这类患者属于寒性体质，阳气偏弱。清热祛湿的消暑品性质寒凉，体内有热时清热，无热时则易伤阳气，因此体质偏寒者不宜过多进食用于消暑的寒凉食物。食物的寒凉包括其性质属于寒凉（如苦瓜、马齿苋）及食用时温度很低（如冰冻西瓜、雪糕）两方面，体质偏寒的人无论春夏秋冬都要避免。

（秦鉴/文）

食物巧搭配

芹菜+西红柿　芹菜与加热产生番茄红素的西红柿合食可降压、降血脂、健胃消食。

鸡蛋+苦瓜　有益于骨骼、牙齿及血

管健康。对胃痛、眼痛、感冒伤寒、小儿腹泻呕吐等都有好处。

猪肉+白萝卜　健脾润肤、化痰、顺气、利尿、抗癌、消食、消积、导滞。

大蒜+生菜　生食在空气中氧化产生大蒜素的薄片大蒜能杀菌消炎，与生菜合食有降血压、降血脂、降血糖、清热、防止牙龈出血之效。

虾仁+韭花　富含矿物质及维生素。可杀菌驱虫，治疗夜盲、干眼病、便秘。

豆腐+生菜　有滋阴补肾、增白、减肥作用。

木耳+海带　降血压，软化血管，通便排毒，减肥，补中生津。治疗甲状腺疾病。

香菇+豆腐　清热解毒，补气生津，化痰理气。具有抗癌、降血脂、降血压的作用。

青蒜苗+豆腐干　益气利脾胃，杀菌消炎。有抑制癌细胞扩散的功效。

青蒜苗+莴笋　顺气通经脉，洁齿明目，清热解毒，降血压。

菠菜+胡萝卜　有降低脑卒中发病风险的作用。防止胆固醇在血管中的沉积，是预防脑卒中发作的最好菜肴。

羊肉+香菜　适用身体虚弱、阳气不足等症者食用。

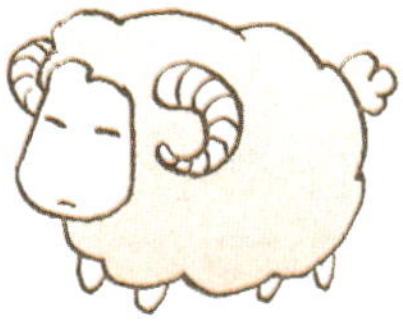
羊

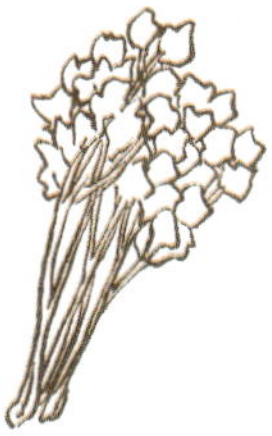
香菜

（刘海泉/文）

黑木耳是食物中的“阿司匹林”

有调查表明，患有高血压、高血脂的人，每天吃 3 克干黑木耳烹制的菜肴，便能将脑卒中、心肌梗死的发生危险减少 1/3。

黑木耳之所以这么神奇，是因为其具有抗血小板聚集的作用，与肠溶阿司匹林的功效相当，所以被人们称为“食物阿司匹林”，对动脉硬化具有较好的防治作用。

需要提醒的是，消化功能较弱的老年人在食用黑木耳时，最好炖煮熟了再吃。

（于河/文）

吃大蒜，必知 7 件事

炎热夏季，大蒜成了餐桌上不可或缺的食物之一，它富含铁、硒等微量元素以及有机硫化物等有益成分，可杀菌抑菌，降低体内胆固醇，抑制癌症，预防糖尿病、高血压和心血管疾病的发生。除了这些，关于大蒜还有几件事是你必须知道的。

捣碎吃有保健作用。大蒜含有蒜氨酸和蒜酶等有效物质，碾碎后它们会互相接触，从而形成具有保健作用的大蒜素。因此，大蒜最好捣碎成蒜泥，并且要放 10~15 分钟后再吃，这样有利于大蒜素的生成。

生吃杀菌效果好。在加热过程中，起到抗菌作用的有机硫化物含量会逐渐下降，温度越高下降越快，所以熟吃大蒜并不能很好地起到杀菌效果。家里用蒜拌凉菜、吃饺子时用醋和少量芝麻油调的蒜泥都是很健康的吃法。

炝锅加点儿糖保护大蒜素。用大蒜炝锅时油温不宜过高，烹调时间不宜过长，将大蒜拍碎后放入锅中，喜食甜味的可以加入少许糖，因为糖对大蒜素有保护作用，能减少高温对大蒜素的破坏。

紫皮蒜比白皮蒜更抑菌。大蒜根据外皮的颜色可分为白皮蒜、紫皮蒜、黑皮蒜等，其中白皮蒜和紫皮蒜比较常见。和白皮蒜相比，紫皮蒜口感更辛辣，活性成分大蒜素的含量更高，抑菌效果也更明显。

独头蒜更抗癌。独头蒜实际上是植株营养不足、发育不良、不能产生多瓣的大蒜鳞茎。其辛辣味独特，具有一定的药用价值，防癌作用要高于普通分瓣蒜。

在黑暗处保存。新上市的大蒜含水量比较高，买回家应平铺晾干后再保存，不要置于塑料袋中。大蒜最好在通风、干燥、黑暗处保存，这样能抑制其发芽。存放时还应保持外皮的完整，随用随剥皮。

每天生吃不宜超过 3 瓣。大蒜素对肠胃有一定的刺激作用，生吃过多大蒜，易引起急性胃炎，长期过量食用还容易造成眼部不适。对于肠胃功能不好的人来说，每天最好不超过 1 瓣；肠胃好的人，最好每天 2~3 瓣。肝病、非细菌性腹泻、眼疾、胃病、十二指肠溃疡、脑出血患者最好不要吃大蒜。

（何洪巨/文）

中老年人健康食肉定律

很多中老年人虽然喜欢吃肉，但又担心会对健康不利。其实，肉食是中老年人养生保健不可或缺的营养食物，只要掌握科学的食肉方法，完全没必要在饭桌前谈“肉”色变。

定律1:颜色浅的肉类营养更高

肉类因颜色的深浅可分为三大类：第一类是如猪肉、牛肉、羊肉等红肉；第二类为肉色嫩白色，像鸡肉、鸭肉、鹅肉、兔肉及鱼肉等；第三种为几乎无色，主要是水生贝壳类动物肉，比如蛤肉、牡蛎、蟹肉等。浅色和无色肉中的饱和脂肪及胆固醇含量要明显低于红肉，所以建议大家日常多食鱼虾和贝壳类食物。

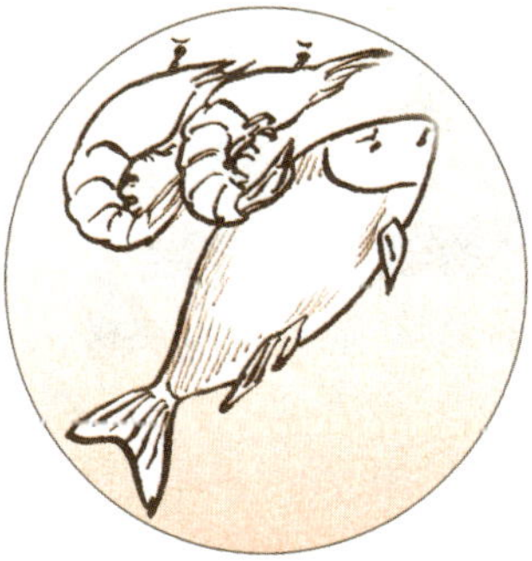

定律2:肉食最好与豆类搭配食用

由于豆制品中含有大量的卵磷脂，它可以使血液中的脂肪颗粒变小，并悬浮于血浆中，能防止动脉粥样硬化的产生。

定律3:瘦肉也不是吃多少随意

猪瘦肉中含有20%的隐性脂肪，对患有高血脂、高血压、高血糖以及脂肪肝的人来说，是不可随意食用的。在吃肉时最好掌握“少量食用、品种多样化”的原则，每样肉都吃一点，但量不可过多，以便多方面吸取营养。

定律4:炖肉更健康

从烹饪的方法上来说，相对比较健康安全的方法就是炖肉了。有数据表明，炖肉可以消除30%~50%的胆固醇，还可以防止食用后上火。

定律5:禽肉优于畜肉

研究成果表明，禽肉的脂肪少，营养价值却很高。畜肉也被称为红肉，在全世界范围内，常食猪、牛、羊等红肉的国家，人们患结肠癌的概率要明显高于红肉消费低的国家的人，所以中老年人最好多选择禽肉食用。

定律6:肉类与蔬菜是好搭档

吃肉时一定要搭配蔬菜，比例以2:8为好：肉食是二，蔬菜为八。蔬菜中的蛋白质和肉类中的蛋白质不但可以实现互补，蔬菜中的蛋白质还可以提高肉类蛋白质的营养价值，可谓一举两得。

的衰退，对身体是有好处的。

定律7：可以适当吃点肥肉

很多人一提到吃肥肉就摇头，其实单纯地禁食肥肉也不正确。因为肥肉能够供给人体更高的热量，而脂肪中也含有人体所需要的卵磷脂和胆固醇。更为关键的是，每个人对于脂肪的吸收程度不一样，有的人吃一点肥肉血脂就会升高，而有些人吃肥肉血脂却不会升高，所以禁食肥肉并不适用于所有人。对于有些人来说，吃点肥肉有助于延缓记忆力的衰退，对身体是有好处的。

定律8：加工类肉食尽量少食

这是因为肉类在腌制、腊制和熏烤的过程中，不但会产生一定的致癌物质，而且制作使用的食用油经过反复的加热过程也会产生一些有害物质。美国哈佛大学的一项研究显示，经常食用肉类加工食品会增加患心脏病和糖尿病的风险，所以像培根、香肠、腊肉、各类熟食等，最好不要多食。

（辛晶/文）

高钙蔬菜——木耳菜

木耳菜，又名落葵、胭脂菜、藤菜、紫角叶等，其知名度虽然不高，但栽培历史悠久，成书于两千多年前的《尔雅》中已有关于木耳菜的记载。因为它的叶子近似圆形，肥厚而黏滑，好像木耳的感觉，所以俗称木耳菜。

木耳菜的钙含量很高，是菠菜的2~3倍，草酸含量极低，是补钙的优选经济菜，其热量低、脂肪少，尤其适合老年人食用。

中医学认为，木耳菜性寒，能清热解毒、润燥滑肠，最宜肠燥便秘、小便短涩者食用。据《本草纲目》中记载：“落葵三月种之，嫩苗可食。五月蔓延，其叶似杏叶而肥厚软滑，作蔬和肉皆宜。”经常食用木耳菜有降血压、益肝、清热凉血、利尿、防治便秘等疗效。

木耳菜以嫩茎叶供食，可炒食、烫食、凉拌。其味清香，清脆爽口，如木耳一般，别有风味，但脾胃虚弱者不宜食用。

（姚扶有/文）

新鲜食物是最有效的药

美国预防医学专家马克·海曼博士表示，对于某些身体不适来说，新鲜食物是最有效的“药物”。美国《健康》杂志最新载文，刊出可用食物解决的七大健康难题。

水肿：吃芹菜。《食物与情绪》一书作者伊丽莎白·索默尔博士表示，吃盐过多会使体内水分失衡，导致水肿。黄瓜、芹菜等食物有助于消除体内多余的钠，进而缓解水肿。

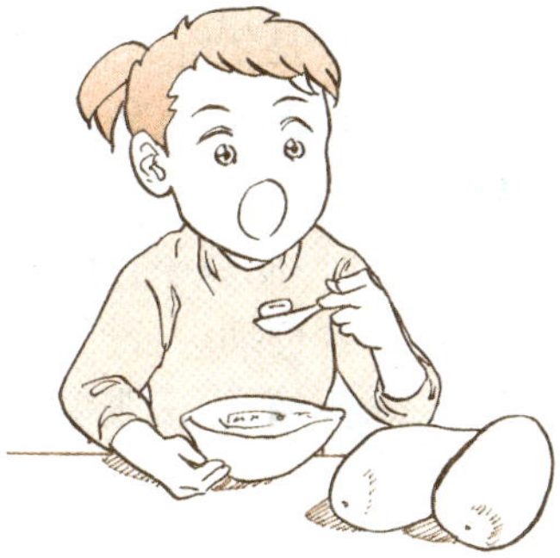

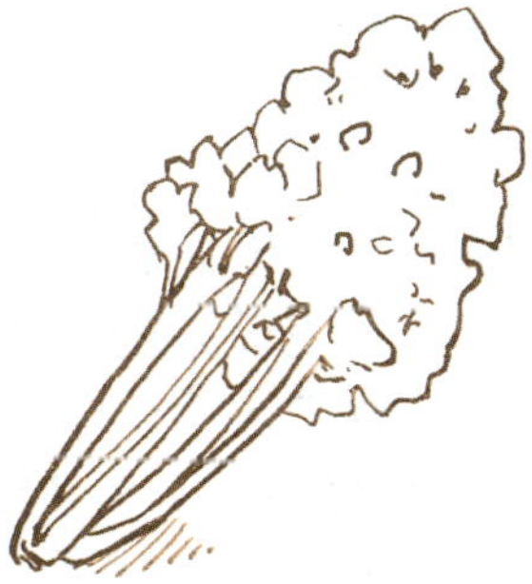

芹菜

腹胀：吃木瓜。胀气可能是肠道功能紊乱的信号。《食物医药》一书作者达尔玛·辛格·卡萨博士表示，饭后胀气可以吃木瓜。木瓜中的消化酶有助于分解蛋白质，其纤维素还能促进消化。每周吃几次木瓜可有效调节肠胃功能。

脾气大：及时吃早餐。索默尔博士表示，早起后1~2小时内吃早餐的人情绪更稳定，工作效率更高。不吃早餐的人记忆力较差，不到中午就疲倦困乏。早餐应包括全谷食物、蛋白质和1~2种果蔬。此外，研究发现，饮食中缺硒的女性更容易抑郁、焦虑。硒的日推荐量为55毫克，可以从金枪鱼、鸡蛋等食物中获取。

长青春痘：多吃洋葱。美国马萨诸塞州皮肤病学专家瓦洛里·特里罗尔表示，

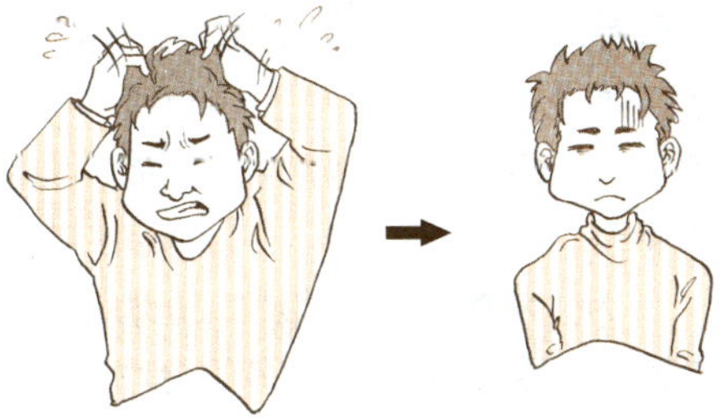

洋葱、韭菜和大葱等富含硫的蔬菜可以遏制导致痤疮的炎症。这类食物最好生吃或者稍微炒一下后再吃。

失眠：晚上稍微吃点东西。我们都知道睡前不要进食。然而，绝对禁食可能会导致夜间睡眠问题，例如饥饿会让人急躁。美国睡眠医学会发言人凯利·格兰泽·巴伦博士表示，放松身心才能安然入睡，饥肠辘辘容易让人半夜惊醒。建议睡

前30分钟至1小时适当吃点东西，如一小块全麦饼干、一把杏仁或一根香蕉等。

此外，睡前1~2小时喝一杯8盎司(约合227毫升)的樱桃汁可明显改善长期失眠问题。无论是新鲜的、干果或榨汁，樱桃都能抗感染，它还富含褪黑素，可调节睡眠。

经前期综合征：吃菠菜。研究发现，缺铁女性更易患经前期综合征（表现为烦躁易怒、失眠、头痛、乳房胀痛等）。每天摄入20毫克铁的女性比摄入不足10毫克的女性患经前期综合征的危险低40%。专家建议可以吃些富含铁的食物，如动物肝脏、菠菜、木耳等。

容易晒伤：多吃胡萝卜。通过调节饮食可以增强皮肤防晒能力，由内而外防止晒伤。多摄入富含类胡萝卜素的食物(如胡萝卜、菠菜、南瓜等)，有助于防止紫外线伤害。需要提醒的是，这些食物需要吃10~12周才能发挥其防晒功效。

（徐澄/文）

“三高”患者吃饭要注意“粗、乱、色”

近些年来，国内的“三高”(高血压、高血脂、高血糖)人群越来越多。对于这些患者来说，合理饮食往往能够取得很好的效果。其中，在主食摄取上一定要追求“粗、乱、色”，吃足糖，才能维持身体健康。

“粗”是指多吃粗粮，如玉米、全麦、红薯等含膳食纤维比较多的食物。膳食纤维可以减少糖的吸收，具有降低血糖的作用；其次，膳食纤维通过吸附胆汁酸和脂肪而使得吸收率下降，有助于降低血脂。此外，膳食纤维还可以起到减肥的作用，而体重和血压有着直接的关系。所以，多吃粗粮对“三高”人群有着极大的益处。

“乱”是指在米饭中添加豆子、坚果等，如红豆饭、燕麦饭等，这样可以降低米饭的“血糖指数”，在降低血糖的同时，还能减少胰岛素的分泌，而胰岛素具有合成脂肪的作用，因此也具有降血脂的作用。

“色”是指要在米饭中加入黑米、紫米、红米等，这些深色谷物含有丰富的维生素和矿物质。此外，还可在煮饭时加入豌豆、胡萝卜、玉米粒等多彩的食材，不但增加了食物的色泽，也使米饭的营养更加全面，对“三高”的改善可起到直接和间接作用。

（叶世伟/文）

自做红枣汤，喝了保健康

大枣，也称红枣，味甘、性温，是补中益气、养血安神之佳品，具有很高的食疗价值。下面介绍几则大枣食疗汤，以供读者选食。

1.参枣汤

将15克党参和20枚大枣洗净，用适量冷水泡发，以小火煎煮，连煎两次，然后合并煎液备用，每日一剂，分两次吃枣喝汤。

此汤有健脾养心的作用，适宜面色苍白、形体消瘦、疲惫乏力、眩晕健忘、心悸气短者饮用。

2.葱枣汤

大枣20枚，葱白5根。将大枣洗干净，放入清水中浸泡后捞出去掉果核。将葱白洗干净。取锅上火，放入适量清水，加入大枣，煮约20分钟后再加入葱白煮约10分钟，去除葱白即成。

此汤有养心安神之功效，适于体虚烦躁、失眠者食用。

3.花生红枣汤

将60克花生和15克大枣放入锅内，加适量水，用文火煮至大枣熟烂即成。每日1剂，吃花生和大枣，喝汤。

此汤有健脾补血、养心健脑之功效，适宜脾虚血少、面色萎黄、神疲气短、眩晕心悸、记忆力下降者食用。

4.鹌鹑大枣汤

取两只鹌鹑，去毛和内脏，切碎，用花生油稍炒，加姜、盐、酒，与20克大枣一起入锅煮汤，每日3次内服。

此汤对久病体虚和头晕等症有较好的辅助治疗作用。

（杨吉生/文）

生津养阴话食鳖

如今，鳖已成为不少饭店的“桌上贵”，如全鳖宴、鳖肉滋阴汤等。除了美味，鳖菜还常常被冠以“滋补”的名头。那么，鳖真的大补吗？哪些人适合吃鳖，怎么吃才好呢？

◎专家观点：阴虚宜多吃生津养阴类食物，如鳖肉、鸭肉、猪肉皮、牛奶等。

一提到吃鳖肉，就常听有人说“阴虚者可以多吃”“鳖肉是滋阴的”等。那么，何为阴虚呢？

中医认为，水为阴，简单来说，阴虚就是身体缺水了，缺乏津液的滋润，身体变得越来越干燥。比如口干、鼻腔干、嘴唇干、皮肤干、大便干等，如果你感觉到全身干燥，可能就是阴虚了。

一般来说，阴虚的人常常表现出一

派虚火内扰的症状，会出现手足心热，口渴喜欢喝冷的、凉的，冬天也一样。还有面色红、烘热感等，感觉自己就像火炉子里的水、又闷又热。平时性情急躁，外向好动，都是阴虚内热，甚至生燥的表现。

阴虚的人的确可以用鳖肉进行食补，因为鳖肉和鳖甲都具有较好的滋阴功效。

◎专家观点：免疫力低下者多食鳖肉，老人缺钙者宜服鳖甲。

炖鳖汤喝，对于身体虚弱的人来说，是一个不错的选择。鳖肉中富含蛋白质，服用鳖肉汤还可以提高免疫力。此外，人体的胶原蛋白会随着身体的生长而流失，食鳖肉可以补充身体内的胶原蛋白。需要注意的是，鳖的蛋白质含量比较高，对高蛋白易过敏者应该慎食。

鳖甲具有滋阴功效。据古籍记载：鳖甲，除阴虚热疟，解劳热骨蒸之药也。鳖甲和其他药物配伍，可以治疗乳腺增生、胁下坚硬、腰痛、闭经等。老年人特别适合食用，因为和鳖肉富含蛋白质不同的是，鳖甲含钙量大，适合钙流失较多的人，如中老年人。

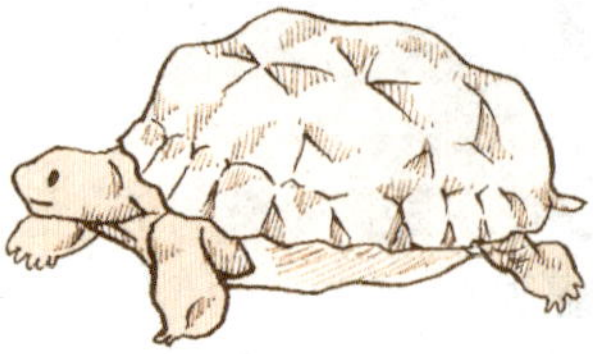

◎专家观点：鳖甲和龟甲都能补阴，炖汤和炒制入药皆可。

很多人食用鳖的时候，都会把鳖甲丢掉，其实，鳖甲是中医常用的滋阴补肾佳品，可治疗虚热盗汗及阴虚阳亢等症。不过，炖过之后的鳖甲，因药效已溶解到汤里面了，就不宜入药了。

鳖和龟算是“同门师兄弟”了，不仅外形相似，两者的功效也差不多。龟甲壳较厚，常常另外处理，鳖甲则可以和肉一块炖汤。但鳖甲和龟甲治病的侧重点有所不同，鳖甲清虚热的作用较强，能通血脉、破瘀散结，可用于肝脾大、闭经；龟板则补血止血、益肾健骨，可用于崩漏下血及筋骨痿软。

◆哪些人不适合食鳖？

肝炎患者由于胃黏膜水肿、小肠绒毛变粗变短、胆汁分泌失调等因素，消化吸收功能减弱。而鳖含有很丰富的蛋白质，患者食后不仅难以吸收，反而会加重肝脏负担，严重时肝细胞还会大量坏死，血清胆红素剧增，血浆浓度升高，诱发肝性脑病。

肠胃功能虚弱、消化不良的人应慎食鳖，尤其是肠胃炎、胃溃疡、胆囊炎等消化系统疾病患者不宜食用。失眠、怀孕及产后泄泻也不宜食用。

（李艳鸣/文）

茶叶的十大保健功能

茶是我国人民的主要饮料之一，茶的保健作用正在被越来越多的人所认识，它已成为21世纪最具潜力的健康饮品。

1.茶叶是防癌抗癌的先锋。近年来，专家们研究表明，茶叶中的牡荆苷、桑色素和茶多酚类物质具有较强的防癌抗癌作用。如产茶地区的居民，胃癌死亡率极低。据第二次世界大战后的调查显示，在日本广岛原子弹爆炸后幸存的人中，大多是具有长期饮茶习惯的人。因为通过茶叶中含有的多酚类物质、脂多糖和维生素C的综合作用，能吸收一种放射性物质——锶90，并能将进入人体骨髓的锶90吸出来中和掉。所以常喝茶能防癌抗癌。

2.茶叶是降低胆固醇的良药。茶叶中丰富的维生素C和许多可提取物，可以降低胆固醇、降低血脂，抑制动脉血管壁平滑肌增生和血小板的凝集，溶解纤维蛋白原，克服血液的高凝状态，避免血栓的形成，从而有效地防止血管硬化，减少心血管疾病的发生。

3.茶叶是降脂减肥的灵丹。唐代陈藏器的《本草拾遗》中有“茶久食令人瘦，去人脂”之说。茶叶中含有的多种矿物质、茶碱和茶多酚类化合物，具有较强的消化、分解和消除脂肪的作用。

4.茶是糖尿病患者的福音。患糖尿病的主要原因是体内胰岛素分泌量减少，以致血液中的糖分由肾脏以尿的方式排出体外。经常喝茶可以及时补充体内维生素B_1、泛酸、磷酸、水杨酸甲酯和多酚类含量，促进人体新陈代谢，在使胰岛素分泌增加等方面提供有效作用，防止糖尿病的发生与发展。

5.茶叶乃降火解毒之妙方。明代李时珍在《本草纲目》中说：“茶能降火，又兼解酒食之毒，使人神思清爽，不昏不睡，此茶之功也。”茶叶中的单宁和维生素C可帮助肝脏解毒、排毒。因此，饮酒、吸烟者常饮茶可抑制乙醇、尼古丁等有害物质对人体的毒害。

6.茶是眼睛视力的保护神。茶叶中的维生素B_2、胡萝卜素，能增强视网膜的感光性，它含有的多酚类物质、脂多糖和维生素A、维生素C等能消除电视机、电脑工作时发出的微量放射线对视力的影响。因此，看电视或操作电脑时，多喝点茶，可起到保护视力的作用。

7.茶是防治便秘的润滑剂。茶叶中的单宁可促进人的胃肠蠕动，刺激胃液分泌，故可增进食欲，帮助消化，通气排便，使许多人无须借助药物来治疗便秘。

8.茶水是防龋健齿的卫士。茶水中的氟元素和有关杀菌物质，可起到清洁口腔、防治牙病的作用。所以，喝茶时常用茶水含漱，有消除口臭、预防龋齿、防治牙周炎、抑制牙龈出血等效果。

9.茶是能喝的“化妆品”。茶叶中的

多种维生素具有抑制色素源变成黑色素沉着的功能。同时，茶叶中的单宁也具有预防黑色素沉淀的作用，即能吸收黑色素，并使之随尿排出体外。因此，常喝茶可使皮肤变得细腻、白皙、润泽和有弹性。茶，是一种能喝的美容“化妆品”。

10.茶是解乏提神的兴奋剂。茶叶中的咖啡因、茶碱、可可等物质，可刺激中枢神经，促进新陈代谢，使人兴奋愉悦，精力和注意力都得到集中，从而能快速消除疲劳、振奋精神。专家研究认为，茶叶中的咖啡因、可可等均在安全系数之内，一旦兴奋消失，不会留有后遗症。因此，读者可以放心地饮茶。

（张远桃/文）

大枣重于治，小枣重于养

枣有大枣、小枣之分，大枣以山西柳林、河南新郑、河北阜平等地的有名，小枣以山东乐陵、河北沧州等地的著名。别以为大枣、小枣只是个头大小的不同，其食疗功效也各有偏重。

大枣、小枣均属于红枣，味甘、性平，具有补中益气、养血安神、养肝护肝等多种功效。但是，大枣一般用来治疗多种疾病，重于治，而小枣则用作日常的养护，重于养。比如说，我们治疗贫血、失眠、心悸、多梦、健忘、脾虚引起的食欲不振等，可食用大枣来辅助治疗，起到补气生血、安神定志、健脑增智、增进食欲等功效。日常为了养颜、防衰老、护肝脏等，可首选小枣，能起到保养的功效。

（秦惜媛/文）

预防食物致敏

为避免青霉素过敏，人们都知道注射前要做皮试。至于食物引起的过敏，许多人就不清楚事先该怎么办了。

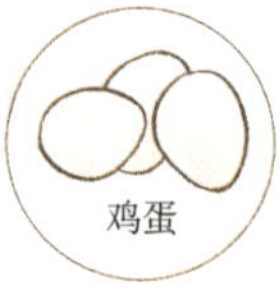

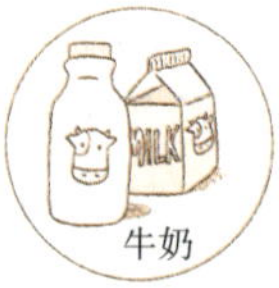

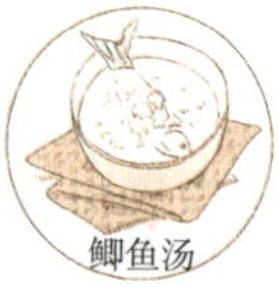

异性蛋白致敏

富含蛋白质的食品，如鸡蛋、牛奶、

鱼、虾等，有过敏体质的人是不能吃的。他们一进食此类食物，便会出现皮肤发痒、起风疹块或发热、头晕、恶心、呕吐，甚至还会诱发支气管哮喘。这种过敏的发生，一般与食物的新鲜程度及质量好坏并无多大关系。过敏的原因是由于某种异性蛋白引起的。预防这种过敏的方法就是要记住吃哪种食品有过敏反应，任何时候都不吃那些能够引起过敏的食物。

组胺食物致敏

不大新鲜的鱼（主要是青皮红肉的海鱼，如青鲇鱼、金枪鱼等）、虾、螃蟹、黄鳝等食物，有些人食后常会出现类似酒醉或急性胃肠炎症状，出现皮肤潮红、头昏、头痛、风疹块，以及恶心、呕吐、腹痛、腹泻等。原因是这些食品受到某种细菌污染后产生了组胺，从而造成机体的过敏反应。预防这种过敏的最好办法是不吃不新鲜的水产品。在烧煮鱼、虾、螃蟹、黄鳝时，以红烧和清蒸为宜，加热时间应长一些；或加入适量的醋、山楂、雪里蕻等，均可减少组胺的含量。

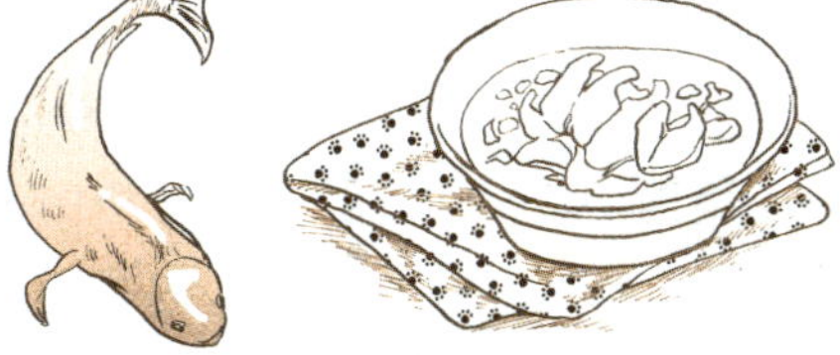

鱼肝或鱼卵致敏

鱼肝是许多人爱吃的佳肴，但有人吃了鱼肝后会出现眼结膜充血、腹痛、呕吐、发热、畏寒等症状，严重者可出现面部及全身脱皮、头发脱落等。究其原因，主要是这些鱼的肝脏中含有鱼油毒、痉挛毒或麻痹毒等，能够使人发生过敏性中毒。另外，有的人吃了鱼卵（子）也会出现过敏，常见症状主要为头痛、呕吐、腹痛、腹泻等。鱼肝或鱼卵中的毒素单靠烹调是不易去除的，因此，预防过敏的方法是不要食用鱼肝或鱼卵，特别是有过敏史的人一定不要食用。

泥螺、蔬菜与日光致敏

泥螺肉中含有一种卟啉类的日光敏感物质。如果食入较多泥螺肉后又被阳光照射，便会发生日光过敏性皮炎，人的面部、颈项、手足背等处皮肤潮红、水肿、局部发麻、疼痛，有的还有发热、头痛等全身症状。灰菜、油菜、红花菜等蔬菜中也含有日光敏感物质，因此也会导致日光过敏性皮炎的发生。凡有过敏史的人均不应食用此类食物，如果食用，要避免被日光照射。

荔枝和菠萝致敏

新鲜的荔枝中含有 α 次甲基环丙基甘氨酸，这种成分具有降血糖作用，高浓度下可使人发生突发性低血糖症。因

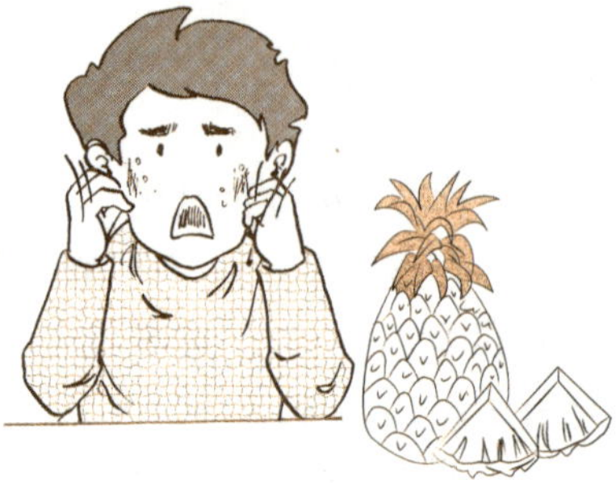

此人一次吃大量的鲜荔枝后,就会出现头晕、面色苍白、出冷汗、心悸、四肢无力等过敏症状。吃荔枝发生过敏时,应及时到医院静脉滴注葡萄糖,使用脱敏药物等。

另外,菠萝中含有一种菠萝朊酶,有的人吃菠萝后也会发生过敏,出现呕吐、腹泻,同时还有皮肤潮红、瘙痒、口舌发麻等症状,严重者还会出现休克。如果在食用前把菠萝肉用盐水浸泡一下或炒熟后再吃,这种酶的抗原性会被破坏,食用也就安全了。

花粉食品致敏

花粉食品含有多种氨基酸,滋补作用很强,但同时极易引发过敏反应。花粉过敏时会出现一系列变态反应,最常见的为发热、水肿和支气管哮喘。预防花粉食品致敏,唯一的办法就是不食用多种花源或未经处理的花粉食品。当然,属于过敏体质的人是不适宜吃花粉食品的。

(张园/文)

大话蘑菇:单腿不单营养

俗语说得好:吃四条腿的不如吃两条腿的,吃两条腿的不如吃一条腿的。这里的一条腿食物就是我们今天的主角——蘑菇。

蘑菇的种类繁多,营养价值也是各有特色。

平菇——平民皇后

平菇是最常见的蘑菇,营养价值却绝非一般,故有蘑菇中的“平民皇后”之称。平菇含有丰富的蛋白质、矿物质和种类齐全的氨基酸。常吃平菇可降血压和胆固醇,预防尿道结石和胆结石,还可预防癌症,调节妇女更年期综合征,改善人体新陈代谢,增强体质。

美食推荐:平菇肉丝

用料:猪肉150克(肥瘦各半),鲜平菇250克,白菜(或包心菜)150克,油、精盐、味精各适量。

做法:

1.猪肉切成细丝,用盐、水芡粉调匀码味。

2.油烧七成热时投入肉丝,用旺火炒熟,盛出备用。

3.将鲜平菇用盐水洗净,切成细丝;

把白菜也切成丝备用。

4.锅中加少许油，炒香蒜末，倒入平菇丝、白菜丝炒熟后倒入炒熟的肉丝，加精盐、味精调味即可。

金针菇——增智菇

金针菇含有18种氨基酸，尤以赖氨酸含量最高，增加记忆力效果十分明显，特别是对儿童的智力开发有显著功效，故被誉为“增智菇”。金针菇富含精氨酸，有利于预防肝脏疾病和胃肠道溃疡；金针菇中含有的朴菇素，对癌细胞有很好的抑制作用。此外，金针菇对预防哮喘、鼻炎、湿疹等过敏症状也有一定功效。

美食推荐：豆腐烩金针菇

用料：豆腐1块，金针菇30克，料酒、酱油、精盐、醋、芝麻油和葱花各适量。

做法：

1.将豆腐切成小块后焯一下，捞起来备用；金针菇切成两个手指节长。

2.将焯好的豆腐放入油锅中，加入水、料酒用大火炖至豆腐出现窝眼，放入金针菇，用文火炖15分钟，放酱油、精盐、醋、芝麻油、葱花即可。

香菇——蘑菇之王

香菇营养丰富，含有蛋白质、糖类、钙、铁、多糖体、维生素和食物纤维等。常食香菇对身体具有很好的保健作用，可清除体内自由基、延缓衰老、抗癌、调节血脂、降血压以及预防动脉硬化和肝硬化等。另外，香菇含大量维生素D，对于增强体质和预防感冒有良好的效果。

那么香菇是干的好还是鲜的好呢？从保健营养方面是没有太大区别，但是由于干香菇经过日晒，维生素D含量更高。如果炖鸡、炖肉，建议选择干香菇；要是做香菇菜心或是涮火锅，还是选择新鲜的香菇比较好。

美食推荐：香菇烧菜心

用料：菜心250克，鲜香菇150克，料酒、精盐、鸡精、芝麻油和蒜各适量。

做法：

1.香菇洗净撕成小块，备用。

2.在锅里放入少许油，炒香蒜末，再放入菜心、香菇旺火急炒，加入料酒、精盐、鸡精、芝麻油，收汁出锅即可。

杏鲍菇——蘑菇中的贵族

杏鲍菇肉质肥厚，口感鲜嫩，味道清香。杏鲍菇营养丰富，富含蛋白质、钙、镁、铜、锌等，可以提高人体免疫功能，具有抗癌、调节血脂、降胆固醇、美容等功效。

美食推荐：杏鲍菇烧洋葱

用料：洋葱80克，杏鲍菇250克，油、精盐、味精、蚝油和生姜各适量。

做法：

1.杏鲍菇洗干净切成片，入锅焯后备用；洋葱切成块。

2.炒锅放油加热，姜入锅煸香后加入洋葱翻炒。

3.杏鲍菇入锅翻炒后加蚝油翻炒，最后加入精盐、味精后即可出锅。

（钱多多/文）

分清体质寒热再煲药膳汤

煲汤选材也要分寒热补泻，有些汤并非一家老小都适用。体质不同的人，对煲汤药材的选择应该有所不同。经常用来煲汤的药材，互相之间没有明显的配伍禁忌。但这些药材和人的体质一样有寒热、虚实之分。在选择煲汤的食材时，要先搞清自己和家人的体质属于“寒”还是“热”，属于“虚”还是“实”，最好请中医诊断一下，据此选择汤料，才能通过喝汤帮助身体达到散寒清热、补虚泻实和阴阳平衡的目的。

寒热虚实体质先区分

中医认为，寒热虚实体质是产生疾病性质的基础，《黄帝内经》称“阳胜则热，阴胜则寒”。实热体质的人多身体壮实、舌质偏红、喜喝冷饮，平时常会便秘；虚热体质的人大多较瘦、容易上火、嘴角生疮、大便不通、面色潮红，常常咽干口渴、心烦失眠；寒虚体质的人畏寒怕冷、手足发凉、大便溏稀；寒实体质的人极其少见，可见猝然感受寒邪而寒战无汗、过食生冷而腹痛、腹泻等症；寒热虚实复合体质则夹杂寒热或虚实体质的症状。体质不同，饮食原则也各异。体寒偏虚者宜食热性食物，体热偏实者宜食凉性食物，而寒热虚实错杂体质则宜食性平的食物。

寒性偏虚体质饮食原则

宜以甘平及温性食品为主，酌量搭配凉性食物；尽量避免时常单独吃生冷寒性食品。大部分蔬菜性寒凉，烹调此类蔬菜时可加入辛温的葱、生姜及胡椒等调味品，或与鸡肉、羊肉、牛肉等温热性肉类同煮，则可减轻其寒性，避免损伤阳气；吃完寒凉食物后，可喝一碗龙眼茶、红糖水、葱姜蛋花汤、姜汤、金橘茶等温热食品。

热性偏实体质饮食原则

宜以甘平及凉性食品为主，酌量搭配温性食物；尽量避免时常单独吃燥热性食品，若不慎过食，可喝绿豆汤、薏苡仁汤、薄荷绿茶、芦荟汁、小麦草汁、甘蔗汁、冬瓜茶等寒凉食物。

寒热综合体质饮食原则

生冷寒性及燥热食品均不宜多食。过食寒性食品易伤阳气，而过食热性食品易伤阴液及助长热性。宜常吃甘平易吸收的食物，轮流或同时食用凉性及温性食物，这样不仅可同时吸收凉温食物的精华，更可相互平衡，避免单独食用而产生副作用。

煲汤选材分寒热补泻

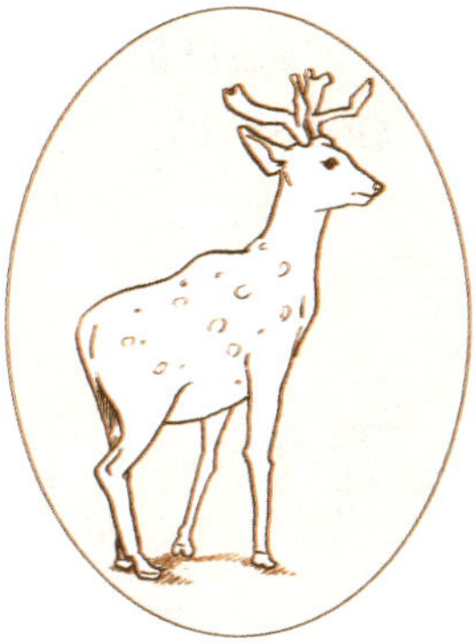

阴虚火旺的人，如果再喝些用高丽参炖的汤，无异于火上浇油，甚至会引起流鼻血、咽喉肿痛等症状；而那些经常头晕目眩、手脚冰冷的人，属于偏寒的体质，若经常用麦冬、菊花等药性偏寒的药材煲汤喝显然不妥。家中煲汤一般应该选用性质平和、老幼皆宜的食材。像土茯苓、生地、木棉花等药材比较寒凉，体质偏寒的人不宜服用；鹿茸、当归、高丽参、红参等是性质燥热的药材，热性体质的人应该慎用。在选用一些不太熟悉性质的药材煲汤前，最好先请教一下医生，辨明自己和家人的体质，再选择煲汤材料。

（陆明华/文）

中医推崇的5大补气食物

说话无力、行动拖拉、浑身没劲、稍微一动就满身大汗、心悸头晕、面色苍白、经常感冒……这种表现，中医称为“气虚”。气的产生依赖于先天肾中阳气，更依赖于后天脾胃吸收的营养物质。因此，选择合适的补气食物是增强体质、预防疾病、延年益寿的基础。以下是中医推崇的5大补气食物：

◆山药　人称“神仙之食”。《本草纲目》记载：“山药益肾气、健脾胃、止泻痢、化痰涎、润皮毛。”山药能补肺、脾、肾，适合各种体质的人。

◆土豆　因为对人体有诸多益处，土豆又被称为“地下水果”。土豆补益胃气的效果突出，还具有益气解毒、润肠通便、减肥降脂、活血消肿、强身、美容和抗衰老等功效。

◆香菇　香菇是“四大山珍”之一，有“植物皇后”“素中之荤”的美称，对于气血亏虚、经常乏力的人有调理作用。《本草纲目》认为：“蘑菇可以益胃肠，化痰理气。”

◆小米　小米入脾、胃、肾经，具有健脾和胃的作用，特别适合脾胃虚弱的人食用。研究表明，小米中的维生素B_1、矿物质含量明显高于大米。小米粥有保护胃黏膜和防治胃十二指肠溃疡的作用。

◆韭菜　生韭菜味辛，能行血；熟韭菜味甘，能补中气、益肝散瘀。常吃熟韭菜可补肝肾、强腰膝、助阳气，有壮阳补气的作用。因此，韭菜又名“起阳草”。用于补气壮阳时，韭菜应连根一并煎汤服用。

（曹建春/文）

吃好，人才不会老

早衰症状一：无精打采、易疲倦

B族维生素和维生素C要一并补充。譬如吃完B族维生素含量多的糙米饭后，可搭配水果一起吃，这样的营养效果最好。

碘和镁可调控新陈代谢，适量摄取碘含量丰富的海鱼、海虾、贝类、海带、海藻、海苔，可以改善疲惫的状况。此外，经常饮酒或长期服用利尿剂、减肥药，容易让体内的镁含量过低，建议可多摄取镁含量较多的食材，如海产品、五谷类、豆类、香蕉和坚果。

中医认为，帮身体“充电”要先加强脾胃功能，消化能力好，全身气血才能畅通无碍。专家建议服用山药排骨糙米粥。山药补脾胃，排骨、糙米含有充足的B族维生素，再加点葱、姜，起锅前洒上一点酒，让全身行气、血路畅通，是很好的消除疲劳的方法。

也可以冲杯简单的花茶：茉莉花10克加一包绿茶茶包，冲热水300毫升。茉莉花芳香养胃，绿茶有多酚抗氧化物，可以补气提神。

早衰症状二：血压升高

每日盐分摄取不要超过相关部门建议的6克。加工食物中的钠含量很高，最好少吃，多摄取新鲜天然的食物。

多摄取含钾类高的食物：如荸荠、牛蒡、山药、南瓜、韭菜、菠菜、红苋菜、芹菜、空心菜、猴头菇、金针菇、黑枣、红枣。

多以豆类取代部分肉类，既可降低动物性脂肪的摄取，又能增加膳食纤维。专家建议吃未经加工的整粒豆类，譬如黄豆炖汤、黄豆饭等。

冷饮要少吃。吃太咸、太冰都会让血液循环变差，可补充具有降血压效果的海带和芹菜。可以尝试芹菜西红柿洋葱水：芹菜2两（连叶）+西红柿1个+洋葱5片+水500毫升，煮开当水喝。

早衰症状三：关节疼痛

关节疼痛的原因多为退化性关节炎，建议多吃葱属类食物，如洋葱、葱、大蒜、韭菜等。这类食物含二烯丙基二硫化物，可抑制伤害软骨组织的酵素的生成，保护软骨组织。

鱼油含有长链不饱和脂肪酸，可降低炎性反应，减少关节疼痛。

可以尝试山药牛蒡鸡爪汤：山药250克，牛蒡半支，鸡爪6只，加2 000毫升水炖煮，可以达到强壮筋骨的效果。

早衰症状四：视力衰退

叶黄素是构成视网膜黄斑部的色素，人体无法自行合成，必须从食物中取得。叶黄素含量多的食物是漂亮的橘黄色蔬果，如南瓜、玉米（亦有玉米黄素）、橘色甜椒等。

中医认为枸杞子、胡萝卜、木瓜、桑葚等，都是可以保护视力的食物。

可以尝试胡萝卜枸杞薏苡仁粥：胡萝卜半根切丝，薏苡仁半杯（量米杯，煮前先泡过），枸杞30颗，加水淹过食材熬煮至熟。

（常宽/文）

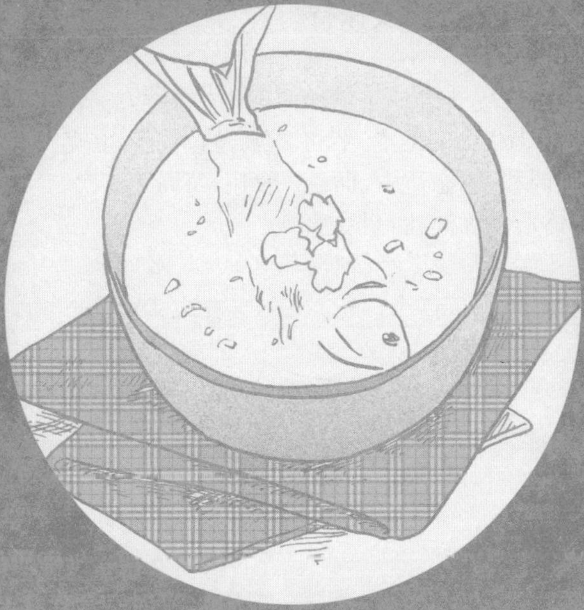

第四篇

食疗药膳方

辨清体质，巧选食疗

我们若能辨清自己的体质，对症选择食疗，将会对疾病的治疗和日常养护起到重要的作用。

●平和质——近乎完美要保持

专家解读：中医认为，平和质是最理想的一种体质，是和谐生命的范本。平和质的人，阴阳气血调和、体态适中、面色红润、精力充沛、体形匀称健壮、耐受寒热、睡眠良好、患病较少，对自然环境和社会环境适应能力较强。

专家支招：平和质的人，膳食调养以五谷杂粮、平衡膳食为原则。保证一日三餐“早饭吃好、午饭吃饱、晚饭吃少”；不偏嗜饮食。

专家荐方：怀山薏苡仁粥——怀山药、薏苡仁各30克，粳米100克。共煮粥食用，每周2~3次。

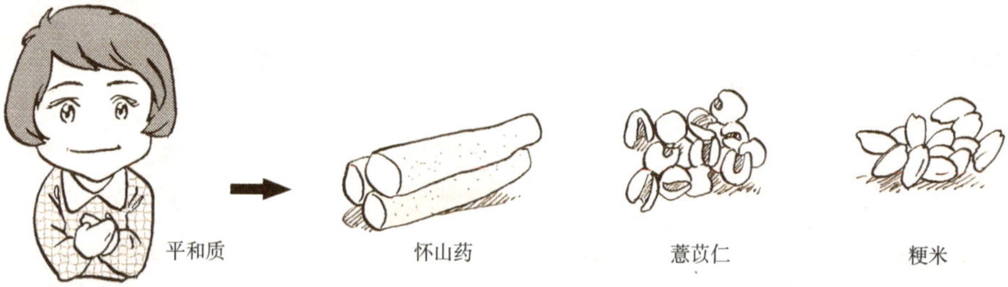

●气虚质——易疲劳乏力

专家解读：气虚质的人元气不足，容易出现疲乏、气短懒言、自汗、语音低弱、精神不振、舌淡红、舌边有齿痕、肌肉松软不实等症状。

专家支招：气虚质的人应以培补元气为主。平时宜食营养丰富且易于消化、具有健脾益气作用的食物，如大枣、大米、龙眼、蜂蜜、莲子肉等；忌食过于黏腻或不易消化的食物。

专家荐方：人参大枣粥——人参3克，大枣6枚，大米50克。将大枣去核，

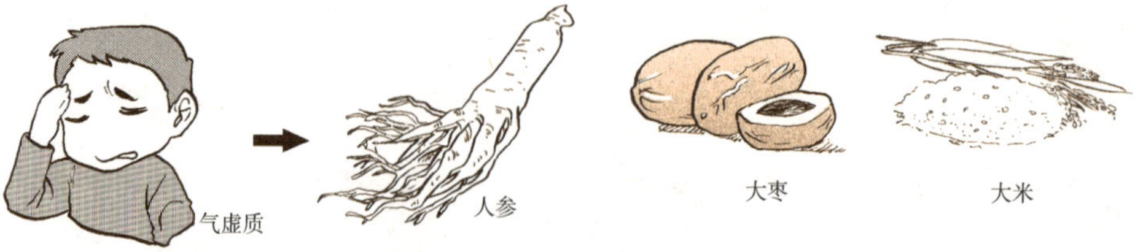

与人参、大米共煮粥，佐餐食，宜常吃。此粥具有补中益气的作用，尤其适用于气虚所致的脾胃虚弱者。

●阳虚质——经常怕冷、手足发凉

专家解读：阳虚质的人，总体特征是阳气不足、畏寒怕冷、手足不温、喜热饮食、舌淡胖嫩，性格多沉静、内向。

专家支招：阳虚质的人可多吃一些具有温阳壮阳作用的食物，如羊肉、狗肉等，少吃或不吃生冷黏腻食物，即使在盛夏也不要吃太多生冷寒凉的食物。

专家荐方：当归生姜羊肉汤——羊肉 500 克，当归 50 克，生姜 60 克。将羊肉洗净、切块，开水略烫，沥干水；当归、生姜洗净，生姜切片。先将生姜放锅内略炒片刻，再加入羊肉炒至血水干，然后与当归同放入砂锅内，加开水适量，武火煮沸后改用文火煲 2~3 小时，调味食用。此汤具有温中补血、调经散寒的功效。

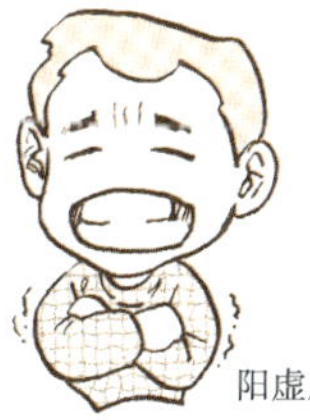
阳虚质

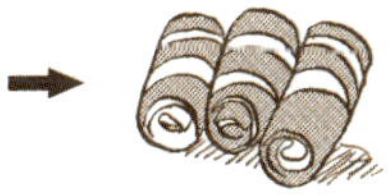
羊肉

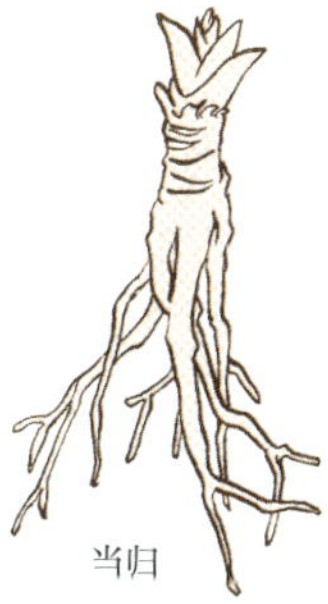
当归

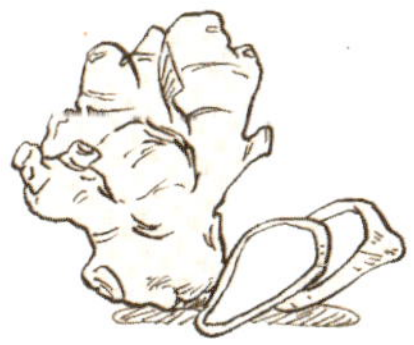
生姜

●阴虚质——“干燥”易失眠

专家解读：阴虚质的人，阴液亏少，常有口干咽燥、手足心热、体形偏瘦、鼻微干、喜冷饮、大便干燥、舌红少津等症状，易患虚劳、失眠等疾病，耐冬不耐夏。

专家支招：阴虚质的人重在滋补肾阴。宜常吃黑木耳、银耳、燕窝、桑葚、鸭肉、海参、雪梨、苹果、甘蔗等滋阴润燥之品；慎食辛辣刺激食物及煎炒食物。

专家荐方：百合生梨饮——百合、冰糖各 30 克，梨 1 个。梨去皮切片；百合洗净。将梨和百合一起煮，一般水开后 5 分

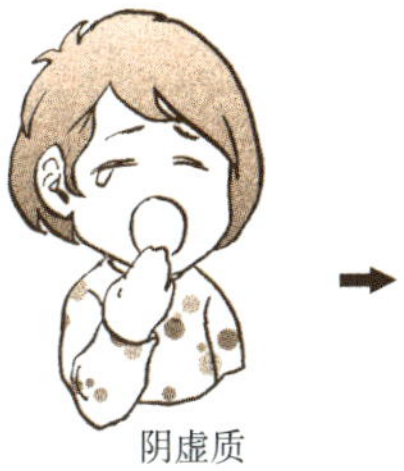
阴虚质

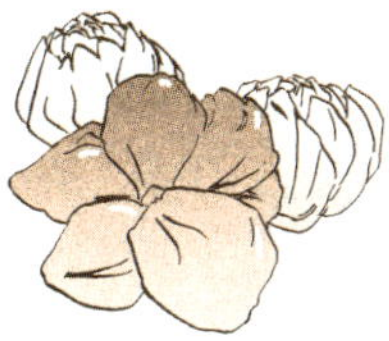
百合

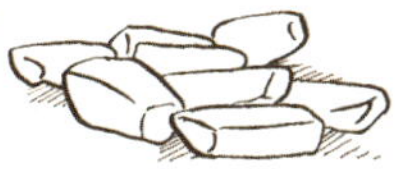
冰糖

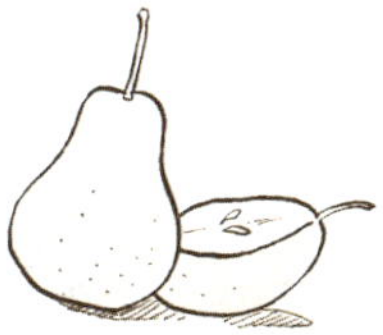
梨

钟即可，再放入冰糖调味，代茶频饮，每日 1 剂。此饮具有滋阴润燥、养心安神的功效，尤其适用于阴虚干燥症状突出，容易烦躁、失眠者。

●血瘀质——血行不畅、性情急躁

专家解读：血瘀质的人，总体特征是血行不畅，肤色晦暗，舌质紫黯，色素沉着，容易出现瘀斑。另外，血瘀质的人一般性情急躁、容易健忘。

专家支招：平时宜选用具有活血化瘀作用的食物，如黑豆、山楂、黑木耳、红糖等。

专家荐方：山楂粥——山楂 60 克，橘皮 5 克，粳米 100 克，白糖适量。将山楂洗净，去核打碎，与橘皮放入锅中，加清水煮取汁，用此汁液与粳米共煮粥，待粥将熟时加入白糖调味即可，长期食用可活血化瘀。

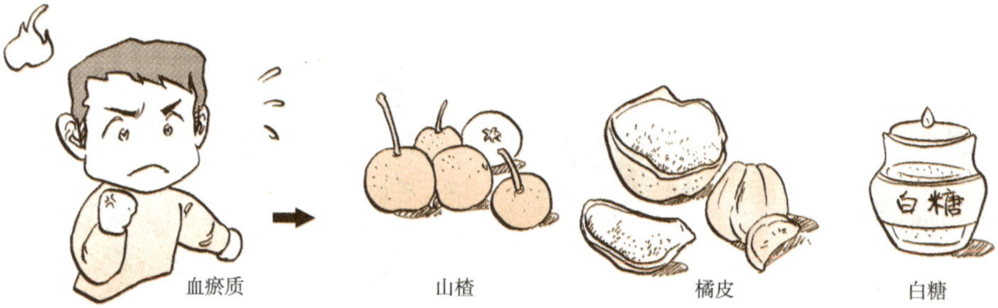

●痰湿质——大腹便便多痰湿

专家解读：痰湿质的人，痰湿凝聚，以形体肥胖、腹部肥满、口黏苔腻等痰湿表现为主要特征。

专家支招：平时宜选用具有健脾利湿、化痰祛湿作用的食物，如萝卜、紫菜、洋葱、扁豆、白果、赤豆等，对肥甘厚味之品，则不宜多食。

专家荐方：冬瓜粥——取新鲜连皮冬瓜、粳米各 100 克，薏苡仁 50 克。将冬瓜切成小块，与粳米、薏苡仁共煮粥。早晚 2 次食用。此粥具有利尿消肿、降脂减肥的功效。

（《益寿文摘》/荐）

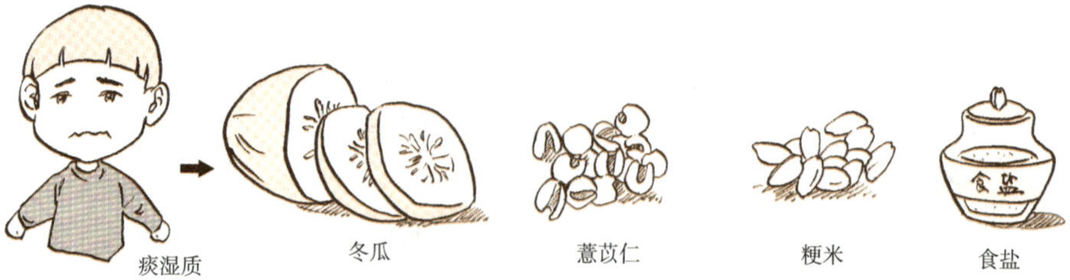

慢性支气管炎食疗方

慢性支气管炎是一种常见的呼吸道疾病，也是中老年人的常见疾病之一，以秋冬季节多发。根据其不同证型的临床表现，可采用不同的食疗方。

1.肺脾气虚型

临床表现为咳而少气、自汗、乏力、声低息微、食纳少、大便溏薄、舌淡、脉细弱等，治宜健脾益气、润肺止咳。

茯苓红枣汤：茯苓粉100克，红枣30克，粳米150克，食盐、胡椒粉各适量，入铁锅内加水适量，煮熬至米烂熟即成，每日早、晚各服食1次。

五味子茶：五味子50克，苏梗、人参各6克，一同放入锅内，加水500毫升，煎煮30分钟，去渣加入砂糖20克，代茶饮，每日2~3次。

人参核桃汁：人参10克，核桃仁20克，切碎，加水500毫升煎煮后取汁，约200毫升，放入少许冰糖调味饮用。每日4次，每次50毫升。

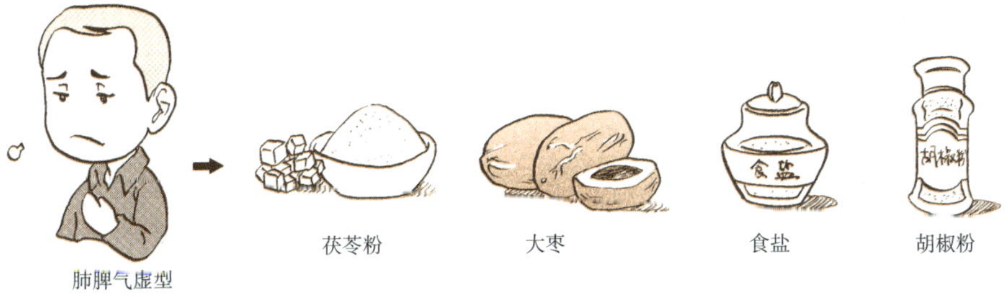

2.痰浊壅肺型

临床表现为咳嗽痰多、痰白而稀、胸闷纳呆、神疲乏力、大便溏薄、舌苔白腻、脉濡滑等，治宜健脾燥湿、化痰止咳。

柚子鸡肉汤：柚子1个，去皮留肉，母鸡1只(约500克)，洗净。将柚子肉放入鸡肚内，加清水少许隔水蒸熟，食鸡肉喝汤，每3天1次，连服3次为一疗程。

麦冬贝母粥：麦冬30克，贝母10克，粳米100克。先将麦冬煎汤取汁，贝

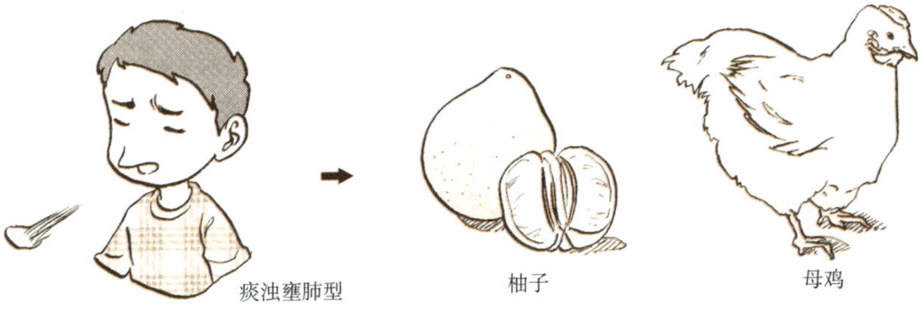

母研粉末，待米煮至半熟时，再加入麦冬汁和冰糖适量同煮至粥稠，拌入贝母粉即可食用，每日早晚食用。

3.气阴两虚型

临床表现为咳嗽气短、自汗盗汗、口干鼻燥、疲乏烦躁，或五心发热、大便干结、心悸失眠等，治宜益气养阴、润肺止咳。

沙参玉竹鸭：沙参 50 克，玉竹 60 克，老鸭 1 只(约 1 000 克)。先将鸭洗净切块，与玉竹、沙参放入锅内，加水适量，煮至鸭肉烂熟，用生姜、味精、食盐调味食用。

鲜藕萝卜汁：鲜藕 250 克，生萝卜 200 克，蜂蜜 20 克。先将鲜藕、萝卜同切碎绞取汁液，与蜂蜜调匀，放入适量凉开水代茶饮用，每日 3~5 次，每次 30~50 毫升。

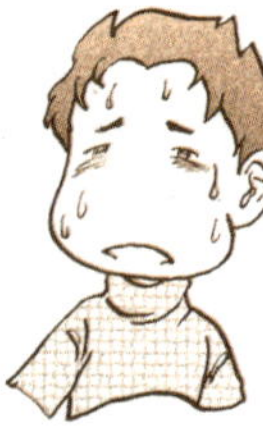
气阴两虚型

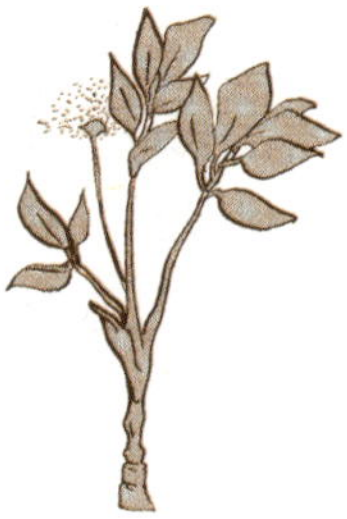
沙参

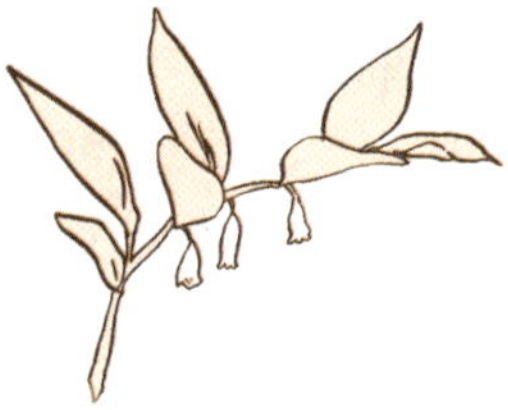
玉竹

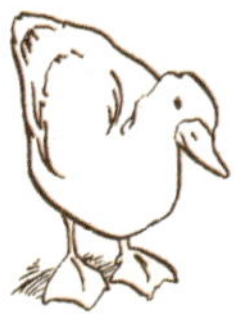
老鸭

4.脾肾阳虚型

临床表现以咳喘为主症，遇冷加重，动则咳甚、痰稀白、四肢不温、食欲不振、小便清长、舌淡嫩苍白等，治宜温补脾肾、止咳定喘。

珠玉八宝粥：怀山药、薏苡仁、核桃仁各 10 克，大枣 5 枚，莲子、枸杞子、松子仁、桑葚各 10 克，粳米 250 克。先将上药研末拌匀（大枣、枸杞子、核桃仁除外）。将粳米、大枣、枸杞子、核桃仁一同放入锅内，加适量清水煮粥，待粥煮至浓稠时，再加入药粉略煮 10 分钟即成，用冰糖或蜂蜜调味食用，早、晚各服 1 次。

羊骨核桃粥：羊骨 1 000 克，核桃仁 20 克，粳米 150 克，葱白 2 根，生姜 3 片，细盐少许。先将羊骨洗净，加水煎汤，然后取汤与粳米煮成粥。待粥将熟时，再放入核桃仁、生姜、葱白、细盐稍煮片刻即可，

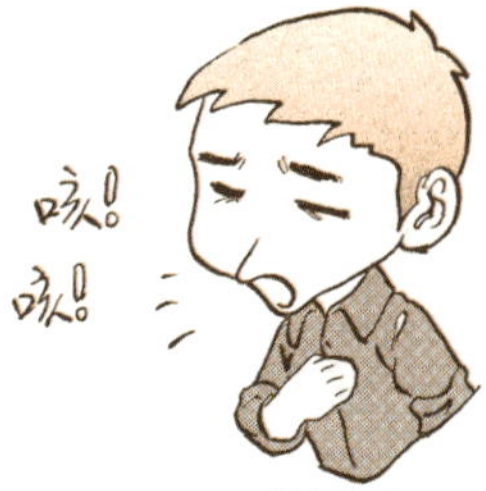

脾肾阳虚型

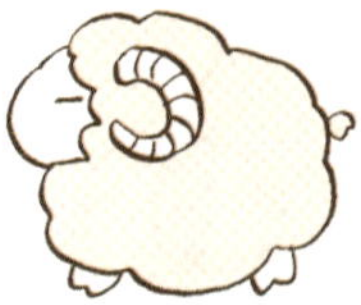
羊骨

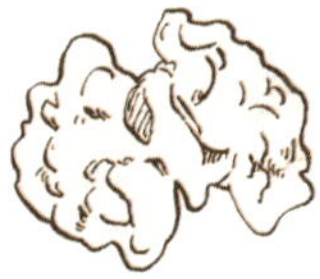
核桃仁

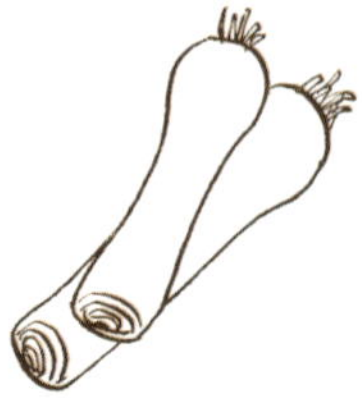
葱白

早晚餐温热空腹食用,7 天为一疗程。

参蛤百苓粥:人参 5 克(或党参 15~30 克),茯苓 20 克,百合 10 克,蛤蚧粉 5 克,生姜 5 片,粳米 100 克。先将人参、茯苓、百合、蛤蚧、生姜煎煮取汁,后将汁与粳米同煮为粥,加适量食盐、味精、葱白,调味食用,每日早、晚各 1 次,7 天为一疗程。

(《益寿文摘》/荐)

头痛防治食疗方集萃

治疗头痛大家不妨试一试中医的食疗方法,效果还是不错的。当然,如果病情严重, 中医的食疗方法只可当作辅助治疗的方法。

1.归芍大枣汤

组方:当归 20 克,白芍 15 克,细辛 3 克,大枣 5 枚。

制法:上药同放锅内加水煎熟。

用法:每天 1 剂,分早、晚两次温服。

功效:活血通窍。适用于血虚气滞型头痛。

2.龙眼煮鸡蛋

组方:龙眼肉 30 克,鸡蛋 2 个,白糖适量。

制法:将龙眼肉、鸡蛋同放锅内加水煮至蛋熟,去蛋壳,加入白糖,略煮即成。

用法:每天 1 次。

功效:补益阴血。适用于气血两虚型血管性头痛。

3.天麻陈皮炖猪脑

组方:天麻、陈皮各 10 克,猪脑 1 具,油、盐、姜、葱、胡椒粉等调料各适量。

制法:将天麻、陈皮洗净布包,与猪脑同放锅内加水煮熟,去布包,入调料。

用法:每天分两次服,连服 5~7 天。

功效:平肝熄风,化痰除浊。适用于风痰上扰引起的头痛。

4.黄精党参蒸母鸡

组方:黄精、党参、怀山药各 30 克,仔母鸡 1 只,油、盐、姜、葱、胡椒粉等调料各适量。

制法:先将黄精、党参、怀山药水煎取汁;再将仔母鸡宰杀后去毛及内脏,剁成 3 厘米见方的鸡块, 放入沸水中烫 3 分钟捞出,加入药汁中,再加适量水及调料调味,煮熟即成。

用法:空腹分两次食。

功效:益气补虚。适用于血虚失养所致的头痛。

5.黑豆活血粥

组方:黑豆、粳米各 100 克,苏木 15 克,鸡血藤 30 克,延胡索 10 克,红糖适量。

制法:先将黑大豆洗净,放入锅中,加水适量,煮至五成熟;再将苏木、鸡血藤加水煎煮 40 分钟,滤去药渣,把药液和黑豆同煮;八成熟时加入粳米、延胡索粉,煮至熟烂,调入红糖即成。

用法:每日 1 剂,分两次食用。

功效：补肾活血，通络止痛。适用于气滞血瘀型血管性头痛。

6.葱莲薄荷粥

组方：葱15克，莲子10克，薄荷6克，大米150克。

制法：薄荷加水煎，取汁，与葱、莲子、大米入锅同煮粥。

用法：每日1剂，分两次服。

功效：疏风，通阳，止痛。适用于外感风邪引起的头痛。

7.双白茶

组方：白芷10克，白糖适量。

制法：白芷加水煎取汁，加入白糖调匀即可。

用法：代茶饮。

功效：祛风解表，除湿散寒。适用于外感风邪引起的头痛。

8.菊花茶

组方：菊花10克，茶6克。

制法：将菊花和茶叶同放杯中，用沸水冲泡。

用法：每日1剂，代茶饮。

功效：疏风，清热，平肝。适用于风火上炎引起的头痛。

9.决明子粥

组方：决明子15克，粳米60克，冰糖适量。

制法：先将决明子水煎取汁，再往锅内加入适量水，加入粳米煮粥，快要熟时加入冰糖，稍煮片刻即可。

用法：每日1剂，分两次食用。

功效：平肝明目，降逆止痛。适用于肝经有热引起的头晕头痛。

（王廷巧/文）

食疗防治“暖气病”

我国北方地区的供暖已经持续一段时间了，南方虽然没暖气，但是空调、电暖气、电褥子等取暖设备也都进入了使用高峰期。暖气、空调、电暖气等取暖设备在驱寒的同时也会给人们带来“暖气病”。由于室温过高，再加上冬季通风少了，室内空气干燥、污染加剧。一般室内相对湿度在50%左右时，人最感舒适，环境过分干燥时容易让人的抵抗力降低，从而引发或者加重呼吸系统疾病。供暖时因室内门窗紧闭，空气不流通，为病菌的滋生和传播提供了“温床”，致使多种疾病的发病率猛增。暖气病轻则表现为烦躁不安、皮肤发紧、口干舌燥、眼睛干涩、鼻咽干燥、鼻出血、胸闷、头晕恶心、软弱无力、尿量减少等不适，重则引起支气管炎、支气管哮喘、血黏度升高、血压升高、心绞痛等病症，所以对暖气病的防治不容忽视。除了平时注意室内通风外，还可通过一些药膳来防治。

荸荠粥：荸荠50克，削皮后洗净切块。大米50克先熬粥，快熟时加入荸荠，煮沸即可，出锅后温热服食。荸荠性凉，具有养阴生津止渴的功效，与大米同熬粥，可以补充人体的津液，缓解口干咽干、鼻干舌燥、皮肤干燥等不适。

莲藕雪梨饮：莲藕100克，雪梨1个，削皮后洗净，剁成碎末，加入10毫升蜂蜜，搅拌均匀，放置15分钟后食用。莲藕和雪梨均属凉性食物，莲藕生津止血；雪梨润肺止咳、养阴生津；蜂蜜润燥，同莲藕、雪梨一起食用，可以缓解暖气所致的鼻出血、干咳等不适。

冰糖银耳羹：银耳30克，提前泡发洗净，撕成小片。锅内加水500毫升，水开后加入银耳煮，20分钟后加入冰糖15克，至冰糖溶化后起锅即可。此为1日量，分2次饮用。银耳养阴生津润燥，冰糖清热滋阴，做成羹食用，可以缓解长时间在暖气屋内引起的头晕恶心、鼻咽干燥、干咳等不适。

二冬粥：天冬、麦冬各5克，大米50克，一同煮成稀粥，每日晚上食用。天冬、麦冬具有养阴、生津、止渴的功效，每日晚上食用，可以缓解室内干燥引起的口干、口渴等不适。

决明菊花饮：决明子10克，菊花10克，一同入砂锅煎煮20分钟，滤取药汁，可当茶频饮。决明子具有降压、降脂的功效；菊花清肝火、降血压。每天饮用可以防治长时间在暖气屋内所致的血黏度升高、血压升高等病症。

（《益寿文摘》/荐）

老年性白内障药膳方

人眼睛内的晶状体，起到能看远又能看近的调节作用。无论何种原因，一旦晶状体发生混浊就称白内障。老年性白内障是因为人体的衰老，晶状体代谢发生紊乱而出现晶体混浊的现象。一般年过50岁，这种变化就逐渐开始，但随个体差异有早有晚。出现了白内障，我们会觉得视物模糊、发暗、变形并逐渐加重，以致视物不清，原有的近视、远视等也有了改变。患白内障者，早期可服用一些明目的药，以延缓病情的进展。现介绍一些药膳食疗方，供选用。

1.猪肝100克，山药、胡萝卜、黄瓜各50克，葱、油、盐、酱油、芡粉各适量。将山药、胡萝卜、黄瓜洗净切片；葱切段；猪肝洗净切片浸在酱油中。先把猪肝在热油锅中过油，出锅待用。再将山药片、胡萝卜片、黄瓜片在热油锅中煸炒后，加入猪肝及葱、盐略炒，勾芡装盘食用。

2.母鸡肉250克，淫羊藿30克，淡豆豉15克，调料适量。将淫羊藿捣为末，放入纱布袋内，与鸡肉及调料置于砂锅中，加水以文火炖至八分熟，加入豆豉再炖至烂熟，去淫羊藿，分1~2次食肉喝汤。

3.山药60克，大枣30克，粳米100克，白糖适量。山药切成碎粒，与洗净的大枣、粳米放入锅内，加入清水1000克以武火烧沸，转用文火熬煮成粥，加入白糖调味即可分1~2次食用。

4.猪瘦肉50克，蔓荆子5克。将猪瘦肉洗净剁细，蔓荆子研为细末，2味调匀，隔水蒸熟，1次吃完，每天1剂，7天为1个疗程。

5.枸杞子、山萸肉各15克，糯米100克。将山萸肉洗净去核，枸杞子、糯米洗净同入锅加水适量，以慢火熬煮成稀粥分次食用。每天1剂，10天为1个疗程。

6.山药50克，白糖适量。将山药切成小块，置锅中加水煮熟，加入白糖少许，略煮片刻即可服食，每天1剂。

7.枸杞子30克，龙眼肉20克。将枸杞子、龙眼肉放入碗内，加上清水，上笼用旺火蒸至烂熟即可服食。每天1次。

8. 猪肝50克，枸杞子、党参各30克，粳米50克。将猪肝洗净切碎，粳米洗净，4味同置锅中加水共煮粥食用，每天1~2次。

9.甘菊新鲜嫩芽或幼苗30克，粳米60克，冰糖适量。摘取甘菊嫩芽洗净切细，同粳米、冰糖常法煮粥食用。

（《益寿文摘》/荐）

骨折药膳疗法

骨折是由于骨的完整性和连续性在外力的作用下受到了破坏，失去了正常的生理功能。骨折通常分为闭合性骨折、开放性骨折、病理性骨折。

红花饮：红花、苏木各10克，先煎，后入当归10克，白酒适量再煎，去渣取汁，兑入红糖适量。分3次空腹温服，每天1剂。功能活血止痛。主治骨折早期血肿疼痛。

三七蒸鸡：三七粉15克，冰糖（捣细）适量与鸡肉片250克拌匀，隔水密闭慢火蒸熟。1剂/日，分次食。功能活血化瘀，消

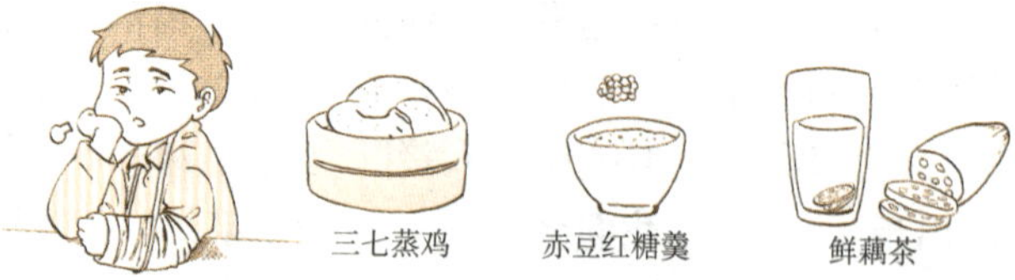

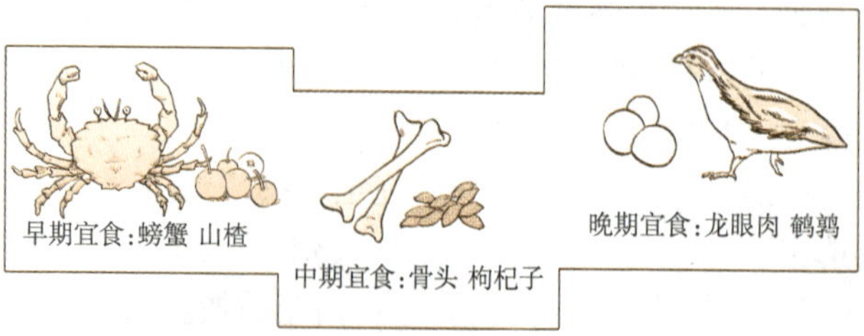

肿止血。适用于骨折早期之老年体弱者。

消肿汤：丹参50克用水漂洗，去杂质，加水煮沸1小时，去渣留汁；其汁与新鲜猪长干骨1千克，黄豆250克同煮，待烂熟，入少量桂皮、盐。每天服2~3次。功能补骨生髓，活血止痛。

益母草煮鸡蛋：益母草15~30克，鸡蛋2个加入水同煮，待鸡蛋刚熟时去蛋壳，入红糖适量，复略煮。吃蛋喝汤，每天1剂，可连服10~15天。功能祛瘀生新，利水消肿。主治瘀血内阻型骨折早、中期，症见瘀肿疼痛。

益寿鸽蛋汤：枸杞子、龙眼肉、黄精各10克置锅中，加水750毫升煮沸，鸽蛋4个打破后放入锅内，冰糖10克同入锅，共煮熟。每天1次，可连服1~2周。功能补肝肾，益气血。主治肝肾阴虚，气血不足型骨折后期。

鲜藕茶：鲜藕50克切片，放砂锅中，加适量清水，用小火煮至烂熟，入白糖适量搅匀。代茶饮，每天1剂。功能凉血散瘀。主治骨折早期，症见局部瘀肿疼痛、发热、口干等。

赤豆红糖羹：赤豆100克，加清水适量，大火煮沸后改小火煨煮1小时，待赤豆酥烂，调入红糖20克搅匀，续用小火煨成羹糊。早、晚各1次分服，或当点心随意食，当日吃完。

蟹肉粥：粳米适量煮粥，熟时入新鲜河蟹2只之肉（带黄），再调以生姜、醋和酱油各适量。佐餐食。功能滋养气血，接骨续筋。

猪脊红枣莲子汤：猪脊骨1具，红枣120克，莲子90克及降香、生甘草各9克同加水，以小火煮烂，加姜、盐调味。分多次饮。

枸杞鹿筋双蹄汤：鸡脚8只，猪脚2只，鹿筋30克，山药60克，枸杞子15克，生姜3片，红枣5枚，加适量水，共入砂锅，慢火炖至肉烂熟，调味。分餐吃肉喝汤。功能补肾壮阳，强壮筋骨。主治肾阳不足型骨折中后期。

羊脊羹：白羊脊骨1具捣碎，入粟米500克，加适量水煮至骨熟，入羊肾2个再煮熟。将羊肾取出，切片后放入锅中，加葱白、盐、酱、花椒、糖各适量，再略煮后待温食。分次服食，每天1剂。功能补肾，强筋壮骨。主治肾阳不足型骨折后期，症见腰膝酸软，筋骨萎弱，四肢不温。

膳食宜忌：①骨折早期，多为瘀血不散，宜多食活血化瘀、消肿止痛之物（例如三七、山楂、薤白、荠菜、韭菜、螃蟹等）。②骨折中期，多为和血生新期，宜食补肝肾、续筋接骨之物（例如枸杞子、杜仲、各种动物的骨头等）。③骨折愈合较慢，或久不愈合者，多为气血不足，肝肾两亏，宜食补益气血、滋补肝肾之物（例如龙眼肉、黑豆、鹌鹑等）。

注意事项如下。①骨折患者因活动限制，往往食欲不振，时有便秘。所以，膳食既要营养丰富，又要容易消化及通便。②忌食辛辣膳食。③忌盲目补充钙质。钙虽是构成骨骼的重要原料，但增加钙的摄入量并不能加速断骨的愈合，对长期卧床的骨折患者，反而有引起血钙增高的潜在危险，且伴血磷降低。

（《益寿文摘》/荐）

清宫流传下来的食疗秘方

电视剧《宫》这部清代穿越皇宫剧的热播，让人们看到了色、香、味、形、养俱佳的各色清宫美食。今天就为你解密清宫里的食疗秘方。

【茯苓糕】

制法：将茯苓、莲子、芡实、山药各适量共磨成细粉，大米、糯米另磨粉。取药粉3份，大米粉5份，糯米粉2份，用水和成糕，放入笼内蒸熟，做成小饼。每日早、晚各食1~2个。

功效：健脾益肾，宁心安神，延年益寿。茯苓主要含茯苓多糖、茯苓酸、卵磷脂等，能增强人体的免疫功能，提高机体的抗病能力；莲子能补中养神，益气力；芡实能补中，除暴疾，益精气，强志，令人耳聪目明。

【集灵膏】

制法：将60克人参研为细粉，天冬、麦冬、生地、熟地各120克，牛膝、枸杞子各60克煎煮后过滤去渣，加蜂蜜适量，再加入人参粉，炼成膏。药膏每日2次，每次半匙，白开水冲服。

功效：滋肾益肺，健脾养心，填精补髓，强身壮体，延龄益寿。

【五味子膏】

制法：将240克五味子洗净，水浸半日，煮烂去渣，再熬成饴，兑入蜂蜜收膏。每日口服1~2次，每次1匙，开水冲服。

功效：补肾健脑，滋阴益气，养心。此方是用来给慈禧补身体和养心神的。

【明目延龄膏】

制法：将60克霜桑叶、60克菊花磨成粗粉，用水熬透，去渣，再熬成浓汁，兑蜂蜜服膏。每日2~3次，每次6克。

功效：平肝明目，清热散风，降血压。此方为御医张仲元给慈禧开出的处方，当时慈禧已71岁，说明此方对老年人非常适宜。

（《益寿文摘》/荐）

卵中佳品鹌鹑蛋

鹌鹑蛋被认为是“动物中的人参”，可谓滋补食疗的佳品。鹌鹑蛋含有丰富的蛋白质、脑磷脂、卵磷脂、赖氨酸、胱氨酸、维生素、铁、磷、钙等营养物质，有补益气血、强身健脑、丰肌泽肤等功效。

红枣薏苡仁鹌鹑蛋甜汤

用料：红枣20克、薏苡仁50克、鹌鹑蛋4枚、冰糖15克

特色：冬季干燥，这一款糖水有滋

润、滋补及养颜的功效，最适合爱美的女性食用。

做法：

1.薏苡仁用水浸泡30分钟；鹌鹑蛋煮熟后剥壳备用。

2.将薏苡仁和红枣放入锅中，加入约800毫升水大火烧开，转中小火熬至薏苡仁软烂。

3.加入鹌鹑蛋和冰糖，再煮3分钟即可。

香卤鹌鹑蛋

用料：鹌鹑蛋15枚、生抽20毫升、老抽20毫升、盐5克、桂皮1块、八角2个、花椒10粒、香叶2片、干辣椒2个、冰糖10克、老姜2片

特色：用香料卤过后的鹌鹑蛋吃起来更加美味。轻煮之后，连汤料一起冷藏，让香料的味道更充分地渗入蛋中，味道十足。

做法：

1.鹌鹑蛋洗净，放入锅中加足量的水大火烧开后，煮约5分钟后捞出，过一下凉水，轻轻捏破蛋壳。

2.锅里重新注水，放入生抽、老抽、盐、花椒、桂皮、香叶、八角、干辣椒、冰糖和老姜，大火烧开后，放入鹌鹑蛋用中火再煮5分钟。

3. 连汤带水将鹌鹑蛋装入容器中，晾凉后放入冰箱冷藏过夜即可食用。

（杨涛/文）

神经性皮炎的汤食疗法

藕节汤　藕节30克，加水煮沸后，弃渣取汁。饮汤，每日2次，可连用7~10日。

苋菜蕹菜汤　马齿苋、生蕹菜各30克。将所有原料入锅加水煮至沸腾，然后弃渣取汁饮服，每日1次。

豆带鱼腥汤　绿豆30克，海带20克，鱼腥草15克，白糖适量。以上3种原料加水，大火煮沸，弃去鱼腥草，加白糖适量调味。饮汤食绿豆和海带。每日1次，连服7日。

花生赤豆枣蒜汤　带衣花生仁100克，赤豆、红枣各60克，大蒜30克。所有原料入锅加水煮至沸腾，即可食用。早晚分服。

（《益寿文摘》/荐）

冬季药膳菜谱

当归炖羊肉：取羊肉250克，切块洗净；当归30克，生姜15克，放锅内炖至肉熟。吃肉喝汤，温中补血。此菜适用于身体虚寒、血虚头晕、产后腹中冷痛、血枯经闭等。若是肾虚阳衰、腰膝酸软、阳痿阴冷，可配伍人参、大枣、海参、栗子同用。

土豆烧牛肉：牛肉300克，洗净切块，下热油锅稍煸，加黄酒、酱油、生姜，用文火炖至肉将熟时再投放切块土豆200克，加白糖适量。适用于老年冠心病、脑卒中后偏瘫、神疲乏力、筋骨损伤、慢性肾炎、术后恢复期患者。

茴香炖猪肾：猪肾2个，洗净后从凹处剖开，填入茴香15克，以线缝合后放入砂锅内加黄酒、生姜、盐，加水烧沸后改文火炖熟。该菜可温肾散寒、暖腰止痛，适用于肾虚腰痛、腰肌劳损、老人步履不坚。

红薯炖狗肉：取狗肉500克，洗净切块，加黄酒、盐、姜各适量，以水炖肉至半熟；将红薯500克，去皮切块，然后同狗肉一起炖熟。此菜能补中益气、温肾助阳、固精强腰，适用于脾肾虚弱、四肢水肿，尤其适用于中老年人肾阳虚弱、腰酸足冷、夜尿频数。

海参烩鱼肚：水发海参100克，鱼肚（即鱼鳔）150克，水发猴头菇100克，韭黄50克。先将猴头菇、海参、鱼肚分别烫20分钟，捞起切粗丝；韭黄切段。热上汤1 500毫升煮沸放入海参、鱼肚、猴头菇煮至将熟，散入韭黄，调味后勾芡，搅匀成羹即食。食物功效：补肾壮阳、滋肝、止血、抗痉、助消化、利五脏。

黄芪炖乌骨鸡：乌骨鸡1只，拔毛剖腹去内脏，清水洗，将黄芪50克填入鸡腹，加姜、葱、盐及水各适量，炖熟后吃鸡喝汤。黄芪益气固表，健脾利水；乌骨鸡养血益阴，尤其有补肾作用。此菜适用于病后体虚、血虚头晕，妇女月经不调、白带过多、痛经、子宫下垂等。

虫草百合全鸭：绿头老公鸭1只，冬虫夏草10克，百合30克，黄酒15克，生姜5克，葱白10克，胡椒粉3克，食盐3克。将鸭去毛剁爪，剖腹去内脏，冲洗干净，用开水略焯片刻，将鸭头顺颈劈开，取10枚虫草纳入鸭头内，再用棉线缠紧，余下的虫草同姜、葱一起装入鸭腹内，放入容器中，再注入清汤，加食盐、胡椒粉、黄酒调好味，用湿棉纸封严容器口，上笼后蒸约1.5小时，鸭熟，出笼揭去棉纸，加味精即可食用。该菜能补肺肾、益精髓。适用于病后亏损、虚劳咳嗽、阳痿遗精、腰膝软弱。

补髓汤：甲鱼1只（约500克），剖洗干净后放锅内，加入姜、葱、酒、胡椒粉各适量，以文火煮至将熟；放入猪脊髓200克，煮熟后即食。此汤滋阴补肾，填精补髓。适用于中老年人肾阴虚、头昏目眩、腰膝疼痛、多梦遗精。亦可作为脑卒中偏瘫、痴呆症及肿瘤患者的保健食品。

（《益寿文摘》/荐）

青蒿鳖甲治劳热骨蒸

青蒿味苦、辛，性寒，归肝、胆经。《神农本草经》中曰："主疥瘙痂痒，恶疮，杀虱，留热在骨节间，明目。"《本草纲目》中曰："治疟疾寒热。"《本草拾遗》中曰："主妇人血气，腹内满，及冷热久痢。秋冬用子，春夏用苗，并捣绞汁服。亦暴干为末，小便冲服。如觉冷，用酒煮。"功能清热解暑，除蒸，截疟。主治暑邪发热、阴虚发热、夜热早凉、骨蒸劳热、疟疾寒热、湿热黄疸等病证。但产后血虚，内寒及饮食停滞泄泻的患者勿用。内服煎汤6~15克，治疟疾可用20~40克，不宜久煎；鲜品用量加倍，水浸绞汁饮；或入丸、散。外用适量，研末调敷，或鲜品捣敷，或煎水外洗。

鳖甲味咸，性微寒，归肝、肾经。《神农本草经》中曰："主心腹症瘕坚积，寒热，去痞息肉，阴蚀痔恶肉。"《名医别录》中曰："疗温疟，血瘕，腰痛，小儿胁下坚。"《本草纲目》中曰："除老疟，疟母。"功能滋肾潜阳，软坚散结，退热除蒸。主治阴虚发热、骨蒸劳热、虚风内动、久疟疟母、胁下坚硬、腰膝酸痛、经闭症瘕等病证。常用量为10~20克。虚而无热者忌用。

青蒿气味芬芳，性寒而不伤胃，既能达表透发肌间郁热、以清热祛暑，又能入里升发舒脾、泻热杀虫。鳖甲为介虫之类，咸寒属阴，功在滋阴潜阳，软坚散结，清骨间邪热。二药合用，相互促进，清虚热、退伏邪的效力增强。主治阴虚发热、骨蒸潮热、盗汗、咳嗽、疟疾、暮热早凉、口干少津、舌红少苔等病症。

（《益寿文摘》/荐）

中药炖猪肾疗房事后腰痛

中医学认为"腰为肾之府"。房事后腰痛多为肾中元阳不足导致的肾阳虚所出现的症状。患者除房事后腰痛症状明显外，还会出现怕冷，腰酸腿冷，精神不振，面色发白，男子性欲减退、阳痿、早泄，女子宫寒不孕，带下清稀量多，舌质淡，苔白，脉沉细无力等。中医临床发现，用中草药川续断、狗脊、杜仲、肉苁蓉炖猪肾食用对本病有良效。

取川续断、肉苁蓉各20克，狗脊、杜仲各15克，猪肾（猪腰子）2个，葱、蒜、姜、盐、料酒、花椒面各适量。先将猪肾洗净后切成小块放入锅内；再将中草药川续断、肉苁蓉、狗脊、杜仲用纱布包好放入锅内，加入葱、姜、蒜、料酒、花椒面、盐、清水各适量，用文火炖熟后佐餐食用，一周3~4次。方中猪肾具有填补肾精、健肾壮腰、补肾气、通膀胱、以肾滋肾的作用，并有引药入经的功效。川续断补益肝肾、通利血脉、接骨续筋。狗脊补益肝肾、强壮腰膝、祛风除湿、祛寒止带，杜仲具有补肝肾、强筋骨的功效，是治疗肝肾不足所致的腰膝酸痛、房事后腰膝酸痛的要药。肉苁蓉，有“沙漠人参”之美名，是治疗肾阳虚所致的房事后腰膝酸痛、阳痿、宫寒不孕、崩漏、带下、便秘等病症的良药。

（《益寿文摘》/荐）

鸡入药膳8款

鸡肉含有丰富的营养物质，同时对身体还有一定的补益作用，如对症将某些中药与鸡肉一起制成美味药膳，别有风味且疗效颇佳。

1.沙参炖鸡面：取鸡蛋1枚，苏打粉17.5克混入面粉1 250克，加水和面制成面条。取肥鸡1只，鲜猪蹄750克，加适量姜、葱、胡椒等调料炖汤去骨，骨再炖汤，肉切丁，与沙参250克（切成短节）入汤炖好，煮面条上碗放味精、酱油调味即成。有除寒热、补中益肺之功，适用于脾肺气虚者。

2.参归炖鸡：取净鸡1只，人参15克，当归30克，配以适量姜、葱、盐等调味品，加水一起炖熟食用，有补气益血功能，用于气血不足或贫血、疲倦乏力、头昏心悸或月经量少、面色淡白无华者。

3.白果蒸鸡：取乌骨鸡或其他鸡1只，将白果仁、糯米各30克与胡椒粉3克，姜、盐等调味品适量混匀，一起放入鸡腹中并以线缚定，加水蒸熟或煨熟食用，有补脾益气、固肾缩尿的功效，用于脾肾虚亏，带下色白、量多或尿频者。

4.爆人参鸡片：取鸡脯肉200克，人参15克，冬笋25克，黄瓜25克，切片，鸡片加盐、味精并下入鸡蛋清、水豆粉拌匀，下锅用猪油炒熟滤去油，另同炒葱丝、姜丝、笋丝、人参片、黄瓜片、香菜梗，再下熟鸡片烹上汁水，淋上明油即成，有大补元气之功，适用于气虚、身体衰弱等症。

5.乌鸡汤：取乌鸡1只切块，取陈皮、高良姜、胡椒各5克左右，葱、姜、盐等调味品各适量，加水煮熟食用，有补气益脾、温中祛寒的功能，适用于脾胃虚弱、饮食减少、脘腹有冷感或大便稀薄者。

6.甜味乌鸡：取乌鸡1只，生地黄250克，饴糖100克，将后两者放入鸡腹中，以线缚定，蒸熟食肉饮汁，有滋补肝肾之阴的功效，适用于久病虚弱后肝肾阴虚、烦热盗汗、少气乏力者。

7.龙眼童子鸡：取童子鸡1只约1 000克，杀好洗净放入沸水中氽一下捞出，放入汤锅，加龙眼30克和适量料酒、葱、姜、盐及清水，上笼蒸1小时左右，取出葱、姜即可，有补气血、安心神等功效，适用于贫血、失眠、心悸等症，健康人食用能使精力更加充沛。

8.饴糖鸡：取母鸡1只，在鸡腹中加入生地30克和葱、姜、食盐各适量，再灌入饴糖100克，缝合切口朝上放入铝锅中，加水，用小火煨炖，熟烂即成，有养阴、温中、益气、补髓作用，适用于久病体弱、消瘦、低热、盗汗等症。

（《益寿文摘》/荐）

药膳调，风疹消

一到春季，身上起风疹的人就多了起来。在风疹急性发作时，可以辅以以下药膳进行调治。

银花竹叶粥　先用竹叶6克，金银花10克，菊花10克，薄荷5克，洗净，同入砂锅中煎汤，取汁去渣，再倒入洗净的粳米100克，煮为稀粥。每日2~3次，温热服食，连服3天。此粥有疏风清热、除湿止痒之功，而使邪祛、疹退、痒止。适用于风团、风疹色红者。

消风茶　荆芥10克，防风10克，蝉蜕3克，路路通10克，甘草6克，水煎代茶饮。每日两次，每次200毫升，连服3天。此茶有疏风散寒、祛邪止痒之功，而使邪祛、疹退、痒止。适用于风团、风疹色淡不红者。

路路通蛋　将路路通12克，加清水1碗煎煮，水沸后15分钟，去渣取汁，将蛋1枚，去蛋壳放入路路通药汁中煮，至蛋熟即可加糖调味，吃蛋喝汤。一般风团、风疹色红者，用绿壳鸭蛋，加冰糖调味；风团、风疹色淡不红者，用鸡蛋，加红糖调味。可以每天早上食用1次，连用1周。此药膳具有祛风止痒、培元固本、健脾养胃之功。

（《益寿文摘》/荐）

滋阴止咳银耳羹

【配方】干银耳15克，冰糖200克，鸡蛋1枚，猪油少许。

【功效】止咳润燥，滋阴生津。高血压、血管硬化、肺虚久咳、久病体弱、神经衰弱、失眠等患者，坚持服用，将会取得满意效果。

【制作】干银耳加温水浸泡30分钟，择净杂质、泥沙，撕成瓣状，放入洁净的锅中，加入适量的水，置武火上烧沸后，文火上继续炖熬2小时，待银耳熟透为止；冰糖放入另一锅中，加水适量，置武火上熬化成液，将鸡蛋清兑入搅匀后，去浮沫，用糖汁缓缓冲入银耳锅中。起锅前加少许猪油，使之更加滋润可口。

（《益寿文摘》/荐）

冬病夏治，汤王献方

养生家大多注重药膳调理，“冬病夏治”的其中一种治疗方法就是药膳调理。广东省中医院著名药师、岭南汤王佘自强特意为读者奉上几款汤水，以辅助治疗宿疾。

人参川贝炖羊胎盘

功效：补气养血，补肺益肾。

药材：人参、川贝、百部、桔梗各5~8克。

食材：羊胎盘1/4个，生姜2片。

烹制：各药材分别漂洗，稍浸泡；羊胎盘切块，洗净，用生粉、生油各揉擦一遍，洗净，再置有当归、白芷各8克的沸水中稍滚片刻，再洗净。一起下炖盅内，加冷开水250毫升（约1碗量），加盖隔水炖约3小时，进饮方下盐，为1人量。

治病机制：

中医认为胎盘能补气养血、补肺益肾，适宜一切虚损羸弱、气血不足及呼吸道疾病患者食用。羊为食草动物，其胎盘更洁净。用人参、川贝、桔梗、百部炖之，能对冬日易患感冒、慢性支气管炎、老年性哮喘、肺结核、肺心病等进行调治。

黄鳝猪瘦肉汤

功效：补肝肾，益气血，祛风通络。

药材：杜仲15克。

食材：黄鳝、猪瘦肉各50克。

烹制：杜仲稍浸泡；黄鳝用开水或盐洗去黏质，宰洗净，猪瘦肉洗净。一起下瓦煲，加清水1 000毫升（约4碗量），武火滚沸后改文火煲约2小时，下盐便可。此分量为1人1日分2次进饮。

治病机制：

中医和民间都说“夏日黄鳝赛人参”，黄鳝有补血、补气、消炎、消毒、除风湿的功效。

川牛膝羊肉汤

功效：祛风除湿，舒筋通络。

药材：川牛膝、枸杞子各12克，玉竹15克，当归3克。

食材：羊肉90克，生姜3片。

烹制：药材洗净，稍浸泡；羊肉洗净，切块。一起下炖盅，加冷开水450毫升（约1碗半量），加盖隔水炖约3小时，进饮时方下盐。为1人1日分2次进饮。

治病机制：

川牛膝有补肝肾、强筋骨、破血行瘀、引血下行的功效，配以滋补肝肾、益精明目的枸杞子，养阴润燥的玉竹，补血活血的当归炖羊肉，有祛风除湿、舒筋通络的功效，主治冬日常反复发作的慢性风湿性关节炎。

蝉花炖老鸽

功效：止咳化痰，养阴健脾。

药材：蝉花12克，陈皮1/3个。

食材：老鸽1只，猪瘦肉100克，生姜3片。

烹制：各物分别洗净。老鸽宰洗净；陈皮稍浸泡。一起下炖盅，加冷开水1 250毫升（约5碗量），加盖隔水炖约3小时，进饮时方下盐，为3~4人量。

治病机制：

蝉花是感染蝉类的一种虫草，为菌虫复合体。《本草纲目》中载其有类似虫草的功效，但比虫草价格便宜得多。用其炖老鸽，清香鲜美可口，有养阴健脾、止咳化痰、祛湿清热的功效，是体虚冬日易患感冒、咳喘、鼻炎等患者的夏日调养药膳。

苍耳子滚红枣

功效：养肺健脾，御风通窍。

药材：苍耳子10克。

食材：红枣10枚。

烹制：苍耳子洗净，稍浸泡；红枣洗净，去核。一起下瓦煲，加清水450~500毫升（1碗半~2碗量），武火滚沸后改文火煲约40分钟，下冰糖少许。为1人1日1~2次量。以一周2~3次为宜。

治病机制：

中药苍耳子有祛风、散湿、通窍的功效，以养血安神、补中益气的红枣合而为滚汤，能养肺健脾、祛风通窍、固表止嚏，是过敏性鼻炎等冬日易患的上呼吸道疾病夏治的有效药膳，以每周2~3次为宜。

（《益寿文摘》/荐）

葡萄食疗方

1.贫血、头晕心悸、四肢无力。

鲜葡萄200克打汁滤去渣服用即可。或每天饮用30毫升的葡萄酒，即有良好的改善作用。

2.孕妇胸腹胀满、喘息气促、坐卧不安。

以葡萄50克打碎煎汤，每日服用2次能立即治愈。

3.慢性肝炎、黄疸、关节炎、风湿痛。

以葡萄根80克，水煎服用，每日一剂，效果不错。

4.声音沙哑、声带炎。

以葡萄汁及甘蔗汁各150毫升混合，温热之后服用，每日服用3次即可治愈。

5.初期慢性肾炎。

以葡萄干、桑葚、生薏苡仁各25克，加白米200克同煮成粥，分早晚二次热服，配合药物治疗可促进痊愈。

6.高血压。

以葡萄汁、芹菜汁各20毫升，温热后服用，每日服用2次，以10天为一疗程，即可达到降压的作用。

（《益寿文摘》/荐）

初秋健脾润燥药膳方

初秋饮食调养宜增咸减辛，助气补筋，以养脾胃。

冰糖莲子羹：健脾除烦，安神填精

去心莲子50克，水、冰糖、淀粉各适量；莲子加适量水焖酥，用冰糖调味，淀粉勾芡成羹即成。

适用于妇女体虚，男子肾虚遗精、滑精、阳痿、早泄，以及脾虚久泻、食欲不振、虚烦失眠调补。

生地粥：滋阴益胃，凉血生津

生地黄25克，大米75克，白糖少许，清水适量。生地黄洗净切细，用适量清水在火上煮沸约30分钟后，倒出药汁，再煎煮一次，两次药液合并后浓缩至100毫升，备用。将大米洗净煮成白粥，趁热加入生地汁，搅匀食用时加入适量白糖调味即可。生地粥还可做肺结核患者之膳食。

四宝糯米粥：健脾补血，益气安神

龙眼、红枣、山药、薏苡仁各25克，糯米100克，水、冰糖各适量。龙眼、红枣、山药、薏苡仁、糯米加水共煮成粥，以冰糖调味即成。尤其适用于心血不足之心悸者调理。

五彩蜜果：生津止渴，和胃消食

苹果1个，鸭梨1个，菠萝半个，杨梅10粒，荸荠10个，柠檬1个，白糖适量。柠檬榨汁，苹果、鸭梨、菠萝洗净去皮，分别用圆珠勺挖成圆珠形（或切成丁状），荸荠洗净去皮，杨梅洗净待用。将白糖加入50毫升清水中，置于锅内烧热溶解，冷却后加入柠檬汁，把五种水果摆成喜欢的图案，食用时将糖汁倒在水果之上，即可。

芝麻核桃羹：补肾润燥，健脑和中

黑芝麻50克，核桃仁100克，淀粉、冰糖、水各适量。将黑芝麻、核桃仁分别以文火炒香碾碎，每次舀4汤匙加适量水煮沸，淀粉勾芡，冰糖调味食之，一日两次，常服还可黑发养颜。

黄精煨猪肘：健脾润肺，益中开胃

黄精9克，党参9克，大枣5枚，猪肘750克，生姜15克，葱适量。黄精切薄片，党参切短节，装纱布袋内，扎口；大枣洗净待用。猪肘刮洗干净入沸水锅内焯去血水，捞出待用。姜、葱洗净切好待用。

以上食物同放入砂锅中，加入适量清水，置武火上烧沸，撇尽浮沫，改文火煨至汁浓肘黏，去除药包，肘、汤、大枣同时装入碗内即成。

对脾胃虚弱、饮食不振、肺虚咳嗽、病后体弱者尤为适宜。

（《益寿文摘》/荐）

4 款药膳治秋燥

秋燥是人在秋季感受燥邪而发生的疾病，人体极易受燥邪侵袭而伤肺。以下为四则治秋燥的食疗方：

罗汉果炖猪肘

猪肘 200 克，罗汉果 2 个，姜 2 片，黄酒 4 克。猪肘切块，洗净血水，入盅内，罗汉果加高汤熬成汁，与姜、黄酒注入盅内，以食用玻璃纸包住，橡皮筋封口，炖 2 小时后，加适量精盐调味即成。罗汉果有清肺润肠等功能，是一味治疗痰火燥热咳嗽的良药。猪爪富含胶原蛋白，营养丰富，有一定的止咳平喘功能。适用于咳嗽较久、痰少、便秘、口渴、唇燥、舌红少苔之咳嗽，尤宜于秋令燥热所致咳嗽及百日咳。

生地杏仁炖黄鳝

鳝鱼 200 克，北杏仁 10 克，生地 5 克，姜 2 片，黄酒 3 克，乳牛肝菌菇 20 克。鳝鱼切段，洗净血水与洗净的乳牛肝菌菇入盅内，将洗净的中草药、姜片、黄酒、高汤注入盅内，以食用玻璃纸包住，橡皮筋封口，炖 2 小时后，加适量精盐调味即成。杏仁有较好的祛痰止咳、平喘润肠作用。鳝鱼有补中益气、治风湿、强筋骨等功能，也可用于治疗虚劳咳嗽。配以含有多种氨基酸等丰富营养的乳牛肝菌菇，则可通用于四季各种虚体咳嗽。适用于四时外感咳嗽，尤其适用于秋令感受燥邪体虚而咳嗽痰喘者。

北沙参炖老鸭

北沙参 15 克，枸杞子 30 克，老鸭 200 克，姜 2 片，黄酒 6 克。老鸭切块，洗净血水，入盅内，洗净的中草药、姜片、黄酒、高汤注入盅内，以食用玻璃纸包住，橡皮筋封口，炖 2.5 小时后，加适量精盐调味即成。北沙参是一味养阴清肺、祛痰止咳的常用中药。枸杞子有滋补肝肾、养血明目之功。老鸭营养丰富，性凉，既有滋阴养胃之功，又能利水消肿。此药膳对虚劳或燥热致慢性咳嗽及阴虚咽干、口渴、盗汗等症均有一定疗效。

白果红枣炖百合

白果25克，红枣10克，百合20克。所有材料泡软后洗净，与冰糖、白开水一并放在盅内，以食用玻璃纸包住，橡皮筋封口，炖1小时即成。白果，其果肉味鲜微苦，性平，有收敛固涩、止咳定喘的功能。红枣有促进白细胞新陈代谢及提高人体免疫力作用，性温，有益气生津之功。百合含有大量营养素，有健脑强身、清心安神、润肺止咳、消暑止渴等功能。适用于体质虚弱、肺虚久咳、气急喘促，喉间哮鸣、失眠等患者。

（《益寿文摘》/荐）

男性阳痿的冬季食疗

虫草炖鸡肉：冬虫夏草4~5枚，鸡肉300克左右，共炖，煮熟后食肉喝汤。

五香羊肉：羊肉去肥油，蒸熟或煮熟，切片，加蒜、姜、豆豉、葱、茴香、五香酱油等调料拌食。

麻雀粥：麻雀3~5只，去毛及内脏，洗净，切碎炒熟，与大米同煮粥，加葱、盐和调味品，空腹服食。

鲜虾炖豆腐：鲜虾15克，豆腐3块，加葱白、姜、盐各适量，炖熟食用。

苁蓉羊肾汤：羊肾1个，去筋膜，加肉苁蓉（酒浸切片）、枸杞子各15克，共煮汤。加入葱白、盐、生姜等调味品，吃羊肉，饮汤。

黑豆炖狗肉：狗肉250克，黑豆50克，加八角、茴香、桂皮、陈皮、草果、生姜、盐、味精等各适量，同炖。食狗肉，饮汤。

（《益寿文摘》/荐）

老年阳痿药膳方

老年人发生阳痿，多是功能退化所致，适当地进行食疗可以改善。

1.猪腰2个，茴香10克，盐适量。将猪腰剖开洗净，茴香洗净后装入猪腰内，并加适量盐。将装好茴香的猪腰放入瓦盅内，加清水适量，将瓦盅放入蒸锅内，隔水炖煮，至猪腰熟后即成。服用时饮汤吃肉。

2.当归30克，猪尾巴1条，盐、香菜、味精各适量。将当归洗净，猪尾洗净，去毛，切成数段，同放于铝锅内，加水适量，置明火上炖煮，至肉熟后即成。服用时，用香菜、盐、味精调味，饮汤食肉。

3.海参250克，羊肉250克，盐、芝

麻油、花椒、香菜、味精等各适量。将海参洗净，羊肉洗净切块，同放入锅内，加水适量，将锅置文火上煨炖，至参、肉熟后即成。服用时，加盐、芝麻油、花椒、香菜、味精等调味，食肉、参，饮汤。

（《益寿文摘》/荐）

老年骨质疏松药膳方

骨质疏松症是老年人的常见疾病，下面介绍三款该病的养生药膳，供参考使用。

羊骨汤：新鲜羊骨500克，羊腰1对。将新鲜羊骨洗净砸碎，与剖开洗净的羊肾同入锅中，加水适量，以武火烧开，撇去浮沫，加料酒、葱段、姜片、精盐，转文火煨炖1~2小时。待汤汁浓稠时加味精、五香粉各适量，即可出锅。佐餐当汤，随量饮汤吃羊腰。功效：温补肾阳，强筋健骨，补充钙质。

黄芪虾皮汤：黄芪20克，虾皮50克。先将黄芪切片，入锅，加水适量，煎煮40分钟，去渣，取汁，兑入洗净的虾皮，加水及葱、姜、精盐等调味品，煨炖20分钟即成。佐餐当汤服食。功效：补益脾肾，补充钙质，抗骨质疏松。

芝麻核桃仁粉：黑芝麻250克，核桃仁250克，白砂糖50克。将黑芝麻拣去杂质，晒干，炒熟，与核桃仁同研为细末，加入白糖，拌匀后瓶装备用。每日2次，每次25克，温开水调服。功效：滋补肾阴，抗骨质疏松。

（《益寿文摘》/荐）

骨科疾病药膳食疗方

1.木瓜猪蹄。木瓜15克，猪蹄2只。取秋季成熟木瓜，纵剖后晒干，切片入锅，加水适量煎浓取汁去渣，与洗净剖开的猪蹄同入锅中，加清水适量，以武火烧开后，加葱段、姜片、精盐、料酒，再改用文火煨炖至猪蹄皮烂、筋酥，入五香粉、味精、芝麻油少许即成。用法是当菜佐餐，随量吃肉饮汤。此药膳的功效是养血除痹，祛湿舒筋。适用于气血两虚型老年性关节炎患者食用。

2.参归鳝鱼羹。党参15克，当归15克，鳝鱼500克。将鳝鱼去骨、去内脏、切丝，与党参、当归同入锅中，加水适量，煨煮至鳝丝熟烂，除去参、归，入葱末、姜丝、料酒、食盐、胡椒粉、味精等，改用文火煨炖至稠羹即成。用法是当菜佐餐，随意食用。此药膳的功效是益气养血，活血。适用于气血两虚的关节炎患者。

3.油炸海杂鱼。海杂鱼250~500克。将海杂鱼洗净，去内脏、去鳃，不去鱼鳞和鱼鳍。调少许食盐，挂淀粉蛋清，用植物油炸成嫩黄色、酥脆。用法是可连鱼骨直接食用。老年人牙齿不好，可加糖醋水炖烂食用。此药膳的功效是补充人体钙质，防治骨质疏松症。

4.老鳖炖猪脊髓。鳖1只，猪脊髓150克。将老鳖宰杀，热水浸烫甲壳，除去表层白膜，剖腹取出内脏，切块，与猪脊髓、姜片、葱段同入锅中。先用大火煮沸去沫，再改用小火煨炖至八成熟，放入料酒、精盐，再炖至烂熟后调入味精即成。用法是当菜佐餐，随意食用。此药膳的功效是滋补肾阳，健骨强肾。此方对肾虚型老年腰椎病最适宜。

5. 核桃仁芝麻炒猪腰。核桃仁50克，黑芝麻30克，猪腰1对(约250克)。将核桃仁在油锅中炸至深黄色，捞出后撒上少量花椒盐末。猪腰洗净，剖开，去腰臊及筋膜，切成腰花，放入碗中，加葱末、姜末、精盐、料酒、味精浸泡10分钟。黑芝麻炒熟，研成粉备用。待铁锅中油至八成热时，将腰花连同调料倒入锅中，旺火爆炒，待猪腰炒至嫩熟时，即可装入盘中，将黑芝麻撒在腰花表面，炸脆的核桃仁放在腰花周围即成。用法是当菜佐餐，随量食用。功效是补肾强腰，健骨强筋。

6.牛肉红枣汤。牛肉250克，红枣10枚。将牛肉切成小块与红枣文火炖烂。用法是每日食1~2次。本药膳适用于重度骨质疏松症，或骨折及手术后的患者。具有补中益气、助筋骨生长之功效。

7. 糖醋排骨。猪排骨250~500克(牛、羊排亦可)。将排骨切成寸段，用植物油炒后，加较多的醋、少量糖、适量的水及调料炖烂，吃肉喝汤。或将此肉汤加倍量的水，再加适量的大米煮成粥食用。用法是佐餐。此药膳的功效是补充钙质，防治骨质疏松症。

(《益寿文摘》/荐)

手足冰凉症，食疗方6款

手足冰凉是由于人体末梢血液循环出现障碍或是人体代谢功能失常而引起的一种症状。食疗法是中医治疗手足冰凉症的常用方法，其好处是副作用小，易被人们所接受。下面就推荐六种可治疗手足冰凉症的食疗方：

当归生姜羊肉汤　原料：羊肉500克，生姜20克，当归10克，盐、味精、胡椒等调味品各适量。制用法：将羊肉切成片，用开水焯一下。将生姜切片。将焯好的羊肉片与生姜片、当归一起入锅加适量的清水炖煮，待羊肉熟后加入盐、味精、胡椒等调味品即成。此方可每三日吃一剂。功效及适应证：此方具有补肾益气的功效，尤其适合有肾阳虚亏、精血不足、月经不调等症状的手足冰凉患者使用。

黄芪羊肉汤　原料：黄芪50克，羊肉500克，胡椒、料酒、葱、姜和精盐等调味品各适量。制用法：将羊肉切片。将羊肉片与黄芪一起入锅加适量的清水炖煮，肉熟后加入适量的胡椒、姜、料酒、葱和精盐等调味品即成。此方可每周吃一剂。功效及适应证：此方具有健脾补肾、温阳补气的功效，尤其适合有气虚疲乏、畏寒、腰膝酸软和四肢无力等症状及体弱多病的手足冰凉患者使用。

山药羊肉粥　原料：羊肉250克，山药、粳米各100克。制用法：羊肉洗净后入锅加适量的清水煮熟。将熟羊肉捣成肉泥，山药洗净后切成碎末。将羊肉泥、山药末与粳米一起入锅加适量清水煮粥，米熟即成。此方可每三天吃一剂，分两次食用。功效及适应证：此方具有温补脾肾的功效，尤其适合有食欲不振、面色萎黄、腰酸乏力和小便多等症状的手足冰冷患者使用。

谷糠苁蓉粥　原料：谷糠20克，肉苁蓉15克，仙茅10克，粳米100克。制用法：将谷糠、肉苁蓉与仙茅一起入锅加适量的清水煎煮30分钟后去渣取汁。用此药汁与粳米一起入锅煮粥，米熟即成。此方可每三天吃一剂，分两次食用。功效及适应证：此方具有补脾益肾的功效，尤其适合有畏寒倦怠、肢冷腹泻、易于感冒等症状的手足冰凉患者使用。

党参红枣饮　原料：党参30克，红枣10枚。制用法：将党参与红枣一起入锅加适量的清水煎煮后取汁饮用。此方可每日饮一剂，分数次饮用。功效及适应证：此方具有健脾补气的功效，尤其适合有懒言无力、畏寒倦怠等症状的手足冰凉患者使用。

大枣红糖汤　原料：大枣50克，生姜5克，红糖适量。制用法：将大枣洗净去核。将生姜切片。将大枣与生姜片一起入锅加适量的清水煎煮20分钟后加入红糖即成。此方可每日饮一剂，应趁热饮用。功效及适应证：此方具有补气养血、温经散寒的功效，尤其适合有畏寒、贫血等症状的手足冰冷患者使用。

（《益寿文摘》/荐）

冬来进补，黄精最宜

冬季，老年人不仅阳气较弱，阴气也多有不足，而黄精味甘、性平，可作久服滋补品，且无大补温燥之品引起的不良反应。

古代医书中有记载：黄精“补中益气，祛风湿，安五脏”，“久服轻身延年不饥”，“耐寒暑，益脾胃，润心肺”。现代药理实验显示，黄精具有降血糖、降血脂和延缓动脉粥样硬化，以及增强免疫功能和抗病原微生物等作用。适用于脾虚乏力、食欲减退、肺燥干咳、肾虚腰膝酸软及头晕等症。下面介绍几款黄精食疗方：

黄精粥

黄精20克，粳米100克。先将黄精煮汁，去药渣，再入粳米一起煮，粥熟后加白糖食用。对脾胃虚弱、干咳无痰、咳血的患者有滋补作用。

黄精蒸鸡

黄精、党参、怀山药各30克，母鸡1只（约500克）。先将鸡肉切成1寸见方小块，入沸水中，烫3分钟捞出，装入蒸锅内，加葱、姜、花椒、食盐等调料，再将以上三药放入，加盖蒸3小时即可食用。对冬季体倦乏力、腰膝酸软、怕冷等症状有效。

黄精莲子薏苡仁粥

黄精25克，莲子30克，薏苡仁50克。先将黄精煮汁去渣，入莲子、薏苡仁同煮成粥，调味服食。能补中益气，清心健脾，对脾胃虚弱、神疲气短、咳嗽气促有效。

黄精酒

黄精、苍术各200克，枸杞根、柏叶各250克，天冬150克，糯米酒5升。先用水500毫升煮上述诸药，煎煮2~3小时后，去渣取液，将药液和在酒中，再上锅煮，约30分钟后，用纱布过滤，装入器皿中密封备用。每日饮2次，每次10~30毫升。该方能益血养脾，乌头发、胡须，养心气，减烦躁。主治虚劳羸瘦、面色萎黄、食欲不振、心烦气急、失眠多梦、心悸怔忡，以及糖尿病和更年期综合征等。

（《益寿文摘》/荐）

冬季养生重在补阳

俗话说“药补不如食补”。冬季气温低，人体为了保存热量，须多吃富含糖、脂肪、蛋白质的食物。可适当增加动物内脏、瘦肉类、鱼类、蛋类等食品，鸡肉、羊肉、龙眼、荔枝、胡桃肉、木耳等也是不错的选择。这些食品味道鲜美，而且富含蛋白质、脂肪、糖及其他营养成分，不仅能补充因冬季寒冷而消耗的热量，还能益气养血补虚，对身体虚弱的人尤为适宜。此外，药酒、药粥等，也可根据自身的体质选用。下面介绍几款食疗养生食谱。

苁蓉羊肉粥

原料：肉苁蓉30克，羊肉片200克，大米适量，食盐、味精各少许。

做法：羊肉片洗净，放锅中加水煮熟，加大米、肉苁蓉开锅后用文火煮30分钟至软烂，再用盐、味精调味即可食用。

功效：温里壮阳，补肾益精。适用于腰膝冷痛、阳痿遗精、肾虚、面色无华等症。

酸菜肥牛

原料：肥牛200克，酸菜200克，牛骨汤500毫升，葱、姜、蒜各5克，花椒、料酒各1小勺，野山椒10个，食用油、胡椒粉、食盐、鸡精各少许。

做法：酸菜切丝，用热水焯烫1分钟以去除亚硝酸盐。锅内放少许油，烧热后把花椒，葱、姜、蒜末以及山椒倒入煸香。然后把酸菜丝倒入锅中翻炒片刻，再倒入牛骨汤烧开。此时把解冻好的肥牛倒入，煮至变色，撇去浮沫，加入料酒、胡椒粉和盐，最后关火放入少许的鸡精即可食用。

功效：牛肉富含钾和蛋白质，能促进蛋白质的合成。此外，还能增强机体免疫力，对人体有很好的造血、补血的功效。

益智仁粥

原料：益智仁15克，糯米150克，精盐适量。

做法：①将益智仁洗净，晒干或烘干后研成粉末备用。②将淘洗干净的糯米放入砂锅里，加适量清水，用文火煮粥，待粥快好时调入益智仁粉和精盐，稍煮片刻即可食用。

功效：有温脾胃、暖肾阳的功效。

黑芝麻红枣粥

原料：粳米150克，黑芝麻20克，红枣25克，白砂糖30克。

做法：①黑芝麻下入锅中，用文火炒香，研成粉末后备用；粳米淘洗干净，用冷水浸泡半小时，捞出，沥干水分；红枣洗净去核。②锅中加入约1 500毫升水，放入粳米和红枣，用旺火烧沸。然后改用文火熬煮，待米粥烂熟时，调入黑芝麻及白糖，再稍煮片刻，即可食用。

功效：黑芝麻红枣粥是冬季比较适合的养生食疗粥。黑芝麻具有补肝肾、润五脏、益气力的作用，用于治疗肝肾精血不足所致的眩晕、须发早白、脱发、腰膝酸软、肠燥便秘等症。

（《益寿文摘》/荐）

天麻鱼头汤

冬季是进补的最佳时节，像高血压、颈椎病等慢性虚弱病症患者，常有眩晕反复发作、久治不愈等症状，若在此时进补最易奏效，且避免了夏秋服食过于温燥之弊。现介绍一款天麻鱼头汤，冬日里常饮常食，可祛头风、止眩晕，具祛病强身之效。

原料：大鱼头1个（250~500克），天麻片15克，猪瘦肉100克，蜜枣两个，胡椒粉、生姜、油、盐、酒各少许。

做法：鱼头洗净，切分为二，热水烫过后，抹上少许酒，腌5分钟；天麻片洗净，然后连同鱼头及瘦肉一起放入砂锅，加水1 000毫升，煎至400毫升。去天麻片，加入胡椒粉、生姜、油、盐调味，再煮片刻即成，趁温饮汤吃鱼。

功效：大鱼头可温中补虚、散寒祛风；天麻有平肝熄风、柔筋止痛的功用；猪瘦肉有益胃、润肺、健脾的作用；蜜枣有补益脾胃的作用，四味合用，具有温中散寒、祛头风、止眩晕的功效。

适合对象：头晕目眩，动则加剧，劳累即发，经久不愈者；或头晕头昏，遇寒加重，神疲懒言，睡眠欠佳者。

注意事项：头痛目赤、面红、易怒者，不宜服用。如遇感冒、发热，应停止服用本汤。此汤简便易做，可常饮常食。若想更换口味，亦可改用有异曲同工之妙的天麻煨鸡汤。把用料中鱼头改为老母鸡一只，杀鸡净身去肠杂，将天麻片放入鸡腹中，然后把整只鸡放入砂锅，加清水淹过鸡背2厘米深，用文火煨至鸡身熟、烂透即可，分数次饮汤吃肉。每周1次，连续食用3~4周。

（《益寿文摘》/荐）

枸杞娃娃菜，滋肝又补肾

中医认为，枸杞子味甘、性平，可滋补肝肾，益精明目。用于虚劳精亏、腰膝酸痛、眩晕耳鸣、内热消渴、血虚萎黄、目昏不明。营养学认为，枸杞子含甜菜碱、玉蜀黍黄素、酸浆红素、枸杞多糖、胡萝卜素、维生素 B_2、烟酸、维生素C等。

娃娃菜，乍看像是年幼的大白菜，其实不然。娃娃菜的营养价值和药用价值很高，中医认为其性微寒、无毒，经常食用具有养胃生津、除烦解渴、利尿通便、清热解毒之功效。

食谱：枸杞娃娃菜

做法：枸杞子少许、娃娃菜一棵、高汤适量。准备高汤：鸡汤、骨头汤均可；娃娃菜叶子撕下洗净；枸杞子洗净；取一个碗，将娃娃菜叶按大小排列放入碗中，加入高汤;撒入枸杞子点缀;将碗放入锅中蒸,水开后继续蒸20~30分钟;出锅,完成。

(《益寿文摘》/荐)

复方黄芪粥,血管“清道夫”

【原料】黄芪、生姜、桃仁各15克,炒白芍、桂枝各10克,粳米100克,大枣4枚。

【制作】将黄芪、生姜、炒白芍、桂枝、桃仁一同放入砂锅内加水500毫升,待药浸透后,煎汁;先用文火煎20分钟,然后去渣留汁备用;粳米加水500毫升,煮至米开花时,加入药汁,煮沸3~5分钟后即成。

【用法】每日早晨空腹温热服食。

黄芪能补气益气,白芍能调血养营,桂枝温经通脉,生姜辛散,大枣益气生津、养血安神,桃仁能破瘀行血、润燥滑肠,粳米也能益阴补气。各药合力,具有益气活血通络的功效。还适用于脑卒中、脑血栓后遗症半身不遂、肢体麻木等患者食用。

(《益寿文摘》/荐)

5款健脑益智食疗方

黑豆小麦莲子汤　黑豆30克,小麦30克,莲子30克,黑米50克。将各种原料去杂,淘洗干净,备用。锅内加水1 000毫升,烧开,原料全部倒入,煮沸后改用文火,直至烂熟。用法是佐餐,每日1次。功效是强身健体、补脑益智、安神定魄。适用于精神不振、全身无力、记忆力减退、失眠多梦等症。

百合龙眼葡萄粥　百合25克,龙眼肉15克,葡萄干25克,糯米60克。将百合、葡萄干、糯米淘洗干净,备用。锅中加清水1 000毫升,烧开,先将百合、葡萄干下入,煮沸后2分钟,再将龙眼肉和糯米下入,沸后,文火至米熟即成。用法是佐餐,每日1次。功效是健脑、益智、养心、安神、补血。适用于神经衰弱、记忆力减退、精神疲倦、体质虚弱等。

核桃栗子粳米粥　核桃仁50克,栗子肉50克,粳米60克,白糖适量。将核桃仁、栗子肉用清水淘洗一下,把大块掰成小块,备用。糯米去杂,洗净,备用。锅中加水1 000毫升,烧沸后,倒入粳米,煮至米半熟时,倒入核桃仁和栗子肉,沸后,用文火熬至米烂即可。用法是佐餐,宜常食。功效是益智、健脑、养心、补肾、壮腰膝、止咳喘。适用于神经衰弱、记忆力减退、腰痛腿软、虚劳咳喘、肌肤干燥等症。

鱼头豆腐汤　鲩鱼头(黑鱼头、鲤鱼头均可)2个,豆腐250克,生姜10克,精盐、鸡精、植物油各适量。将鱼头去鳃洗净。锅中加油烧热,入生姜片,加入鱼头煎黄,加入温水,沸后,入豆腐,煮1小时左右,加入精盐、鸡精即可。用法是佐餐,宜常食。功效是健脑、益智、开胃、益心。常食可增强记忆力、增进食欲、消除头晕和通乳汁等。

山药枸杞炖猪脑　山药50克,枸杞子15克,猪脑1个,葱段、生姜片、精盐、胡椒粉、料酒、肉汤各适量。将山药、枸杞子去杂洗净。猪脑用水冲洗干净,轻轻撕去脑膜,放入砂锅内,再放入适量肉汤和山药、枸杞子及各种调料。沸后,改文火至猪脑熟即成。用法是佐餐,宜常食。适用于神经衰弱、记忆力减退、头晕乏力、血虚头痛等症。

(《益寿文摘》/荐)

补肝肾,养精血
——枸杞子养生药膳

枸杞子全身都是宝,兼具药用及食用价值,因为它药性温和,富含多种营养成分,可久服而对身体无害,因此备受历代医家与养生者喜爱。早在汉代枸杞子就被记载在《神农本草经》中,且被喻为“养命仙药”。

枸杞子味甘、性平,具有滋补肝肾、益精养血、明目、润肺止咳的作用,适用于多种疾病的治疗。枸杞子对身体较虚弱的人、手术后及容易感冒受风寒的人,适合使用,一年四季都可搭配任何食材入菜。因为枸杞子属于中性偏热的补品,感冒发热、呼吸道感染、扁桃体发炎、腹泻等患者,最好先别吃,等身体好一点时再服用。下面介绍几款枸杞子药膳方。

枸杞豆浆粥

原料:枸杞子30克,豆浆50毫升,粳米100克。

做法:先将枸杞子洗净,放入锅内;将粳米洗净,放入锅内,加水1 000毫升熬煮。米熟后加入豆浆搅拌即可食用。每日分2次早晚食用。

功效:补益肝肾,和养胃气。适用于身体虚弱、久病、手术后调养,以及性功能障碍、腰膝无力者。

禁忌:炎症与有内热者。

枸杞红枣汤

原料:枸杞子30克,红枣8克,蜂蜜20毫升。

做法：先将枸杞子洗净，浸泡 10 分钟后放入锅内。红枣洗净去核，放入锅内。加水 500 毫升，熬煮 20 分钟后，加入蜂蜜拌匀即可食用。每日分为 2 次服。

功效：补肝滋肾，养血明目。适用于肝肾阴虚引起的头晕目眩、视力减退、耳鸣耳胀、腰膝酸软、脱发及肠燥便秘。

禁忌：慢性胃肠炎、腹泻者少服。

枸杞黄芪鸡

原料：枸杞子 50 克，黄芪 50 克，鸡 1 只（约 600 克）。

做法：将枸杞子、黄芪洗净，放入不锈钢锅内。将鸡洗净剁成两半，放入不锈钢锅内，加水 1 000 毫升，熬煮 50 分钟，待温即可食用。分 3 日吃完，早晚趁温服食。

功效：益气血，填精髓，补气升阳，固表止汗。适用于久病体虚、气血不足、营养不良性贫血。

禁忌：感冒、发热、急性支气管炎者禁服。

枸杞粥

原料：枸杞子 30 克，粳米 200 克。

做法：枸杞子、粳米同煮，米熟粥成，四季均可服用。

功效：补益肾气，养肝明目。适用于腰膝酸软、头晕目眩、久视昏暗或糖尿病患者。

禁忌：脾胃虚弱便溏者慎服。

枸杞人参饮

原料：枸杞子 15 克，人参 6 克，蜂蜜 20 毫升。

做法：将枸杞子洗净，放入不锈钢锅内。将人参洗净，放入不锈钢锅内。加水 500 毫升，文火熬煮 20 分钟，加入蜂蜜拌匀即可食用。每日分 2 次食用。

功效：滋补肝肾，益精明目。适用于糖尿病及肝肾阴虚所致的头晕目眩、视力减退、腰膝酸软、阳痿遗精。分 2 次早晚温服。

禁忌：感冒、发热者禁服。

（《益寿文摘》/荐）

潮湿天调脾胃，试试八珍糕

脾失健运，会导致机体消化、吸收、转运的能力减退，常出现食欲不振、腹胀、便溏等症。常食八珍糕，可以适当地调理脾胃，又能补益身体。

材料：人参 15 克，山药 180 克，芡实 180 克，茯苓 180 克，莲子肉 180 克，糯米粉 1000 克，白糖 100 克。

方法：将人参、山药、芡实、茯苓、莲

子肉磨成粉，将糯米粉和各粉放入盆内与白糖混匀。适量入水拌匀搓成粉团，摊铺在蒸笼，蒸熟切块。

功效：补中益气，健脾除湿，益肾固精，收涩止泻。

适用人群：小儿体虚脾胃虚薄、饮食无味、神疲体倦、便溏者，脾胃虚弱、脾肺气虚的亚健康人群。

（《益寿文摘》/荐）

夏季治呕吐药膳方

呕吐是一个症状，因胃失和降，气逆于上所引起。任何病变，凡有损于胃，皆可发生呕吐。呕吐时可伴有心烦口渴，或恶寒发热，头身疼痛，胸脘满闷，苔黄腻或白腻，脉濡缓或濡数。

呕吐的食疗方应以清暑解热、芳香化浊、降逆止呕为主。患者应服用辛寒清热、芳香清暑、化浊、苦咸降逆的药物和食物。

1.杨梅饮。杨梅30克，白糖15克，荷叶1张。将杨梅洗净，放入锅中，加水适量，武火烧沸，煎煮30分钟后停火，再将洗净的荷叶覆盖于汤上。待汤凉后，去荷叶。以纱布过滤取汁，加入白糖即成。用法是频频饮服，每次小半杯。功效是清暑生津，降逆止呕。适用于呕吐，心烦口渴，胸脘满闷，苔黄腻，脉濡数等症。

2.藿香荷叶饮。鲜藿香20克，鲜荷叶50克，白糖15克。将藿香、荷叶洗净，切碎，放入大杯内。冲入鲜开水，盖好，浸泡5分钟。以纱布过滤取汁，加入白糖即成。用法是小量频频饮服。功效是清暑除湿，和胃止呕。适用于呕吐，心烦口渴，微恶风寒，胸脘满闷，苔白腻，脉濡缓。

3.生姜翠衣饮。生姜15克，西瓜皮200克，白糖25克。将生姜、西瓜皮洗净，切片。再将生姜片放入锅中，武火烧沸，煎煮15分钟，然后放入西瓜皮续煎15分钟。以纱布过滤取汁，加入白糖即成。用法是小量频频饮服。功效是清暑生津，和胃止呕。适用于呕吐，心烦口渴，胸脘满闷，苔白腻，脉濡数等症。

4.黄连藿香饮。黄连5克，藿香15克，白糖15克。将黄连洗净打碎，鲜藿香洗净切丝，一并放入大杯内，冲入鲜开水盖好，浸泡5分钟。以纱布过滤取汁，加入白糖即成。用法是小量频频饮服。功效是清热祛暑，和胃降逆。适用于呕吐，心烦口渴，胸脘满闷，苔黄腻，脉濡数等症。

5.绿豆藿香粥。绿豆15克，藿香15克，粳米100克，食盐适量。将绿豆洗净，藿香洗净切丝，粳米淘净备用。再将绿豆放入锅中，加水适量，煎煮至绿豆裂开，加入粳米成粥状。最后加入藿香续熬5分钟，放入食盐，待凉即成。用法是作早餐或晚餐。功效是清热祛暑，和胃止呕。适用于呕吐，心烦口渴，微恶风寒，胸脘满闷，苔腻，脉濡数等症。

6.凉拌藕片。鲜藕250克，生姜10克，食盐、芝麻油、白糖、醋各适量。将藕洗净，切成薄片，以食盐码味。再将生姜洗净，拍烂切碎。然后把生姜、芝麻油、白糖、醋、藕片一并拌匀即成。用法是佐餐。功效是清热生津，和胃降逆。适用于呕吐，心烦口渴，胸脘满闷，恶心，苔黄腻，脉滑数等症。

7.凉拌韭菜。韭菜250克，生姜10克，藿香20克，食盐、芝麻油、白糖、酱油、醋、味精各适量。将韭菜清洗干净，放入沸水中焯一下，捞出切成小节状，加入食盐。把生姜洗净、切碎。藿香洗净，切成丝状，与芝麻油、白糖、酱油、醋、味精一并放入韭菜中拌匀即成。用法是佐餐。功效是和胃降逆，芳香化浊。适用于突然呕吐，微恶风寒，胸脘满闷，苔白腻，脉濡缓等症。

（《益寿文摘》/荐）

心律失常药膳方

心律失常是指心脏活动的起源、心搏频率与节律以及冲动传导异常的病理现象。其临床表现可能有头晕、心悸、胸闷、呼吸困难、虚弱、疲劳等。可选用下列药膳调养。

参附乌鸡汤

组方：人参5克，制附片10克，带骨乌鸡肉200克，蜂蜜少许，盐少许。

制法：将人参、制附片、带骨乌鸡肉分别洗净，加水约1 500毫升，用小火熬炖至骨酥肉烂时，用蜂蜜调味（亦可不调），空服热食，细嚼慢咽，温药汁送服。

功效：回阳救逆，益气固脱，调养五脏。

适用人群：心阳气虚所致心脏病伴心律失常、畏寒肢冷、动则喘促、心慌不安、不能自主者；风湿性心脏病伴心律失常者。

参麦莲子汤

组方：红参5克，麦冬10克，莲子15克，蜂蜜5~10克。

制法：将主料洗去浮尘，加水约800毫升，文火熬沸1小时，蜂蜜调味后，空腹热食红参、麦冬、莲子，细嚼慢咽，温药汁送服。5~10天为1个疗程。

功效：益气固脱，养阴生津，安神养心。

适用人群：心气亏耗、心阴受损的心悸失眠、心律失常患者。

柏子养心汤

组方：柏子仁6克，黄芪15克，川芎10克，酸枣仁5克，远志5克，五味子5克，党参10克，当归5克，猪心1个，盐、芝麻油、蜂蜜各少许。

制法：将柏子仁、黄芪、川芎、酸枣仁、远志、五味子装入双层纱布袋中，用水洗去浮尘；猪心剖开洗净；党参、当归洗去浮尘，共入砂锅内，加入清水约1 000毫升；武火煮开时滗去浮沫，改为文火熬炖1小时，弃纱布袋药渣，捞出猪心切成薄片，放于小盘中用盐和芝麻油拌匀，药汁用蜂蜜调味；空腹热食猪心、党参和当归，细嚼慢咽，温药汁送服。每日1剂，5~10天为1个疗程。

功效：补气养心，益脉安神，益气补肾。

适用人群：心气虚寒、心失所养所致心悸怔忡、心律失常者。

生脉枣仁汤

组方：人参5克，麦冬10克，五味子8克，酸枣仁8克，猪棒骨1根，蜂蜜少许。

制法：将猪棒骨洗净后，入沸水中氽去血水，捞出剁成寸半节，与洗好的主药共入锅内，加水约1 000毫升，文火熬至骨酥肉烂时，用蜂蜜调味，空腹热食人参、麦冬、五味子、酸枣仁、猪肉和骨髓，细嚼慢咽，温药汁送服。每日1剂，7天为1个疗程。

功效：益气生津，安神定悸，养心。

适用人群：心脏病伴心律失常者。

（《益寿文摘》/荐）

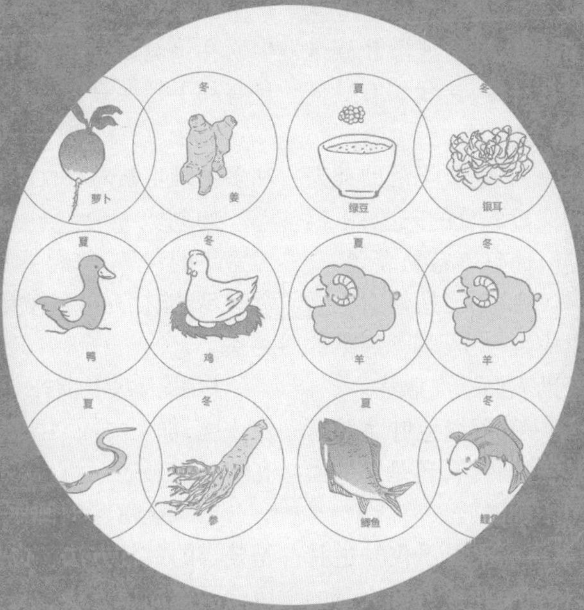

第五篇

季节与饮食

送给自己的新年健康礼物

新年伊始，不妨送给自己一份特别的健康礼物：

1.每天半斤粮——五谷为养，粮食能滋养大脑，也能养护肠胃，适量吃主食并不会使人发胖。

2.每天一餐粗——粗粮富含B族维生素、矿物质和膳食纤维，让我们有顺畅的肠道和持久的精力。

3.每天一把豆——豆子能帮助补充蛋白质，更是多种保健成分的来源，不仅让我们不容易发胖，而且不容易衰老。

4.每天一斤菜——蔬菜是健康生活的永恒话题，它供应维生素、膳食纤维和其他有益成分，帮助人们远离癌症。

5.每天半斤绿——深绿色叶菜是营养之精华，无论是强健骨骼，还是预防大脑衰老，都有意想不到的效果。

6.每天半斤果——水果不仅味道甘甜，还能提供多种抗氧化成分和大量的钾，对于稳定血压、控制胆固醇和预防癌症都有益处。

7.每天一两肉——肉类和水产中的铁、锌和蛋白质能帮助女性拥有红润容颜和温暖的身体。

8.每天一个蛋——蛋黄含有多种维生素和保健成分。它不仅无害于心脏，而且有利于延缓衰老。

9.每天一杯奶——奶类中大量的钙和多种维生素对女性不可或缺。

10.每天一勺仁——坚果和种子是营养密集的食品。每天早上吃一勺，令人食欲满足，能补充多种微量元素，同时润肤美颜。

11.每天六千步——走路时脚步尽量快一些，加上每周两次的有氧运动，能够有效延缓衰老。

12.每天8小时睡眠——高质量睡眠是美容的最佳方法，也是减少癌症发病风险的最简单方法。

（《益寿文摘》/荐）

12个月里最该吃啥水果

一月：猕猴桃

“果中之王”猕猴桃含有亮氨酸、苯丙氨酸等10多种氨基酸，以及丰富的矿物质钙、磷、铁，还含有胡萝卜素和多种维生素，对保持人体健康具有重要的作用。

二月：甘蔗

“补血果”甘蔗含水分比较多，占甘蔗的84%。甘蔗含糖量最为丰富，其中的蔗糖、葡萄糖及果糖，含量达12%，极易被人体吸收和利用。

注意：如果吃到瓤呈红色的甘蔗，会中毒。冬天吃甘蔗，最好将其切成20~30厘米的小段，放入锅里煮十来分钟后捞起趁热削皮吃，比生吃更甜。

三月：菠萝

菠萝中含有一种叫“菠萝朊酶”的物质，它能分解蛋白质，溶解阻塞于组织中的纤维蛋白和血凝块，改善局部的血液循环，消除炎症和水肿；菠萝中所含的糖和酶有利尿作用，适当食用对肾炎、高血压患者有益。

注意：过敏体质者应慎用。

四月：芒果、山竹

芒果中维生素A的含量高达3.8%，比杏子还要多出1倍。维生素C的含量也超过橘子、草莓。芒果中可溶性固形物含量为14%~24.8%，含糖量11%~19%，蛋白质占0.65%~1.31%，每100克果肉含胡萝卜素2 281~6 304微克。

山竹中含有丰富的蛋白质和脂类，对机体有很好的补养作用，对体弱、营养不良、病后都有很好的调养作用。挑选山竹的时候，要注意看蒂是绿色的，捏起来外壳比较软的才是新鲜的。打开以后，里面的肉质是纯白色。如果外壳硬得像石头一样，多半是不能吃了。

五月：草莓、荔枝

每100克草莓中含有维生素C 60毫克。草莓中所含的胡萝卜素具有明目养肝的作用。草莓中还含有果胶和丰富的膳食纤维，可以帮助消化、通畅大便。

注意：不要吃畸形草莓。这种畸形草莓往往是在种植过程中使用了促进植物生长的激素造成的，可能损害人体健康。

荔枝肉中含丰富的维生素C和蛋白质，有助于增强免疫功能，提高抗病能力；荔枝拥有丰富的维生素，可促进微细血管的血液循环，防止雀斑的发生，令皮肤更加光滑。

六月：樱桃

每100克樱桃中含蛋白质1.4克，脂肪0.3克，糖8克，粗纤维0.4克。樱桃中还含有B族维生素、维生素C以及钙、磷等矿物质。

七月：桃子

桃子中含有维生素B_1、维生素B_2、维生素C以及钙、磷、铁等矿物质。每100克中含蛋白质0.9克，脂肪0.1克，糖10.7克。桃子有补益气血、养阴生津的作用。可用于大病之后，气血亏虚，面黄肌瘦，心悸气短者。桃子的含铁量较高，是缺铁性贫血患者的理想辅助食物。

八月：西瓜

西瓜所含的糖和盐能利尿并消除肾脏炎症，蛋白酶能把不溶性蛋白质转化为可溶的蛋白质，增加肾炎患者的营养；吃西瓜后尿量会明显增加，这可以减少胆色素的含量，并可使大便通畅，对治疗黄疸有一定作用。

九月：葡萄

每 100 克葡萄中含蛋白质 0.5 克，脂肪 0.2 克，糖 10.1 克。还含有维生素 B_2 以及钙、磷、铁等矿物质。葡萄中含的类黄酮是一种强力抗氧化剂，可抗衰老，并可清除体内自由基；葡萄中含有一种抗癌微量元素，可以防止健康细胞癌变，阻止癌细胞扩散。葡萄汁可以帮助器官移植手术患者减少排异反应。

十月：梨子

梨有较多糖类物质和多种维生素，易被人体吸收，对肝脏具有保护作用；梨性凉并能清热镇静，常食能使血压恢复正常，改善头晕目眩等症状；食梨能防止动脉粥样硬化，抑制致癌物质亚硝胺的形成，从而防癌抗癌。

十一月：苹果

苹果中的胶质和微量元素铬能保持血糖的稳定，还能有效地降低胆固醇；苹果中含的多酚及黄酮类天然化学抗氧化物质，可以减少肺癌的危险，预防铅中毒。

十二月：橘子

橘子中的胡萝卜素（维生素 A 原）含量仅次于杏。橘子中还含多种维生素，此外，还含镁、硫、钠、氯和硅等元素。

（《益寿文摘》/荐）

新春吃出好兆头

新春要有新兆头，饮食自然也不能落下。苗菜营养丰富，对健康大有益处。

萝卜苗维生素丰富

萝卜苗是萝卜种子泡水发芽生出的小绿芽苗，萝卜苗富含膳食纤维，维生素

C含量也很丰富，而维生素A含量是大白菜的10倍。另外，其含有芥子油和木质素，具有促进胃肠蠕动的作用。萝卜苗中维生素含量高，最好凉拌吃，不仅原汁原味，营养物质也非常丰富。

荞麦苗降糖强体

荞麦的价值越来越被人们认可，荞麦苗中富含特有的黄酮类化合物——芦丁，是一种营养保健的食品新资源。芦丁能促进胰岛素的分泌，有辅助降糖的食疗作用。另外，荞麦苗中还含有丰富的膳食纤维和微量元素，有通便、提高免疫力等保健功效。用荞麦苗做饼吃，和面时加入切碎的荞面苗，做成薄薄的蔬菜饼，既营养又美味。

豌豆苗利水助消化

豌豆苗在超市和菜场可以买到，嫩嫩的小苗可以清炒，也可焯后凉拌，拌好的豌豆苗颜色翠绿，令人胃口大开，吃着也十分爽口。豌豆苗中的钾含量达到每百克222毫克，有助于降血压，高血压患者食用较好。另外，其丰富的磷还可预防因胃酸分泌过多而导致的胃部不适。豌豆苗也具有健脾和胃、补益气血的作用，此外还可以利尿消肿。

（左娇蕾/文）

春节保健饺子馅

1.羊肉萝卜馅

主料：羊腿肉500克，白萝卜500克。

辅料：鲜豌豆粒100克，香菜25克。

调料：花椒水150克，酱油75克，姜粉15克，胡椒粉0.5克，精盐4克，芝麻油10克。

制作：①羊肉洗净，剁成细茸；豌豆粒煮熟，剁碎；白萝卜去皮，洗净，切丝，焯水，挤掉浮水，剁几刀；香菜择洗净，切末。②羊肉茸入盆，加盐、姜粉搅上劲，徐徐加入花椒水和酱油，边加边搅，搅至黏稠状，加入胡椒粉、芝麻油拌匀，再加入萝卜丝、豌豆碎、香菜末拌匀即成。

特点：鲜美清香，爽口不腻。具有温胃消食的功效。对脘腹冷痛、食滞胃脘、消化不良等症有辅助治疗作用。

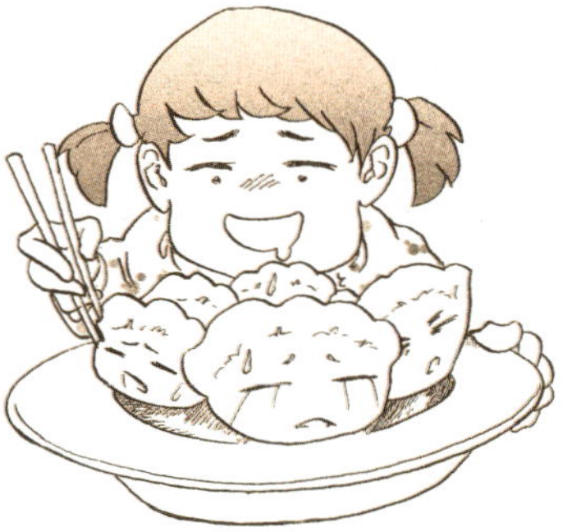

2.牛肉百合馅

主料：牛肉馅 500 克，鲜百合 250 克。

辅料:大白菜嫩叶 300 克。

调料:葱末 25 克,姜汁 15 克,酱油 30 克,花椒水 200 克,精盐 6 克,芝麻油 20 克。

制作:①百合去根,去掉枯瓣,洗净,焯水,投凉,切碎;白菜叶洗净,控净水,剁碎。②牛肉馅入盆,加盐、姜汁搅上劲,加入酱油、花椒水搅黏稠,再加入百合、白菜、葱末、芝麻油拌匀即成。

特点:质地鲜嫩,清香味美。具有补气养血、补脾胃、强筋骨、润肺止咳、清心安神的功效。对脾胃虚弱、久病体虚、大便泄泻、手足不温诸症有辅助治疗作用。

3.猪肉海带馅

主料:猪前膀肉馅 500 克,水发海带 250 克。

辅料:生菜 100 克。

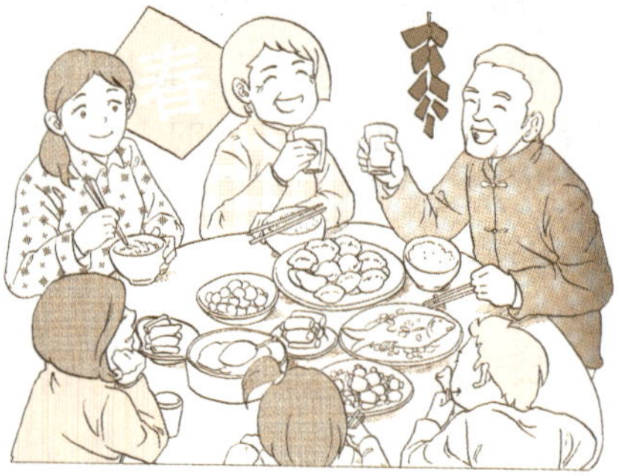

调料:葱末 20 克,姜汁 15 克,酱油 50 克,精盐 4 克,高汤 100 克,芝麻油 20 克。

制作:①海带洗净,切成细丝后再剁几刀;生菜洗净切碎。②肉馅入盆,加姜汁、盐搅上劲,加入酱油、高汤搅黏稠,再加入海带、生菜、芝麻油、葱末拌匀即成。

特点:鲜美清香,爽口不腻。具有补虚损、降血压、滋养身体的作用。尤其对肝肾阴虚型高血压有较好的辅助治疗作用。

(《益寿文摘》/荐)

早春时节的保健食谱

早春时节气温变化较大,忽冷忽热,高血压、心脏病等慢性疾病容易复发,所以，有慢性疾病的中老年人在这个季节应注意保暖。

早春时节阳气初生，在饮食方面应选择辛温、甘润的食物,以助阳气的升发和肝气的疏泄,如大枣、花生、山药、香菜、韭菜、葱、荠菜等,少吃酸涩之品。下面为大家介绍几款保健食谱。

黑米

黑米是稻米中的珍品，素有“贡米”“长寿米”“补血米”的美称,营养价值非常高。中医认为其具有滋阴补肾、健脾暖肝、益气活血、明目的功效,对腰膝酸软、头昏、视物不清、脾胃虚弱、食欲不振、贫血、白发、肺燥咳嗽等症有较好的疗效。

1.长寿黑米粥

原料：红薯 200 克，黑米 150 克，白糖少许。

做法：将红薯去皮，切成丁，放入锅中，加水煮沸，再下入泡好的黑米同煮成粥，食用前加少量白糖即可。

功效：常食有抗衰老的作用。

2.三黑粥

原料：黑米 50 克，黑豆 20 克，黑芝麻 15 克，核桃仁 15 克，红糖适量。

做法：上述原料除红糖外淘洗干净，共煮成粥，食前加红糖调味即可。

功效：乌发润肤，补脑益智，补血。适用于须发早白、头晕目眩、贫血等症。

韭菜

韭菜又称草钟乳、起阳草、长生草，早春的韭菜味道最鲜美。研究发现，韭菜可疏肝理气、增进食欲，有助于提高人体免疫力，还有降血脂、扩血管的作用，对高脂血症、冠心病患者有一定的保健作用。韭菜中纤维素含量比较高，可以促进肠蠕动，预防结肠癌的发生。早春天气依然寒冷，可常吃些韭菜，以补阳散寒。

1.韭菜拌蛋丝

原料：韭菜 500 克，鸡蛋 4 个，植物油、精盐、芥末各适量。

做法：将韭菜洗净切段，用开水烫过。再将鸡蛋打散，锅上中火，油热后倒入鸡蛋，摊成薄薄的蛋皮，取出切成细丝，与韭菜拌匀，加精盐、芥末即成。

功效：滋阴润肠，益气通便排毒。

2.韭菜炒核桃虾仁

原料：韭菜 500 克，核桃仁 100 克，虾仁 20 克，芝麻油、精盐、味精各适量。

做法：韭菜洗净，切段；虾仁用温开水浸泡 30 分钟后洗净；核桃去壳洗净。将锅用旺火烧热，倒入芝麻油，烧至八成热后放入核桃仁、虾仁，改用中火炒至熟，再放入韭菜翻炒片刻，加精盐、味精调味后食用。

功效：补肾壮阳。适用于肾阳虚所致的腰膝酸软、头晕眼花、阳痿、早泄，女性月经不调、白带清稀等症。

金橘

金橘又叫金柑、金枣。研究表明，金橘可以防治感冒、降低血脂，可用于急慢性气管炎、肝炎、胆囊炎、胃病、高血压、心脏病、血管硬化者的自我保健。早春时节天气寒冷，多吃些金橘或金橘制品，可以提高抗寒能力、增进食欲，有利于防治各种慢性病。

1.金橘汤

原料：金橘 3 个，冰糖适量。

做法：将金橘果皮用刀划破，挤出核，放入锅中，加入水及冰糖，用文火煮熟，吃金橘，喝汤，每日 3 次。

功效：理气化痰。适用于咳嗽、气喘、痰多等症。

2.金橘茶

原料：金橘 5 颗。

做法：将金橘洗净、切碎，用滚水冲

泡，加盖闷 5 分钟即可。

功效：健胃消食，解除忧郁心情。

（《益寿文摘》/荐）

春来野菜鲜，药食似灵丹

1.香椿：香椿树在春天生长的嫩芽，是别具风味的木本蔬菜。可炒食、凉拌、油炸、腌渍。如香椿拌豆腐，可润肤、益气、和中。香椿炒鸡蛋，可滋阴润燥。

2.槐：槐树的槐花和嫩叶用水泡洗，去其苦味后也可以做馅包饺子，或当菜吃，特别是刚长出的嫩叶，柔嫩可口。用槐花、槐叶（水煮后浸泡数日）煮槐花粥或槐叶粥，前者高血压患者经常食用，可起到预防脑卒中的作用；后者可用于便血、痔疮等症。

3.车前草：又名“蛤蟆草”。嫩茎叶或幼苗可食，食用前用开水略烫，再用清水浸泡数小时，捞出切碎，炒食、凉拌、做汤或和面蒸食均可。凉拌鲜嫩车前草有降压作用。鲜嫩车前草与鸡蛋炒食可治肠炎、痢疾。

4.蒲公英：嫩苗及嫩根沸水煮后可凉拌、素炒、荤炒、煮汤或做汤，有清香味。如凉拌蒲公英、蒲公英炒肉丝，均有清热解毒、利尿散结、散滞气等功效；蒲公英加葱花煸炒后与粳米煮粥，或与绿豆、玉米煮汤，对各种炎症、尿路感染、小便不利有效。

5.蕨菜：中医认为，蕨菜味甘、微苦，性寒。具有清热、利湿、利尿、养阴的功效。主要用于治疗筋骨疼痛、小便不利、妇女湿热带下、大便秘结等。现代医学证明，蕨菜有降压、清火、健胃之功效。

6.荠菜：其维生素 C 的含量远远胜过柑橘，胡萝卜素含量超过胡萝卜，铁含量超过菠菜。荠菜中含有人体所必需的多种氨基酸和其他营养物质。荠菜还是一味良药，“到了三月三，荠菜可以当灵丹”的谚语至今流传。高血压、动脉硬化的患者常食荠菜，有一定的保健作用。荠菜的食用方法多种多样，可炒、可煮、可炖、可做馅。人们一般喜爱吃的是荠菜豆腐羹、荠菜三鲜饺、荠菜春卷等。用荠菜汤加米面做成“百岁羹”，是老年人预防脑卒中、益寿延年的“寿食”。

7.枸杞尖：初春枸杞长出嫩苗，嫩苗又称枸杞苗，略带苦味，但很爽口，能清火明目，民间常用来治疗阴虚内热、咽干喉痛、头晕目眩、低热等。枸杞尖含有丰富的维生素 A、维生素 C、维生素 B_1、维生素 B_2 及多种氨基酸，是养目佳品，在明目食疗方中使用频率极高，眼疾者可长期食用。枸杞尖的食疗方法是：眼涩痛者，可用枸杞尖 100 克、车前叶 100 克，煮熟食用；急性眼结膜炎者用枸杞尖 50 克、鸡蛋 1 个，稍加调味品，煮汤，每日服 1 次；腰膝酸痛、阳气衰弱者用枸杞尖 100 克，羊肾 1 对，米 100 克，加葱等调味品，煮粥食用。

8.马兰头：野菜良药。马兰头（马兰的嫩茎叶）营养丰富，维生素 A 含量与胡萝卜相等，维生素 C 含量与柑橘类水果的平均值也相近。中医认为，马兰味辛、性凉，有清热解毒、凉血止血、利尿消肿的功效，主治咽喉肿痛、痈肿疮疖等症。马兰头的食用方法多样，可凉拌、炒食、做汤，亦可晒成干菜或泡茶，有天然清香味。马兰头与豆腐干一起细切，加入芝麻油、食盐等凉拌，有健脾胃、清热解毒、凉血降压等功效。和鸡蛋、猪肝等炒食，能清肝明目、补肾壮阳。

9.马齿苋：别名“酱瓣豆草”，具有清热利湿、止痢消炎等功效，有“天然抗生素”的美称。此外，常食马齿苋可降低胆固醇，防治冠心病。马齿苋多煮食，或沸水煮后凉拌，或晒干熟食，还可制成食疗菜肴，如马齿苋炖瘦猪肉，既清香味美，又可治疗肺结核病。马齿苋煮大米粥是慢性痢疾和慢性肠炎患者的食疗便方。

（《益寿文摘》/荐）

春季吃蒜更养生

蒜富含蛋白质、脂肪、糖、维生素等，可预防感冒、贫血、高血压、动脉硬化等的发生。

蒜性温，有驱寒作用，早春时节寒意尚浓，常吃蒜可以散寒热身。蒜的抗菌作用明显，春季是呼吸道传染病的流行期，此时常吃蒜，可有效预防感冒。蒜有驱寒、活血、祛湿的功效，据化学分析，大蒜的有益成分主要在于含硫化物的混合物，能减少血液中胆固醇含量，阻止血栓的形成，确保血液循环畅通。蒜的温辛之气可入五脏，对肝、肠、脾、胃皆有保护作用。

蒜不宜一次多吃，特别是生蒜，阴虚火旺、胃溃疡、慢性胃炎等患者不宜吃。

（《益寿文摘》/荐）

春季饮食重“八养”

中医认为，春季是养生最重要的季节，重在八个方面，分别为“阴、阳、气、脑、脾、胃、肾、‘热’”。中医专家提醒，春季养生要注重这八“养”。

养阴　阴虚及胃十二指肠溃疡病常在春天发作，饮食上可采用蜂蜜疗法，将蜂蜜隔水蒸熟于饭前空腹服用，每日100 毫升，分 3 次服用；或用牛奶 250 毫升，煮开后调入蜂蜜 50 克，白及 6 克，调匀后饮用。这些均有养阴益胃之功效。阴虚内热体质者，可选大米粥、赤豆粥、莲心粥、青菜泥等食物，切勿食用太甜太腻、油炸多脂、生冷粗糙食物。

养阳　春季是大自然气温上升、阳气逐渐旺盛之时，根据春天人体阳气生发的特点，选择平补和清补饮食，如选用温性食物进补。平补的饮食适合正常人和体弱的人，如荞麦、薏苡仁、豆浆、绿豆及苹果、芝麻、核桃等。清补的饮食是指用食性偏凉的食物熬煮的饮食，如梨、藕、荠菜、百合等。

养气　老年慢性支气管炎也容易在春季发作。春季阳气升发，人体之阳气亦随之而升发，为了扶助阳气，在饮食上应该注意，可以经常食用葱、香菜、豆豉、大枣、黄芪等，还要多吃具有祛痰健脾、补肾养肺的食物，如枇杷、梨、莲子、百合、大枣、核桃、蜂蜜等，有助于减轻症状。

养脑　春天，肝阳上亢的人易头痛、眩晕，这就是中医所说“春气者诸病在头”的原因。其饮食防治方法是，每天吃香蕉或橘子 250~500 克；或用香蕉皮 100 克，水煎代茶，频频饮之。另外，还可用芹菜 250 克，红枣 10 枚，水煎代茶饮。

养脾　春季为肝气旺之时，肝气旺会影响到脾，所以春季易出现脾胃虚弱之症，而多吃酸味食物会使肝阳偏亢，故春季饮食调养宜选辛、甘温之品，忌酸涩，应多食用蔬菜以及山野菜等。

养胃　饮食上应避免摄取含肌酸、嘌呤等物质丰富的猪肉汤、鸡汤、鱼汤、牛肉汤及菠菜、豆类、动物内脏和刺激性调味品，因上述食物有较强的刺激胃液分泌的作用，也易形成气体导致腹胀，增加胃肠负担。饮食宜清淡，易消化。

养肾　春天气候舒爽，是肾功能不全患者养肾与调理的好时机，患者要注意春季生活调理，饮食以清淡甘味为主。可食用清淡蔬菜和水果，如山竹、莲藕、黄瓜及香瓜等。

养“热”　早春时节气候仍很冷，寒冷刺激甲状腺，可引起功能亢进，消耗热量，使人体耐力和抵抗力减弱。另一方面，人体为了御寒也需要消耗热量来稳定基础体温。所以早春期间的饮食构成应以高热量为主。除谷类制品外，还可选用糯米制品及黄豆、芝麻粉、花生、核桃等食物，以及时补充能量。

（《益寿文摘》/荐）

春菜好个鲜

北方春寒料峭，而江南的春菜已上市！新鲜的食材加上地道的烹饪方法，感受春意，从你家的餐桌开始。

荠菜春卷

材料：荠菜、肉末、鸡蛋清、春卷皮、

姜末、盐、鸡精、料酒、白胡椒粉、芝麻油

做法:①春卷馅:将荠菜择洗干净后放开水锅中焯,捞起,将荠菜稍挤出些水分(用碗接着,别倒了),再切碎;肉末中加入盐、鸡精、料酒、白胡椒粉、姜末、蛋清、荠菜水,顺一个方向用力搅拌,再加入荠菜碎、芝麻油顺一个方向用力搅拌均匀,即做好春卷馅。②准备一碗淀粉水(做封口用)。③开始包春卷,将馅放在春卷皮下端三分之一处;卷上下端边皮;向上卷一层;两边对折,留出封口边皮;在最后包边上,蘸上少许淀粉水;轻轻按压封口,一个春卷生坯就完成了(封口处向下放)。④锅中倒油,开小火,微热时放入春卷生坯,炸至两边外表呈金黄色时捞出即可。

营养加分:荠菜不仅可以降低胆固醇和甘油三酯的含量,还有降血压的作用。大量的粗纤维可增强胃肠蠕动,促进排泄,有助于防治高血压、冠心病、肥胖症等。

豆干炒水芹

材料:水芹菜、豆腐干、红椒、葱花、盐、味精

做法:①水芹菜洗净切段,放入沸水锅焯一下,捞出,豆腐干切片、红椒切丝。②炒锅上旺火,放油烧至七成热,下葱花煸香,放入豆腐干煸炒,加入适当盐调味,出锅待用。③炒锅上旺火,放油烧至七成热,投入水芹菜段煸炒,加入刚刚炒好的豆腐干和红椒丝,放入味精、盐调味,出锅即可。

营养加分:水芹中的叶绿素有净化血液的作用,常吃水芹能去除肠胃热毒,使人倍感舒畅。豆腐干中含有丰富的蛋白质,营养价值极高,可防止血管硬化,预防心血管疾病。

春韭炒河虾

材料:韭菜、河虾、葱、姜、蒜、盐、糖、料酒、鸡精、胡椒粉

做法:①河虾洗净,用料酒腌 10 分钟,韭菜洗净切段。②锅中放油烧至七成熟,炒香葱、姜、蒜。③放入河虾,并加少量料酒。④河虾炒变色后将韭菜下锅。⑤韭菜微微变软时,加入盐、糖、鸡精、胡椒粉调味。⑥翻炒均匀即可出锅。

营养加分:韭菜有“洗肠草”之称,能促进胃肠蠕动,可有效预防便秘和肠癌。它还有助于调节血脂,对预防高血压、冠心病、高血脂等有一定益处。

河虾中含有丰富的镁,能很好地保护心血管系统,有利于预防高血压及心肌梗死。

河蚌咸肉豆腐汤

材料:河蚌、豆腐、咸肉、葱、姜、料酒、盐、胡椒粉

做法:①河蚌让摊主剖开,去除肠鳃等,用木棍捶松蚌肉边缘。②用盐抓捏一会儿去除黏液,再用清水冲洗干净。③河蚌放入锅中,加清水、葱、姜、料酒烧开后煮 5 分钟捞出,洗净后切小块。④豆腐切小块儿入清水煮开捞出,咸肉切片。⑤将

河蚌、咸肉一起放入锅里,加足量清水烧开,转小火炖1小时。⑥至河蚌酥软,加入豆腐再煮5分钟,调入适量盐和胡椒粉即可。

营养加分:河蚌具有滋阴平肝、明目防眼疾等作用,适宜甲状腺功能亢进、高血压、高脂血症者食用。豆腐营养丰富,含有铁、钙、磷、镁等多种矿物质和丰富的优质蛋白质,素有“植物肉”之美称。

(《益寿文摘》/荐)

春季十大排毒养颜食物

我国传统医学中的阴阳理论认为,春季是阴气渐弱、阳气渐强的时期,因为阴为聚、阳为散,冬季进补后很多成分全积聚在体内,春季的时候把不需要的内毒排出,有益健康。现在给大家介绍10种适合春季排毒养颜的食物:

1.黄瓜:含水分为98%,富含蛋白质、糖类、维生素B_2、维生素B_1、维生素C、胡萝卜素、尼克酸、钙、磷、铁等营养成分。

黄瓜含有纤维素,对促进肠蠕动、加快排泄和降低胆固醇有一定的作用。黄瓜的热量很低,对于高血压、高血脂以及糖尿病,是一种理想的食疗蔬菜。黄瓜味甘、性凉,具有清热、利水、解毒的功效。

2.黑木耳:味甘、性平,有排毒解毒、清胃涤肠、和血止血等功效。木耳富含蛋白质、铁、钙、磷等多种营养成分,被誉为“素中之荤”。

木耳中所含的一种植物胶质,有较强的吸附力,可将残留在人体消化系统的灰尘杂质集中吸附,再排出体外。其同时具有养血驻颜,令人肌肤红润、容光焕发的功效,并可防治缺铁性贫血。

3.莲藕:有利尿作用,能促进体内废物快速排出,起净化血液作用。生藕性寒,有清热除烦之功,煮熟后由凉变温,有养胃滋阴、健脾益气养血的功效。

4.红薯:含有丰富抗氧化的维生素C、胡萝卜素,维生素E含量为糙米的2倍,更有40%以上的纤维,可以预防便秘、排宿便。而红薯中的白色汁液(黏液蛋白),则具有降胆固醇、降血脂的功效,所以堪称排毒效果最佳的食物之一。

5.绿豆:富含多种维生素、葡萄糖、蛋白质、淀粉酶、氧化酶、铁、钙、磷等营养成分,常食能帮助排泄体内毒素,促进机体的正常代谢,是清热解毒的佳品,味道清香,老少皆宜。

6.白萝卜:萝卜有很好的利尿效果,所含的纤维素也可促进排便,利于减肥。如果想利用萝卜来排毒,则适合生食。白萝卜可帮助消化,刺激肠胃蠕动,并促进新陈代谢和体内毒素的排出。

7.赤豆:可增加肠胃蠕动,减少便秘,促进排尿。红豆有清心养神、健脾益肾功效，加入莲子、百合更有固精益气、止血、强健筋骨等作用，能治肺燥、干咳，提升内脏活力，增强体力。

8.胡萝卜：对改善便秘很有帮助，也富含β胡萝卜素，可中和毒素。新鲜的胡萝卜排毒效果比较好。

9.柠檬：含丰富的维生素C，喝一杯柠檬水，除了可以排出体内有毒物质外，亦有天然的美白肌肤功效，有助于消除脸部雀斑。

10.酸奶：含多种维生素，其中的维生素C能减少黑色素形成，令肌肤保持白皙。

除了以上介绍的几种食物，日常食品还有很多富含各种维生素、抗氧化剂和矿物质的食物。如包心菜、花椰菜、蒜、洋葱、青葱、樱桃、萄葡、草莓、苹果、果胶、茶叶、胡萝卜、无花果、海带等，合理地选择适合自己的食物，都可以起到促进新陈代谢、排毒养颜的功效。

（《益寿文摘》/荐）

春季补血勿信五传言

春季是补血养生的最佳时机。春季补血可以调和机体内外平衡，使身体保持气血通畅。有的朋友由于听信传言，不但达不到补血的效果，反而损害了自己的身体健康。下面是几个常见的补血误区：

误区1：蔬菜、水果不能补铁　纠正：多吃蔬菜、水果对补铁是有好处的。这是因为蔬菜、水果中富含维生素C、柠檬酸及苹果酸，可与铁形成络合物，从而增加铁在肠道内的溶解度，有利于铁的吸收。

误区2：多喝咖啡与茶对补铁无碍　纠正：过量饮咖啡与茶，可能导致缺铁性贫血。这是因为茶叶中的鞣酸和咖啡中的多酚类物质，可与铁形成难以溶解的盐类，抑制铁质吸收。因此，饮用咖啡和茶，每日1~2杯即可。

误区3：多吃肉对身体不好　纠正：动物性食物不仅含丰富铁，其吸收率也高，达25%；而植物性食物中的铁元素受食物中所含的植酸盐、草酸盐等的干扰，吸收率很低，约为3%。因此，不吃肉容易引起缺铁性贫血，在平日饮食中，蔬果与肉类的摄取应均衡。

误区4：红糖补血能代替贫血治疗　纠正：民间一直流行红糖水可以补血的说法，女性在月经期以及产妇分娩后，都经常喝红糖水来补血。然而专家指出，红糖并没有补血的有效成分，而且红糖提纯不够，里面还可能含有杂质。但产妇吃红糖有助于祛风散寒，健脾暖胃。

误区5：蛋奶对贫血者多补益　纠正：牛奶够营养，但是含铁量很低，人体吸收率只有10%。例如用牛奶喂养的婴幼儿，如果父母忽视添加辅食，常会引起缺铁性贫血；蛋黄含铁量虽较高，但其铁的吸收率仅为 3%，并非补铁佳品。鸡蛋中的某些蛋白质，会抑制身体吸收铁质。

（《益寿文摘》/荐）

春季进补有讲究

早春过后，当气候变暖后，细菌、病毒等微生物开始繁殖，活力增强，容易侵入人体而致病。老年人机体各方面功能相对较差，防御能力较弱，很容易受凉后反复感冒。有些老年人还有哮喘、气管炎等疾病，这时饮食上应摄取足够的维生素、微量及常量元素，多吃新鲜蔬菜、水果，避免食用容易引起过敏的食物。另外，春天气候的变化会使一些老年人血压增高，出现头痛、头晕、失眠等症状，胃及十二指肠溃疡、痛风等疾病也易在春天发作，这些都需要合适的饮食调理。

进补，因人而异

老年人一般可以采取平补的方法：主食可选用荞麦、薏苡仁等谷类，适当食用芝麻、核桃、赤豆等。有阴虚内热者可吃些荠菜、百合、甲鱼等；病中或病后恢复期的老人进补，一般应以清凉、素净、味鲜可口、容易消化的食物为主，可选用大米粥、薏苡仁粥、菜粥、莲子粥等；高血压患者每天吃香蕉或橘子 250~500 克，以补充充足的钾，还可用芹菜 300 克水煎，加白糖适量，代茶饮；患有胃及十二指肠溃疡的老年人食物应细软易消化；痛风患者应避免食用高嘌呤的食物，如肉汤及动物内脏等；老年慢性气管炎患者宜多吃能祛痰、健脾、补肾、养肺的食物，如莲子、百合、大枣、核桃、蜂蜜等，有助于减轻症状。

野菜，食之有道

春天有很多野菜。野菜既是佳蔬，又是良药，常食能祛疾除病，健身补体。可有些老年人自己盲目挖野菜熬粥，这就具有一定的危险性。野菜最好在超市或商场里购买，如果是在菜市场购买，一定要问明生长地点，看好色、形，不要误食了有毒或受污染的野菜，不认识的野菜最好不吃。

热粥，常食有益

下面一些粥类适宜春天食用。

荠菜粥：中医认为荠菜有利肝和中、明目健胃之功效。现代医学化验分析，荠菜营养丰富，维生素含量也较多。取新鲜荠菜 250 克洗净、切碎，同粳米 100~150 克煮为粥。每日早、晚食用，有补虚、健脾、明目、止血等功用。

百合粥：中医认为，百合味甘、性平，具有补中益气、温肺止咳等功效。取鲜百合100克，或百合粉50克，适量糖，同粳米100克煮为粥，春晨食用，具有温肺止咳、养神安心等作用。

马齿苋粥：中医认为，马齿苋味甘酸，有清热解毒、利水去湿、消肿止血等功效。取鲜马齿苋250克，洗净、切碎，加水适量，煎煮半小时，捞去药渣，再加入淘净的粳米100克，继续煮成粥，每日早、晚食用，可治疗肠炎、痢疾等疾病。

芦笋粥：中医认为，芦笋味甘、性寒，有清肺胃热、生津止渴等功效。将100克芦笋洗净、切碎，同淘净的粳米250克加水煮成粥，每日早、晚食用，具有止吐等作用。

珠玉二宝粥：山药60克，薏苡仁60克，柿霜饼24克，切碎，加入粳米熬粥，可治疗肺脾两虚、润肺止咳。

四仁鸡子粥：白果仁、杏仁、花生仁、核桃仁各20克，打成粉加入粳米熬成粥，最后放入鸡蛋。可以治疗肺肾两虚，有止咳等功效。

（《益寿文摘》/荐）

草莓，春天里的“提神果”

春来人们在享受春日明媚阳光的同时，也难免不被春困所困扰。而春季正是草莓新鲜上市的季节，要想精力充沛、远离春乏，不妨适当吃些草莓。

草莓有“水果皇后”之称，其美誉不仅来自其鲜美的味道，更来自其丰富的营养。草莓浆果不仅水分多，其维生素C的含量也很高，钙、磷、铁的含量比苹果和葡萄多2~4倍，维生素C的含量比苹果多10倍以上，有“活的维生素丸”之称。

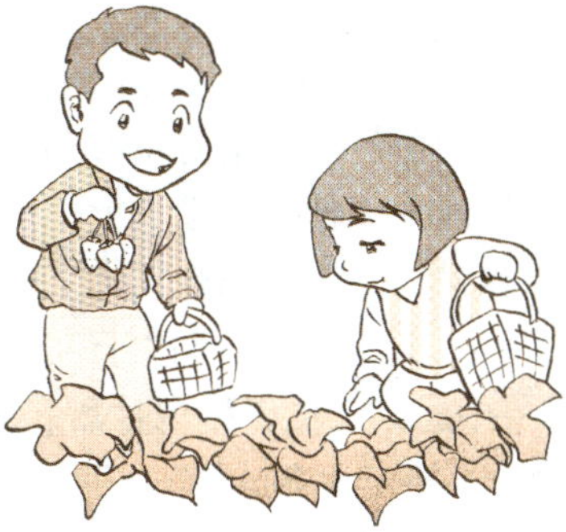

草莓能提神醒脑，首先源于它含有丰富的维生素C，维生素C有助于人体吸收铁质，使细胞获得滋养；其次，草莓中含有的强有效的抗氧化剂，能有效地清除人体内的自由基。其含有的天然的抗感染成分可以减少自由基产生的数量，保持脑细胞的活跃。这些都使得草莓具有改善忧郁、失眠、容易打瞌睡等症状的功能，帮人振奋精神、驱赶疲劳。

不过，草莓中含有的草酸钙较多，尿路结石患者不宜吃得过多。

（《益寿文摘》/荐）

春天多吃野菜好处多

春季，是野菜盛产的时候，专家介绍，适当地吃一点野菜，对身体有很好的保健作用。

◎马齿苋　又叫马齿菜、长寿菜，它的药用功能是清热解毒、凉血止血，能治疗糖尿病。它的吃法有很多种，焯过之后炒食、凉拌、做馅都可以。

◎蒲公英　又叫婆婆丁，它的主要功能是清热解毒、消肿和利尿，对肝有好处。它焯过后生吃、炒食或做汤都可以。

◎苦菜　能够清热燥湿、消肿排脓、化瘀解毒、凉血止血，可抑制白血病。比较常见的吃法有蒜茸拌苦菜、酱拌苦菜、苦菜烧猪肝等。

◎蕨菜　又名蕨儿菜、龙头菜，能起到清热滑肠、降气化痰、利尿安神的作用。但干蕨菜或用盐腌过的蕨菜在吃前最好用水浸一下，使它复原。

◎荠菜　其主要作用是凉血止血、补虚健脾、清热利水。春天摘些荠菜的嫩茎叶或越冬芽，焯过后凉拌、做汤、做馅、炒食都可以，还可以熬成鲜美的荠菜粥。

◎苋菜　有清热利尿、解毒、滋阴润燥的作用。除了炒食、凉拌、做汤外，苋菜也常用来做馅。比如凉拌苋菜、苋菜鸡丝、苋菜水饺等。

◎水芹菜　又叫水芹、河芹，具有清热解毒、润肺、健脾和胃、消食导滞、利尿、止血、降血压、抗肝炎、抗心律失常、抗菌的作用。

◎刺嫩芽　又叫刺龙芽，刺嫩芽被食用的部分，主要是它的嫩芽，能够起到补气、活血、祛风、利湿、止痛、补肾益精等作用。

（《益寿文摘》/荐）

五月枇杷赛金橘

“淮山侧畔楚江阴，五月枇杷正满林。”白居易的诗句描绘了唐代种植枇杷的盛况。枇杷是蔷薇科常绿乔木枇杷树的果实，枇杷又名金丸、卢橘，是我国特产水果，分布甚广，长江以南各地都有出产。

枇杷一般在春末夏初上市，备受人们喜爱和欢迎。枇杷不仅好吃，而且营养丰富，主要含有蛋白质，脂肪，糖，钙、磷、铁等矿物质以及多种维生素。枇杷中的胡萝卜素含量极高，每100克枇杷中胡萝卜素高达1.25毫克，仅次于杏和苹果，在水果中居第三位。枇杷甘甜多汁，清香四溢，能补充营养，调节代谢，并有止渴生津、开胃、助消化的作用。

枇杷不但是果中佳品，还是一味良

药。中医认为，枇杷味甘、微酸，性寒，有润燥清肺、止咳消痰、生津止渴、降逆和胃、润养五脏、清热利尿之功效。所以，患有肺热咳嗽、痰多、咯血、干咳、咽喉肿痛、鼻出血、声音嘶哑者，可适当多吃些枇杷作为食疗辅助治疗。中老年人患有慢性支气管炎、肺气肿等病者，在食用枇杷时吃适量冰糖可增强润肺功效，若佐些核桃仁(2:1)，能滋肺补肾、止咳化痰、增强免疫力。

由枇杷榨汁，再配入它的叶子、果核以及冰糖等熬制的“枇杷膏”，是中医名方，老少皆宜，是清肺、宁嗽、生津、润喉、和胃的良药。

下面介绍几种枇杷膏的自制方法：

1.梨枣枇杷膏

原料：枇杷肉 500 克，鲜梨 2~4 个，去核红枣 250 克，蜂蜜 100 克。

做法：将枇杷肉加水适量煮 1 小时，再放入梨、枣、蜂蜜。再煮 1 小时即可。

功效：润燥健脾，脾肺双补。适用于慢性支气管炎、肺气肿兼有四肢酸软、疲倦、不思饮食等。

2.川贝枇杷膏

原料：枇杷肉 250 克，川贝母 10 克，冰糖 30 克。

做法：将所有药材放入高压锅中加水适量煮半小时换砂锅，再文火煮 2 小时浓缩即可。

功效：润肺化痰止咳。适用于慢性支气管炎肺热咳嗽、声音嘶哑等。

3.麦冬枇杷膏

原料：枇杷肉 200 克，麦冬 30 克，冰糖 50 克。

做法：将麦冬洗净后加水适量煮 1 小时，放入枇杷肉煮烂后，再放入冰糖煮 10 分钟即可。

功效：养阴清热，润肺止咳。对患有便秘之人功效良好。

此外，患者还可根据自己的需要，将枇杷与百合、乌梅汁、西瓜瓤等配制成膏服用。

由于枇杷味甘、性寒，故脾虚、便溏、痰湿内盛及胃寒呕哕者忌食。

（《益寿文摘》/荐）

果中珍品大樱桃

大樱桃初夏时节上市，又叫洋樱桃，营养价值非常高，居鲜果之首。经过分析，每 100 克大樱桃中所含的蛋白质为 1.2~1.6 克、糖 7~8 克、粗纤维 0.4~0.8 克、钾 214~232 毫克、钙 18~29 毫克、磷 18~31 毫克、胡萝卜素 0.21~ 0.33 毫克等。含铁为 5.9~ 11.4 毫克，比苹果、橘子、梨高出近 20 倍。

铁是合成人体血红蛋白的原料，营养学家认为女性吃樱桃，具有促进血红蛋白的再生作用，对缺铁性贫血患者有补虚养血的功效。美国哈佛医学研究中心科研人员最新研究发现，吃樱桃能明显减轻人体疼痛感，而且樱桃含有鞣花酸成分，有抑制消除人体内致癌物的作用。可见，樱桃是人体补血圣品，乃医食同源佳果。

（《益寿文摘》/荐）

夏天吃点“杀菌菜”

夏季是肠道传染病多发季节，饮食得当，是保持身体健康的重要措施。此时多吃些“杀菌蔬菜”，有益于身体健康。

1.大蒜

抗菌作用最突出的要数大蒜，大蒜是美国时代杂志推荐的十大健康食品之一。大蒜中所含的主要抗菌成分——大蒜素，可以有效地杀灭致病菌。大蒜的理想吃法是生吃，每天吃几瓣捣碎后的大蒜，可以有效地防止急性痢疾和肠炎的发生。除此之外，大蒜能清除体内极为有害的自由基，从而保护了细胞膜的结构及其功能，还能健脑益智。但由于大蒜的刺激性较强，空腹食用可能会造成肠胃不适。家庭里用蒜泥生拌凉菜，吃饺子时用醋和少量芝麻油调兑蒜泥等都是不错的吃法。

2.洋葱

洋葱又称葱头，与大蒜有相近的辛辣味。洋葱中的植物杀菌素除具有刺激食欲、帮助消化作用外，还有祛痰、利尿、发汗、预防感冒的作用。洋葱还被推崇为多功能的降脂降压抗癌食品。但是，洋葱如果做太熟了，营养就大打折扣，所以也建议生着点吃。一次不要吃太多，50克左右就可以了。

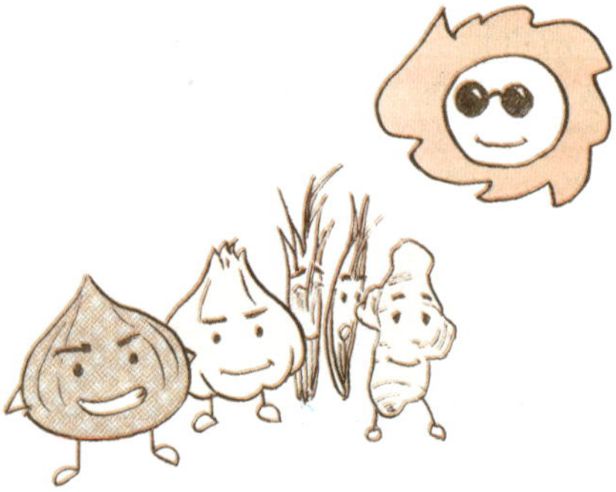

3.韭菜

韭菜具有香辛味，可增进食欲，还有散瘀、活血、解毒等功效。韭菜对铜绿假单胞菌、痢疾杆菌、伤寒杆菌、大肠埃希菌和金黄色葡萄球菌均有抑制作用。烹饪韭菜以大火快炒为宜。

4.蒜苗

蒜苗具有蒜的香辣味道，但无蒜的刺激性，常被作为蔬菜烹制。蒜苗里含有的辣素，对病原菌和寄生虫都有良好的杀灭作用。食用蒜苗时不宜烹制得过烂，以免辣素被破坏，杀菌作用降低。

5.姜

科学家通过研究发现，生姜能起到

某些抗生素的作用，尤其对沙门菌效果明显。生姜还有杀灭口腔致病菌的作用，用生姜水含漱治疗口臭和牙周炎，疗效显著。日常我们在吃松花蛋或鱼、蟹等水产品时，通常会放上一些姜末、姜汁，这也是科学的。此外，姜还具有健胃止痛、提神醒脑、透热解暑、抗衰老等作用。

需要注意的是，蔬菜毕竟不是药，本身也可能含有细菌。虽然洋葱、大蒜等属于污染相对较轻的蔬菜，在食用前也一定要充分洗净，不能因为它们具有杀菌作用就掉以轻心。

（《益寿文摘》/荐）

“吃”出营养健康的夏天

夏天天气炎热、气压低，容易使人产生烦闷、食欲不振等症状。因此，夏季在饮食上要特别注意。

早餐不能太生冷

夏天很多人由于食欲差，选择了不吃早餐或吃得很少。但是，夏季人体新陈代谢加快，需要补充大量养分。如果不吃早餐，血糖得不到补充，人就会感到疲倦乏力、注意力不能集中，甚至会出现四肢无力、头晕眼花、心慌虚脱等症状，最终导致昏迷、抽搐。医学上称为“低血糖性休克”。因此，夏季早餐更重要。

另外，很多人虽然早餐吃得很丰盛，但是过分追求凉爽，贪食各种生冷食物如蔬果汁、冰咖啡、冰果汁、绿豆沙或冰牛奶等，也不可取。早餐吃得生冷虽然可以短暂刺激食欲，但是时间长了就会伤害胃肠功能，引起胃胀气、消化不良，反而加重了食欲不振的程度。

因此，即使天气炎热，夏天的早餐也应该以热粥、热豆浆、热牛奶、热面汤和鸡蛋等食物为主，并在饭后一段时间之后再进食水果等生冷食物。

午餐以清淡为主

夏天人体丢失水分多，胃肠消化功能减弱，影响人的食欲，因此夏季饮食应该以清淡为主，有利于消化吸收。午餐可多吃一些具有清热、祛暑、开胃功效的食物，如莲子、茄子、鲜藕、绿豆芽、丝瓜、黄瓜等。另外，有些豆类如扁豆、绿豆、黑豆等，具有消暑止渴、清热解毒、健脾益肾等作用，也应该适当多吃。

夏季是盛产水果的季节，正餐之余，适当吃一些水果，如西瓜、杏、荔枝、桃等，可以补充随汗液流失的微量元素，对健康十分有益。当然，食用水果时也不能追求生冷，最好不要用冰箱冷藏了再吃，以免损伤脾胃，得不偿失。

营养专家提醒，夏季饮食虽以清淡为主，但也不能一味追求清淡，应该注意荤素搭配、营养均衡。不能只吃蔬菜、水果等素食,可适当吃一些荤食如鸭肉、泥鳅、鱼等,以补充蛋白质和脂肪,增强抵抗力。

晚餐不能吃太饱

晚餐对于很多人来说，应该是一日三餐之中吃得最放松的了。因此,他们在晚餐时候往往大吃大喝、荤素兼顾、五花八门。

专家提醒,晚餐吃得过于丰盛、过于油腻或者过饱都会损害健康，因为人体吸收不了的食物滞留在肠道内，会产生多种有毒物质,诱发癌症。另外,晚餐吃得过饱,会加重肝脏、胰岛等的负担,造成肝硬化和胰岛B细胞衰竭等疾病。并且,晚餐吃得过饱还会影响睡眠,因为胃肠鼓胀对周围器官造成压迫，消化器官的紧张“工作”会引起大脑活跃,造成大脑皮质过于兴奋,引起失眠。

最后，专家提醒，夏季人体出汗过多,要注意多摄取水分;不要过于依赖辛辣食物来刺激食欲；体质偏热的人要尽量避免摄取羊肉、狗肉、带鱼、黄鳝等温热食物。

（《益寿文摘》/荐）

6招让你夏天吃得香

夏天天气炎热，人们常常会感到食欲不振,吃饭不香,长此以往,必然会对身体产生不好的影响。

什么样的原因使现代人出现“吃不香”呢?去除胃病、肝病、怀孕等一些疾病和客观原因，导致吃不香的主要原因是疲劳或紧张。尤其是上班族由于疲劳或精神紧张,可引起暂时性食欲不振,这是属于比较轻微的现象;过食、过饮、运动量不足、慢性便秘,也都是引起食欲不振的因素。

缓解“吃不香”有六招。可以利用具有香味、辣味、苦味的食物,来刺激并且提高胃液的分泌及增进食欲;按时就餐,特别是早餐一定要吃好；适当补充优质蛋白质,除了正常食物补充外,还可以选择一些天然、易消化吸收的蛋白粉来修复肠胃功能;少量多餐,多吃细、碎、烂的食物；黄色的食物是养脾胃的，可以多吃,如南瓜、红薯等,如果偏瘦,还可以多吃点淀粉类食物,如土豆、南瓜等。另外,每天大步走至少6 000步,也是缓解“吃不香”的好方法。

（《益寿文摘》/荐）

警惕夏季危险食物，少吃小龙虾、羊肉串、麻辣烫

小龙虾、羊肉串、麻辣烫等夏天热卖的食物，其实也是危险食物，容易引发肠道传染病。夏天的危险食物还有哪些，如何食用才安全？下面是食品专家给出的参考意见。

1.烧烤类需警惕的食物：路边摊的烤羊肉串、鸡翅。

应对法宝：首先，吃烧烤一定要选干净、卫生条件好的地方。第二，烤肉里夹的肥肉最好不要吃，烤鸡翅应把皮去掉。第三，吃烤肉时要求多放孜然。研究显示，孜然、咖喱能大大减少高温烹调产生的致癌物。

2.生食类需警惕的食物：凉拌海带丝、藕片、腐竹、金针菇等。

应对法宝：外出就餐除少点凉菜外，还要留意其外观、颜色、气味，凡是脱离食材本身的颜色、有异味的凉拌菜，要谨慎购买，谨防是不良商家的二次“翻新”菜。

3.水产类需警惕的食物：麻辣小龙虾、炒田螺、烤海鲜。

应对法宝：海鲜蒸煮最安全。如果非要吃烤海鲜，尽量要求烧烤时间长一些。大排档或小饭馆的田螺和小龙虾最好少吃，如果吃，应该弃去最易受污染的虾头。“醉虾”等不经加热烹调的海鲜要慎食。另外，吃海鲜时，最好搭配蒜和芥末，以起到杀菌的作用。

4.饮料类需警惕食物：散装的扎啤。扎啤保质期一般较短，如果大排档的卫生环境不达标，很容易出问题。

应对法宝：最好选瓶装的。

5.麻辣烫类需警惕食物：反复煮的绿叶菜、动物内脏。

应对法宝：尽量少吃路边的麻辣烫。吃的时候最好蘸芝麻酱，放有杀菌作用的蒜汁和醋。

（《益寿文摘》/荐）

饮食补钾，防夏天打盹

夏天打盹医学上也称为夏季倦怠症，是由于夏季气温过高，使人体大量钾元素随汗液排出所致。夏季缺钾不仅导致精力和体力下降，且耐热力也会降低，使人感到倦怠无力。下面是一些含钾元素较高的食物：粮食作物中，以荞麦、玉米、红薯、大豆等含钾元素较高；水果中，以香蕉含钾元素最丰富；蔬菜中，毛豆、紫菜、菠菜、苋菜、香菜、油菜、甘蓝、芹菜、大葱、莴笋、土豆、山药、鲜豌豆等含钾元素较高。

（《益寿文摘》/荐）

夏季晨练吃点“流食”

夏季天亮得早，且温度相对较低，所以很多人加入了晨练大军。但有老年人反映，晨练时自己会头晕、心慌，有时还感到腿软、站立不稳。这是什么原因呢？运动专家表示，如果你有类似经历，就该检验一下自己的早餐习惯了！

晨起一杯温开水

晨起后一杯300~500毫升的温开水，不仅能补充水分、稀释血液、降低血液黏稠度，对肠胃也有清理作用。从运动角度来讲，亦可达到较好的运动效果。需提醒的是，晨练强度不宜过大，不宜大汗淋漓，项目以舒缓为主，如散步、打太极拳等。

运动前吃点“流食”

晨起时血糖处于较低值，空腹晨练不仅不能提供运动所需的能量来源，还易导致低血糖，甚至引起心律失常等。所以，老年人，尤其是老年高血压患者，在晨练之前30分钟，应先进食少量含糖食物，以流食为主，如饮一杯糖水、蜂蜜水、豆浆、稀粥等。富含果糖、矿物质的蜂蜜水是最好的营养补充剂。

（《益寿文摘》/荐）

三伏天，虚者补之

三伏天期间，天气炎热，人们常常会出现睡眠少、出汗多、胃口不好等症状，此时如果过分吹空调、喝冷饮，很容易生病。

中医理论注重平衡，只要人体气血阴阳平衡便是健康状态；不足的是虚弱，需补养；多余的是病邪，要祛除。通过调理达到新的平衡，恢复身体健康。

气虚者

宜吃些牛肉、鸡肉、糯米、大豆、大枣、鲫鱼、黄鳝、虾、蘑菇等。

血虚者

宜吃黑芝麻、胡桃肉、龙眼肉、鸡肉、猪血、猪肝、红糖、赤豆等。

阴虚者

宜吃团鱼、燕窝、百合、鸭肉、黑鱼、海蜇、莲藕、金针菇、枸杞头、荸荠、生梨等。

阳虚者

宜吃黄牛肉、狗肉、羊肉、牛鞭、海参、淡菜、胡桃肉、龙眼肉、鹌鹑、桂皮、茴香等。

亚健康人群普遍存在气虚，可以喝点西洋参片茶;阴虚火旺、口臭、口苦、口干、大便秘结、胃热者,可喝些参须麦冬茶;而菊花、金银花茶的功效,在于清热解毒。

(《益寿文摘》/荐)

夏季护肤,三防三治

防脂溢性皮炎、脱发——忌油腻。少吃大排档,烧烤、扎啤要适量。油腻、烧烤食物食用过多会使脂肪、糖类、蛋白质摄入过量,导致脂肪堆积,使身体脂肪代谢紊乱,皮脂溢出。

防荨麻疹——勿过食海鲜。有湿疹或夏季皮炎的人要慎食海鲜，食海鲜容易加重症状。吃海鲜的同时多吃些蔬菜、水果。

防日光性皮炎——远离光敏性食物。常见的光敏性食物有泥螺、紫菜、青菜、萝卜叶、豆芽、芹菜、紫云英、雪菜、莴苣、茴香、苋菜、荠菜、菠菜、荞麦、香菜、无花果、柑橘、柠檬、芒果、菠萝等。吃了这些食物,外出时应做好防晒工作。

治小孩痱子——绿豆捣烂敷一下。盛夏酷暑，小孩容易起痱子，建议用绿豆、赤豆、黑豆煎汤喝,既可缓解暑天小儿消化不良，又可治疗小儿痱子等。此外,绿豆还可作为外用药,捣烂后外敷一下,效果也很好。

治湿疹——红豆薏苡仁粥+花椒煮水。将红豆和薏苡仁一起熬成粥,喝汤吃豆即可。另外,用花椒煮水,拿棉签涂擦湿疹破损处,可帮助止痒。

治痘痘——鲜藕榨汁喝。夏季,很多人有内热,表现在外就是长痘痘,这时就要清内热。清内热的食物有鲜藕、荸荠、雪梨、甘蔗、绿茶等。建议把鲜藕或雪梨等榨汁喝下去,可消瘀凉血、清内热。

(《益寿文摘》/荐)

夏天来临,谨防“西瓜病”

专家建议,肾病患者、孕妇、肠胃不好的人吃西瓜最好不要超过两片，想减肥的人不妨吃一些西瓜皮，不仅有清热解毒、利水消肿的作用,而且热量较低。

很多人认为多吃西瓜多排尿,可排出身体毒素。其实,排出毒素多少要看肾脏功能好不好。夏季,人们吃西瓜宜适量,多了会增加肾脏负担,易出现“西

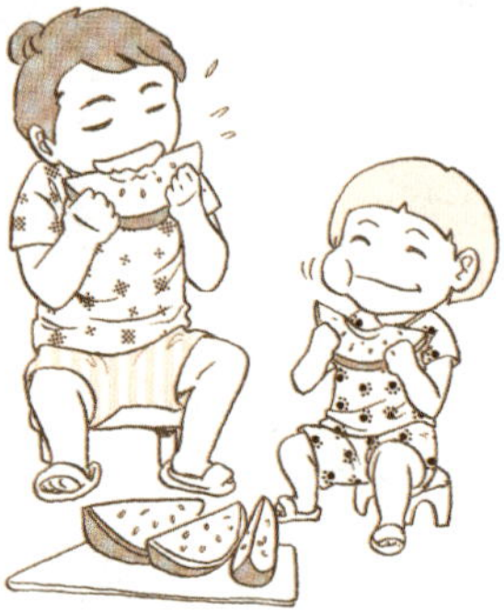

瓜病”。

夏天“西瓜病”中还有肠胃炎。西瓜切开放置时间过长，容易滋生细菌。夏天人又喜欢吃冰镇西瓜，可冰箱内细菌原本就多，因此极易导致西瓜性肠胃炎疾病。

此外，准妈妈多吃西瓜易成“糖妈妈”。孕妇的运动量少，容易导致体内大量糖分无法代谢，诱发妊娠糖尿病。

（《益寿文摘》/荐）

疗夏疾，宜清补

夏季是一年中天气最热的季节，也是万物生长最茂盛的季节。夏令宜选食甘寒清补之品。分类说来，其一是滋阴生津防暑食品，如西瓜、黄瓜、冬瓜、丝瓜、西红柿、杨梅、乌梅、绿豆等；其二是滋阴养肺食品，如百合、玉竹、南沙参、麦冬等；其三是健运脾胃、化湿解毒类食品，如菊花脑、薏苡仁、苦瓜、扁豆、玉米、豇豆、豌豆、赤豆、马齿苋等。

清补防暑饮品

酸梅汤　取乌梅 20 克，炙甘草 10 克。将二味洗净，用 500 毫升清水，放砂锅内煮沸 20 分钟，滤去渣，加适量冰糖，调匀放凉即可饮用。具有生津止渴、防暑降温的作用。

清凉薄荷饮　取鲜薄荷叶 15 克，生甘草 6 克，绿豆衣 10 克，放砂锅内，用 500~1 000 毫升清水，煮沸后再煮 15 分钟，去渣滤净，待凉即可饮用。具有祛除风热、清凉解毒的作用，适用于汗出不畅、易生痱子的人饮用。

金银花汤　取金银花 30 克，生甘草 6 克，放砂锅内，用 1 000 毫升清水，煮沸后再煮 15 分钟，滤去渣，待凉即可饮用。具有清热解毒、防暑治疖作用。

苦夏的食疗方

有些人每到炎炎夏日即感口淡乏味、胸闷不适，甚至腹胀、便溏，称为“苦夏”。此类人可选择下列食物：

1.赤豆粥：赤豆 30 克，豌豆 10 克，粳米 100 克。将赤豆与粳米淘洗干净，放砂锅内，加 1 000 毫升清水煮开后，再改成文火熬煮 60 分钟至粥成，即可食用。具有健脾化湿、生津止渴的作用。

2.薏苡仁粥：取薏苡仁 30 克，粳米 100 克，淘洗干净，放砂锅内，加 1 000 毫升清水煮开后，再改成文火熬煮 60 分钟，即可食用。具有健脾化湿、和胃清暑的作用。

3.荷叶粥：荷叶40克，茯苓20克，粳米100克。以上原料洗净后放砂锅内，加1 000毫升清水煮开后，再改成文火熬煮60分钟至粥成，即可饮用。具有健脾解暑、化湿清暑的作用。

冬病夏治，防止肺系慢性疾病复发。所谓“冬病夏治”，是指冬天容易发作的慢性支气管炎、哮喘等病症，在夏季采用预防性固本治疗，以防止复发。“冬病夏治”的内容十分丰富，其中，食疗食养是很重要的防治措施，患者可根据自身的体质状况，采取对应食疗。

1.虫草炖老鸭：冬虫夏草10克，老鸭1只。将虫草放于鸭腹内，加水炖熟，调味食用。夏天坚持食用，具有补肾养肺、提高机体免疫能力、预防咳喘发作的功效。

2.人参胡桃粥：人参粉6克，胡桃肉（打碎）30克，粳米100克。将粳米洗净，放砂锅内，用1 000毫升清水煮至粥成，加入人参粉和胡桃肉稍煮，即可食用。具有益气补肾、纳气平喘的作用。

3.黄芪煲乌骨鸡：乌骨鸡半只，黄芪30克。将乌骨鸡去毛和内脏，切块，放砂锅内与黄芪共煲，待鸡肉熟烂，加入调味品即可食用。可益气养肺、滋肾养血，能提高机体防御能力，预防咳喘发作。

（《益寿文摘》/荐）

清爽去火汤，怡然度长夏

夏季天气闷热，不少人感觉口苦、咽干、牙疼，那就煲点清爽的去火汤吧。

1.苦瓜黄豆排骨汤

原料：苦瓜1根，黄豆50克，排骨250克，干贝10粒，姜2片，清水、盐各适量。

做法：①干黄豆洗净，提前用凉水泡发备用；排骨切块入沸水氽烫后捞起洗净备用；苦瓜洗净后对半剖开去籽，切大块备用。②将所有材料放入锅中，加入适量清水，大火煮开后转文火煲约1个半小时，根据自己口味加适量盐调味即可。

2.莲藕绿豆汤

原料：莲藕1/2节，绿豆2/3杯，红枣5枚，枸杞了、蜂蜜各适量。

做法：①莲藕洗净，去皮，切成0.5厘米厚的藕片。②锅中烧水，水开后放入藕片，焯烫1分钟左右。③焯烫后的藕片捞出、沥干水分，立即浸入冷水中。④藕片降温后捞出，与绿豆一起放入汤锅。⑤大火烧开后，放入红枣和枸杞子，转文火，煮至绿豆开花即可，放凉后调入适量蜂蜜食用。

3.红豆芋头甜汤

原料：鲜芋头150克，赤豆75克，炼乳适量。

做法：①将赤豆洗净用清水浸泡3~4小时。②将汤锅放到火上烧开后关火加盖闷1小时，时间到了再开中火将赤豆煮烂。③鲜芋头去皮洗净，切成小丁，在赤豆汤中加入适量的热水后放入芋头丁，煮10分钟左右至芋头熟透。④调入适量的炼乳搅拌均匀后就是一道美味甜汤了。

4.杏仁芒果炖银耳

原料：芒果两个，杏仁5克，银耳、冰糖、米酒汁各适量。

做法：①杏仁放入一个小碗中加入少许清水。②放入微波炉高火2分钟，把水倒掉去除杏仁的苦涩味。③锅中加入少许清水放入冰糖和杏仁煮至冰糖融化关火。④炖盅放入撕成小块的银耳。⑤再把芒果去皮切小块，放入炖盅加入煮好的冰糖杏仁水，加至8分满。⑥加入米酒汁至炖盅满盖上盖子。⑦蒸锅上汽放入炖盅隔水蒸30分钟即可。

5.蛋丝鸭血滚豆腐

材料：鸭血、豆腐、鸡蛋、盐、水。

做法：①先将鸭血清水洗净，切成小方块。②豆腐同样切成方块，分别放入开水焯一下，捞出控水。③汤锅置火上，倒入高汤烧开。④放鸭血、豆腐，煮至豆腐漂起。⑤另起一锅，摊好鸡蛋皮，切丝。⑥在汤中加入细盐等调味。⑦待汤再开，撒入蛋丝，起锅即可。

（《益寿文摘》/荐）

秋冬萝卜——小人参

“冬吃萝卜夏吃姜，不用医生开药方”，说的是食用萝卜对健康的益处。我国中药典籍《本草纲目》上也记载萝卜能“大下气、消谷和中、去邪热气”，为“蔬中最有利者”。那么相貌普通的萝卜为什么能获得如此赞誉呢？

白萝卜含有多种维生素、矿物质及纤维素，其中维生素C的含量比梨和苹果高出8~10倍。现代研究认为，白萝卜含丰富的维生素C和微量元素锌，有助于增强机体的免疫功能，提高抗病能力，白萝卜中的B族维生素和钾、镁等矿物质可促进胃肠蠕动，有助于体内废物的排出。此外，白萝卜所含的多种酶，能分解致癌的亚硝酸胺，具有防癌作用。今天我们就推荐白萝卜的菜谱来供大家参考。

熘炒白萝卜

原料：白萝卜450克，鸡蛋120克，木耳（干）40克，花生油30克，淀粉（豌豆）4克，白糖8克，大葱5克，姜5克，精盐2克，味精1克。

做法：①白萝卜煮熟去皮切成薄片；大葱切成段；姜切成片；淀粉加水适量调匀成水淀粉备用。②鸡蛋打散，加水淀粉搅成糊状，与白萝卜片拌匀，加入沸水锅中氽一下捞出。③花生油倒入炒锅中烧热，放入萝卜翻炒，再放入葱段、姜片、白糖、精盐、浸发的木耳和味精，炒拌均匀即可。

2.白萝卜羊腩汤

原料：白萝卜 500 克，羊腩 500 克，生姜 3 片，食盐少许。

做法：①将白萝卜、生姜分别洗净去皮切块、切片备用。②羊腩洗净切块，沸水烫后用清水冲净放瓦煲内，加入适量清水，用猛火煲开后放入全部材料，改用中火继续煲 3 小时左右，加入少许食盐调味即可。

3.排骨白萝卜汤

原料：猪小排（猪肋排）250 克，白萝卜 100 克，精盐 5 克，味精 2 克，醋 5 克，大葱 10 克，姜 5 克。

做法：①将猪小排骨洗净，剁成段。②白萝卜去皮，切成块。③大葱切段，姜切片备用。④将锅置于旺火上，倒入清水烧开，下入猪排骨块和醋煮开。⑤撇净浮沫，加入葱段、姜片烧开后，加入白萝卜块，倒入砂锅内，盖上锅盖，改用文火煮 2 小时。⑥至猪小排肉熟烂，离骨，拣去葱段、姜片不用，放入精盐、味精调味即可。

（《益寿文摘》/荐）

老年人秋季吃什么？

中医认为，燥为秋季的主气，称为“秋燥”，常见舌干少津、大便干结、皮肤干，甚至皲裂等症。由于秋季逐渐变冷，可促使脑卒中、支气管哮喘、消化不良、胆结石绞痛、心绞痛等病发作；还易患感冒、风湿热等，故此季节住院患者明显增多，尤其是中老年人。

秋季要想少患病，保持健康，就要注意饮食调养。饮食要以“滋阴润肺”为基本准则，另外还应“少辛增酸”。多食芝麻、核桃、糯米、蜂蜜、甘蔗等，可以起到滋阴、润肺、养血的作用；少吃葱、姜、蒜、辣椒等辛辣食品；多吃广柑、山楂、新鲜蔬菜、酸味食品。对于年老胃弱的人，晨起喝粥可益骨生津。

老年人应注意补充铬

铬的食物来源为肉类及粮食、豆类、酵母、动物肝脏、谷类，人体内含铬量随着年龄增长而降低，老年人易缺铬，应注意补充。

食物在精制过程中使含铬量显著减少，美国人喜食精白面粉及精白糖，故导致普遍缺铬，成为冠心病发病率及死亡率较高的原因。在以谷类、糙米、粗粮为食的国家，情况正好相反。

饮食注意少辛多酸

秋季饮食关键是滋阴润燥，具有滋阴润燥作用的食物有芝麻、雪梨、荸荠、蜂蜜、银耳、苹果、香蕉、葡萄、萝卜、莲藕、豆制品等。

此外，因辛味食物易至燥，酸味食物能生津，所以秋季饮食还要少辛多酸。

老年人多有肝肾阴虚病证，加之感受燥邪易导致肺部疾病，预防这类疾病，饮食上多遵循生津润肺的原则。常选用梨、冰糖、银耳、沙参、鸭子等养阴生津的食物，或黄芪、党参、乌贼、甲鱼等能益气保健的食物。

老来秋防脑血栓

有资料表明，秋天为脑血栓发病率最高的季节。其中又以清晨时60岁以上的老人发病为最多。怎样在多事之秋避免发生脑血栓？老人应注意以下几点：

多食蔬菜、水果，以利润肠通便。蔬菜有韭菜、山芋、芋头、芹菜等；水果有苹果、香蕉、梨等。

晚饭前用蜂蜜15克（约一食匙）兑水50毫升饮用，因为蜂蜜不仅有润肠通便功效，常服还可调节人体生理功能，使老人身体健康、延年益寿。

老年人秋季吃啥水果？

秋季是水果丰收的季节，但老年人一次不宜进食大量的水果，可采用“少食多餐”的吃法。

常胃酸的老年人，不宜吃李子、山楂、柠檬等含有机酸较多的水果。经常大便干燥的老年人，可多吃些桃子、香蕉、橘子等，因这些水果有缓下作用。经常腹泻者，可适当吃些苹果，因为苹果有收敛和固涩的作用。患有糖尿病者，不但要少吃糖，还要少吃含糖量较多的梨、苹果、香蕉等水果。不要在饭前吃水果，以免影响正常进食及消化。

（《益寿文摘》/荐）

秋季进补“素三宝”

俗话说“一夏无病三分虚”，尤其是体质虚弱的老人，在秋季合理进补，可以补充夏季的虚损。

红薯，又名地瓜、山芋。《本草纲目》记载，红薯有“补虚乏，益气力，健脾胃，强肾阴”的功效，还能补中、暖胃、安五脏等，所以适宜用来补虚。经常食用红薯还可以保持血管的弹性，防止动脉粥样硬化。

芋头，又称香芋，具有益胃生津、宽肠通便、化痰散结、补中益气等多种功效，非常适宜用来补虚。常食芋头能补肝益肾、添精益髓、健胃和中，特别适宜脾胃虚弱、患肠道疾病及久病体弱的老人食用。

莲藕，中医认为，生藕味甘、性寒，具有清热生津、补脾开胃、止泻的功效；熟藕性温，具有益胃健脾、养血补气的功效。由此可见，补虚需要吃熟莲藕，对脾胃虚弱、气血亏虚者均有良好的补益效果。

（《益寿文摘》/荐）

秋吃鲜枣益健康

鲜枣中含有丰富的维生素C，比苹果、梨、葡萄、橘、橙等水果均高，为“百果之冠”。此外，枣还含有维生素A、维生素B_1、维生素B_2、维生素PP、维生素E等，素有“活维生素丸”之美誉。

鲜枣中含有的抗氧化作用的类黄酮含量十分丰富，包括芦丁这种预防癌症的成分在枣中含量也很丰富。鲜枣富含钙和铁，对防治骨质疏松及贫血有重要作用。枣对病后体虚的人也有良好的滋补作用，脾胃虚弱、腹泻、倦怠乏力之人，每日食适量的枣可健脾胃、增食欲。

每日吃大枣3次，每次10枚，有养血美颜的功效。这是因为大枣中含有丰富的维生素和铁等矿物质，能防治贫血，使肤色红润。

鲜枣含糖量较高，糖尿病患者应注意。鲜枣皮含有大量的不可溶纤维素，吃时尽量别“囫囵吞枣”，应细嚼慢咽，否则可能引起腹胀等不适。另外不要空腹或睡前吃鲜枣，否则易有“烧心”的感觉。

（《益寿文摘》/荐）

秋季养生汤做法大全

秋季应多食用苹果、梨、石榴、芒果、柚子、葡萄、杨桃、山楂等酸性水果，大自然为我们的顺时养生提供了便利，在秋季食酸的季节，恰好有大量的水果成熟。同时，秋季气候干燥，燥邪伤人会产生干咳、咽喉疼痛、皮肤干燥、大便干结等不适，多食凉润之品可有效预防燥邪伤人。下面介绍几种适合秋季食用的汤水。

1.莲藕排骨汤

原料：莲藕500克，猪排骨500克，黄酒、生姜、葱、盐各少许。

做法：猪排骨切段，飞水；将莲藕洗净切片，与排骨同置1 500毫升温水之中，加黄酒、生姜、葱各少许，水沸后用文火炖90分钟左右，加少许盐，即可食用。

功效：补脾益肺。适用于任何体质的人服用。

2.雪梨银耳羹

原料：雪梨2个，银耳50克，冰糖100克。

做法：雪梨切片，银耳泡软时去掉硬根。锅内加水，放入雪梨、银耳、冰糖，煮半小时，即可食用。

功效：益气、滋阴、止咳，预防秋季燥咳。阴血虚体质更宜。

3.蜂蜜蒸百合

原料：百合120克，蜂蜜30克。

做法：将百合和蜂蜜拌匀，蒸熟。不时含数片，嚼食、咽津。

功效：补肺、润燥、清热，适用于肺热烦闷，或燥热咳嗽、咽喉干痛等症。

4.甘蔗山药粥

原料：新鲜甘蔗榨汁100~150毫升，山药50克，粳米50克。

做法：用甘蔗汁与山药、粳米一同煮粥。

功效：本粥清热生津、养阴润燥，适用于热病恢复期或津液不足所致的心烦口渴、肺燥咳嗽、大便燥结等。

5.生地粥

原料：生地黄30克，粳米75克。

做法：将鲜生地黄切细，用适量清水熬约半小时后，滤汁，再复熬一次，合并药液浓缩至约100毫升，备用；粳米75克淘洗后煮成白粥，加入生地汁搅匀，食时可加白糖少许。

功效：本药膳具有滋阴益胃、凉血生津之功，可用于阴虚潮热、盗汗、久咳、食少、消瘦、热症心烦、口渴以及睡起目赤、良久难消等症。

6.山药薏苡仁粥

原料：薏苡仁60克，生山药60克，柿霜30克。

做法：将山药捣碎，柿霜切成小块，同煮成粥。

功效：补肺、健脾、养胃，适用于阴虚内热、劳嗽干咳、泄泻、食欲减退等由脾肺气虚引起的病症。

（《益寿文摘》/荐）

秋天早晨喝蜂蜜水最健康

秋天最大的气候特点就是干燥，而蜂蜜能润燥，所以非常适合秋天服用。早晨喝蜂蜜，可以快速补充体能，让一天有充足的精神。

脾胃虚寒的人不要一起床马上就喝蜂蜜，而应该先吃些东西再喝，例如可以把蜂蜜抹在馒头或面包上吃，切忌空腹喝蜂蜜，那样会引起腹泻。

同时，蜂蜜的种类有很多，包括槐花蜜、桂花蜜、枣花蜜等，而不同花制成的蜂蜜，功效上还有些差异，大家可以根据自身需要挑选最适合的蜂蜜。

想漂亮用桂花蜜——桂花蜜有“金芙蓉”之称，是爱美女士的首选，因为它的润肤、养颜效果比较好。

爱上火吃洋槐蜜——爱上火的人，秋天容易口干舌燥，有上火症状的，最好选择洋槐蜜，因为它的润肺、去燥效果非常好。

身体弱吃枣花蜜——枣花蜜颜色偏深，果糖含量高，微量元素含量尤为丰富，具有安神、补血的功效，所以是中老年妇女、儿童和体弱者的理想食品。

（《益寿文摘》/荐）

合理饮食，预防初冬多发病

初冬气候干冷，人体一时难以适应，极易引发疾病或致旧病复发。我们可以通过合理饮食来调理身体，达到防患于未然的目的。

发热：应选择性平或偏寒凉的食物。饮食宜加热到温热程度进服，特别是外感发热患者，热饮可助发汗以解表、散热、祛邪。三餐宜清淡、忌油腻，可以汤、粥、软食等细软可口、容易消化的食物为主，适当多喝白开水、茶水等。发热不退时，用黄瓜、丝瓜、西红柿、鲜藕、荸荠等做汤、榨汁或生食。

感冒：多喝温热的水，食物以稀粥、面汤等半流质食物为主，不宜用滋补食品或补益型中药。风热感冒宜选清淡凉润的食品，可多食西瓜、甘蔗、荸荠、梨、柠檬等水果；风寒感冒应选用温热食品以帮助发散风寒，少食寒性水果。

哮喘：由于哮喘是过敏性疾病，要严格禁食鱼、虾等河海鲜，忌过多食盐、忌生冷、戒烟酒。水果要根据病证的寒热选用，热喘可多吃西瓜，寒喘者不宜吃生梨、荸荠等寒凉水果。

腹泻：其脾胃功能受损伤，要多选择益胃健脾的食物，如莲子、芡实、山药、扁豆等。饮食宜清淡，有时将饼类食品烤成焦黄，细嚼慢咽，具有一定止泻作用。水果不宜生吃，最好稍微加热或做成水果羹后食用。

老年人消化不良、夜尿过多等症：山药120克，洗净，去皮，切片（或干山药60克，浸泡后去皮切片），大枣10枚洗净，与大米50克共加水适量煮粥，再加适量蜂蜜调味，每天早晨空腹服1~2小碗。具有滋养强壮、助消化等功效。

神经衰弱：核桃仁1 000克捣烂，加蜂蜜1 000克，调匀，用瓷瓶装好密封，每天2次，每次1匙，温开水送服。核桃有补脑、补肾、抗疲劳的功效。

体质虚弱：糯米1 000克，白糖250克，葡萄干、核桃仁、瓜子仁、白果仁、莲子、龙眼肉、红豆沙、熟山药、小红枣、青梅、桂花、猪油、淀粉各适量。将白果除壳去皮，切成4瓣；红枣去核；熟山药去皮切开；再将5只碗抹上猪油，随后将白果等食物在碗内摆成花样，并将糯米蒸熟后盛出，待凉后加白糖100克搅匀，分200克1份，装在摆好白果等材料的碗内，再略蒸一下。最后将清水和糖150克，烧开后加入淀粉，调成薄芡汁，浇在糯米饭上，撒上桂花即成。此饭为“健身　八宝饭”，每天早晨空腹食1碗。

（《益寿文摘》/荐）

冬季水果的另类吃法

秋冬季节是水果最丰盛的时候，梨、橘子、香蕉、菠萝等轮番上市。但是，冬季天气寒冷，水果吃多了肠胃会受不了。这时，我们不妨换一种吃法，不仅更美味，也更养生。

烤香蕉：大家都知道，香蕉有通便的作用。其实，除了生吃，香蕉还可烤着吃，整只香蕉带皮放在清水里洗净，然后用微波炉烤3分钟，香味弥漫，热气腾腾，不仅暖胃，口感也更绵甜，而且有排毒作用，常吃烧烤的人吃一些烤香蕉，可降低患癌的风险。另外，烤香蕉连皮一起吃对治疗痔疮也有一定疗效。

煮甘蔗：冬季多吃甘蔗有补水的作用，皮肤干燥的人应该多吃，但甘蔗太硬，经常会使口腔伤痕累累，那就换一种吃法吧！甘蔗去皮，切成段，和梨、荸荠一起冷水下锅，煮40分钟左右，煮出来的水味道清甜，是冬季最好的饮料，且具药用价值，有滋阴养肺、增进食欲的功效。

蒸菠萝：很多人都喜欢吃菠萝，它不但能开胃，还能有效治疗便秘，但它同时也是把双刃剑，不仅会酸倒牙齿，引起口腔溃烂，还极易引起过敏。我们不妨做个菠萝盅吧！把整只菠萝去皮，中间挖空，塞进糯米和红枣，放在蒸笼上蒸1小时左右。米香夹着菠萝香，酸酸甜甜，味道特别好，而且，不用担心过敏，可以尽情地吃，还可健脾胃。

泡橙子：橙子富含维生素C，开胃，通便，但橙子性凉，冬季不适宜生吃。泡橙子茶是个不错的选择，把橙子切片泡水，加点蜂蜜，酸酸甜甜的，帮助消化，工作间隙泡上一杯，既暖胃，还能缓解紧张和焦虑情绪。将橙皮煮水也是不错的饮料，饭前喝一杯，能增进食欲、软化血管。

炖榴梿：榴梿是水果之王，富含多种维生素，但是，很多人不喜欢它的味道。冬季人体本来就干燥，生吃容易引起鼻出血。如用它炖鸡汤，则一切问题都迎刃而解。将榴梿和鸡、姜、红枣、核桃仁一起下锅，大火烧开后改用文火慢慢炖，炖出来的汤不仅滋补养生，而且去除了榴梿的干燥，不用担心鼻出血，当然，也没有那么浓烈的榴梿味了。

（《益寿文摘》/荐）

冬季常吃赤豆的四大好处

好处 1:养心补血

古代李时珍把赤豆称作“心之谷”，强调了赤豆的养心功效。赤豆既能清心火,也能补心血。其粗纤维含量丰富,临床上有降血脂、降血压、改善心脏功能等作用;同时富含铁质,能行气补血,非常适合心血管病患者食用。

好处 2:健脾胃

脾胃消化能力相对较强的人，吸收也较好。赤豆，在中药里被称为“赤小豆”,也有明显的健脾胃功效。

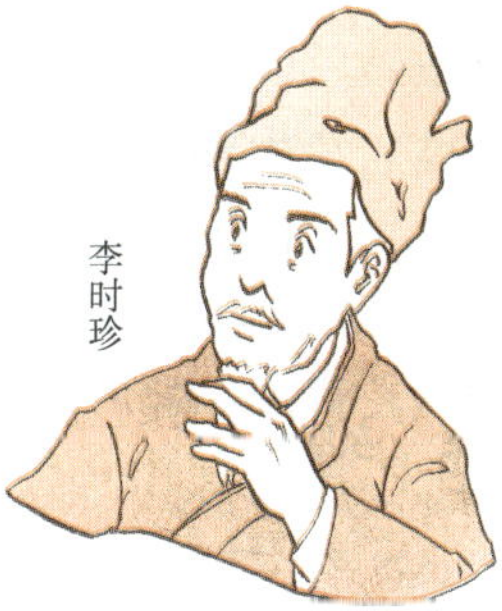

好处 3:消除水肿

赤豆中除了含有丰富的钾之外,其外皮中所含的皂角苷也有很强的利尿作用，能很好地改善因肾脏功能衰退和脚气病而引起的面部、脚部的水肿,所以,治疗水肿必用赤豆。

好处 4:祛湿清热

中医看来，肥胖和水肿都意味着体内有湿。水液不能随气血流动,滞留在人体细胞之间,使人体迅速膨胀起来。赤豆含有丰富的 B 族维生素和铁质,还含有蛋白质、脂肪、糖类、钙、磷、尼克酸等成分,具有清热利尿、祛湿排毒的作用。

(《益寿文摘》/荐)

羊肉,天冷的美食

入冬之后,要格外注意养生和饮食。羊肉性温而不燥,具有补肾壮阳、暖中祛寒、温补气血、开胃健脾的功效。

冬天吃羊肉,既能抵御风寒,又可滋补身体,实在是一举两得的美事。下面介绍几种羊肉的吃法。

吃法 1:孜然羊肉

原料:羊肉 300 克,孜然 15 克,笋片 50 克,油 1 500 克(约耗 75 克),料酒 20 克,盐 1 克,白糖 15 克,鸡蛋 30 克,味精 7 克,辣糊(辣椒面加水调和)30 克,水淀粉 50 克,芝麻油 10 克,汤、面各少许。

制作过程:

1. 将羊肉切片放碗里，加鸡蛋、水粉、面,抓匀糊。

2.锅内放入油,待油烧至五成热,下肉片划开后,放笋片,翻炒后一起盛出。原锅留油,加辣糊、盐、白糖、味精、料酒、孜然、汤，倒入肉片、笋，颠勺，勾点芡，淋芝麻油，出锅即成。

吃法2：红烧羊肉

原料：带皮生羊肉1 000克，青蒜叶5克，姜块50克，葱结10克，绍酒100克，老抽150克，冰糖100克，精盐5克，味精2.5克，水淀粉15克。

制作过程：

1.将羊肉放入清水锅内，用中火烧开后，取出洗净。青蒜叶切段备用。

2.将羊肉、绍酒、老抽、精盐、葱结、姜块（拍松）放入锅内，添加清水淹没肉块，用旺火烧开，撇去浮沫，加冰糖用小火焖3小时左右，见已酥时捞出拆去骨，改成3~5厘米的方块，再放入原汁锅内用旺火收浓原汁。稠时加味精、青蒜叶，用水淀粉勾芡，烧开即成。

吃法3：羊肉汤

原料：带骨羊肉，料酒、花椒、姜片、盐、辣椒、葱条、姜面、香菜、葱花各少许。

制作过程：

1.将带骨羊肉切成小块，投入水锅内烧开，撇去血沫，入姜片、料酒、辣椒、葱条，改用文火炖熟。

2.锅内投入盐、花椒、姜面、葱花、香菜调好味即成。

吃法4：葱爆羊肉

原料：羊腿肉（净）200克，京葱200克、大蒜头1瓣，花椒粉少许，黄酒20克，酱油50克，盐、醋、花生油各少许，芝麻油50克。

制作过程：

1.将羊腿肉去筋，切成大薄片；京葱切成旋刀块，爆炒后就会变成片。

2.将京葱块、花生油、酱油、盐、酒、花椒粉、羊腿片拌和在碗里。

3.用花生油、芝麻油、大蒜头（拍碎）炝锅烧至高热时，将放在碗里的羊腿片、京葱等材料倒入，用大火很快地爆几下，再加少许芝麻油、醋，起锅即可。

（《益寿文摘》/荐）

冬季，辨清体质再进补

冬季进补可扶正固本、培育元气，有助于增强体质和抗病能力，为来年身体健康打下坚实的基础。冬季进补需先辨清体质，再“个体化进补”。

1.阳虚者最怕冷

怕冷是阳虚者最显著的特点。阳虚者常常表现为腰膝冷痛、四肢冰凉、小便频数、大便稀及阳痿早泄等寒象。冬季是阳虚者的最佳进补季节。对于阳虚者，食补应以羊肉、狗肉、鸽肉、胡桃仁、韭菜、海参、泥鳅等食物为主；药补可适当选用鹿茸、桂皮、茴香、干姜、巴戟天、补骨脂等补阳祛寒的药物。

推荐食疗方：韭菜炒胡桃仁

原料：胡桃仁50克，韭菜200克。

做法：胡桃仁用开水浸泡去皮，沥干备用。韭菜择洗干净，切成寸段备用。芝麻油倒入炒锅，烧至七成热时，加入胡桃仁，炸至焦黄，再加入韭菜、食盐，翻炒至熟。

功效：补肾助阳，适合阳虚者食用。

2.气虚者常感全身乏力

气虚者在日常生活中常感到全身乏力、疲惫不适，伴有面色苍白、气短喘息、懒言声低、饮食不佳或大便溏泄等症状，且常易感冒。对于气虚者，食补可选用山药、黄豆、大枣、莲子、龙眼等；药补可选用人参、黄芪、党参、炒白术等补气的药物。

推荐食疗方：黄芪党参鸡

原料：黄芪20克，党参20克，母鸡1只，葱、生姜、食盐、料酒、味精、花椒水各适量。

做法：母鸡宰杀后，去毛和内脏，剁成3厘米见方的块，放入沸水锅内烫3分钟捞出，洗净血沫，装入蒸锅内，加入葱、生姜、食盐、味精、料酒、花椒水等；黄芪片、党参切成4厘米长的段，洗净，放入蒸锅内，盖上盖，上笼蒸3小时取出，拣去生姜、葱、黄芪即成。

功效：补中益气，适合气虚者食用。

3.阴虚者常常口干咽燥

阴虚者一般唇红、口干咽燥，或声音嘶哑，手足心发热，特别是夜间烦热、腰酸盗汗、大便干。食补应以鹅肉、鸭肉、鳖、龟、莲藕、银耳、芹菜、菠菜、芝麻等为主；药补可选用麦冬、天冬、生地黄、龟板等补阴药。

推荐食疗方：蜂蜜银耳蒸百合

原料：百合120克，蜂蜜30克，银耳30克。

做法：将百合、银耳蒸至熟软，放凉后，加入蜂蜜拌匀。

功效：清心润肺，适合阴虚者食用。

4.血虚者常面色苍白

血虚者最突出的特点是面色苍白，甚至口、舌、唇、指甲都色淡，没有血色，常常伴有头晕眼花、心悸失眠等症状，对于血虚者，食补可选用红枣、龙眼肉、猪血、鸭血、动物肝等食物；药补可选用当归、阿胶、熟地、何首乌等补血的药物。

推荐食疗方：胶芪枣汤

原料：阿胶9克，黄芪10克，当归15克，大枣10枚。

做法：先水煎当归、大枣、黄芪，水沸1小时后取汤，将阿胶放入汤中溶化。

功效：补气生血，适合血虚者食用。

（《益寿文摘》/荐）

冬吃芡实，保养脾胃

冬天是个适合养生的好时节，冬天养生重要的是养脾胃。其中，芡实就是养脾胃的好材料。

1.健脾养胃四神汤

利用芡实、茯苓、山药、莲子煮成四神汤，具有健脾、利湿、补肾的功效，适合大部分人饮用。若是常熬夜、长痘痘、易嘴破、便秘的人，也可以多饮用四神汤来滋阴、固脾胃。

2.养生美肤南瓜芡实粥

芡实一把，小米一杯，南瓜一小块。南瓜切小块，芡实和小米洗净，放入锅内，加足水，就可以煲香喷喷的养生南瓜粥了。

3.固肾益精猪肚芡实汤

芡实是个白白胖胖，样子很可爱的小家伙。在煲汤里，它的功效不容忽视。用芡实、莲子、红枣以及猪肚煲汤，可以健脾除湿、固肾益精。

4.江南人爱芡实炒百合

江南人不喜欢老火靓汤，他们更喜欢将芡实炒着吃。芡实里加入虾仁、百合或是青菜，口感清爽，微带嚼劲，别有一番滋味哟！

（《益寿文摘》/荐）

冬食凉菜能清火

虽然传统养生理念中，冬季寒冷，顺应气候要多吃热性食物。但现在，人们的生活条件改善，冬天通常室温较高，不少人穿得多、活动少，容易造成体内积热。此时再吃大量温厚油腻的食物，容易导致胃肺火盛。因此，若能调整饮食，吃道清爽的凉拌菜，则对身体大有益处。

首先，冬季饮食相对其他三季，摄入热量高了，含油脂的食物多了。吃凉菜，能消耗脂肪，调动免疫系统。其次，人体的肺腑火盛不论冬夏均可产生，冬季“上火”更为突出。再加上冬季饮食通常热量较高，很容易导致胃肺火盛。吃凉菜，能带走体内一部分热量。

冬天想不“上火”，适量吃些凉性食物，“治表又治本”。如大拌菜，其中的黄瓜、西红柿、生菜可“降火”。混合着西瓜、哈密瓜、梨的水果沙拉也是不错的选择。此外，不少家常凉拌菜，如拍黄瓜、凉拌芦笋都有清热去火的效果。

（《益寿文摘》/荐）

东西南北，怎么冬补

“三九补一冬，来年无病痛。”一句俗语道出了冬季进补的重要性。但进补也不是什么有营养吃什么，需因人、因时、因地而异。北方干冷、南方潮热、东部湿重、西部风大，不同地域的不同特征，决定了不同地方的人就要选择不同的进补方式。

一般来说，进补方式以汤、粥为主，再搭配些合适的蔬菜，佐以当地人习惯的调味料即可。

（1）北方：干冷需热补。

因为天气寒冷，身体需要“热补”，所以最好选择羊肉这样的大温大热之品；总的来说，北方不仅冷而且干，可以在炖汤时加入萝卜、白菜等“滋润”的配菜。天一冷，人们出汗就少，不妨在做菜时加点生姜，有助散寒发汗。板栗兼有抗寒和补肾的作用，很适合冬天进补，单吃或做菜均可。此外，小米养人，做粥最好。推荐：萝卜羊肉汤、小米粥。

（2）南方：潮冷需利湿。

气温虽然有所下降，但不会很冷，因此，南方人应以温补为主，鸡肉性温、猪肉性平，都比较合适。南方较潮，最好多吃些有利湿作用的食物，如冬笋、竹笋、秋藕等。冬天补肾，南方人不需要选择板栗那样抗寒效果较强的食物，枸杞子相对更合适。煮粥方面，南方以大米为主，再配些利湿的粗粮即可。推荐：腐竹老鸭汤、大米薏苡仁粥。

（3）东部：多适宜“温补”。

东部同样以温补的鸡肉、猪肉为主。还要特别提到的是，由于地理位置沿海，当地人多喜欢吃鱼。鱼是热性较重的食物，吃时最好搭配些能中和其热性的食物，如豆腐、腐竹、芦笋等。推荐：芦笋鸡汤、大米燕麦粥。

（4）西部：干燥宜“润补”。

西北地区风大干燥，除需和大部分北方人一样“热补”外，还需特别注意“润补”，即多吃润肺的食物。百合、莲藕、杏仁、白果、银耳、木耳等甘润生津，都是不错的选择。四川、湖南、湖北等西南地区的人习惯吃辣，也是因为当地湿气较重，冬季进补时，不妨按习惯多放点生姜、辣椒调味。推荐：冬瓜羊肉汤、高粱小米粥（西北）、竹笋排骨汤（西南）。

（《益寿文摘》/荐）

冬季暖身“第一粥”

五谷粥是营养专家极力推荐的冬季暖身保健“第一粥”。冬季气温寒冷，若每天早上能喝上一碗暖暖的养生粥，将对冬季的饮食保健大有裨益。

原料：大米 50 克，荞麦、薏苡仁、黑米、芡实、糙米、赤豆、麦仁各 1 大匙，红枣 10 枚，龙眼 10 粒。

做法：把荞麦、薏苡仁、黑米、芡实、糙米、赤豆、麦仁洗干净，然后泡水两小时，龙眼去壳，红枣、大米洗净待用；将上述原料一起倒入高压锅中，加入适量的水，盖盖压阀，大火喷气后，关火，等到气全部泄光后，开火煮至喷气，再关火。如此，喷气三次后即可。

烹饪贴士：

①如果您喜食甜食，食用时可加入白糖或红糖，补血益气效果更佳。②杂粮可根据自家情况，酌情自定。

（《益寿文摘》/荐）

冬季进补参当道

1.人参第一补

人参性温，大补元气，补脾益肺，生津止渴，安神益智。其中红参和高丽参性质最温燥，补力最强，白参性质相对温和，适用于健脾益肺。

体质壮实的人不要随便吃人参；身体虚弱、体质偏于虚寒的人，如表现为食少倦怠、虚咳喘促、自汗、健忘、眩晕头痛等，可以选用人参来大补一下。

2.西洋参补而不火

西洋参性凉，可补气，还能够清热养阴、生津止渴，非常适合阴虚的人。

可在早饭前或晚饭后取2~3克西洋参片含于口中，细细咀嚼。或者取西洋参切片或参须3克，用沸水冲泡，大约5分钟后，当茶频饮，可反复饮至无味，然后将参片或参须嚼服。

3.太子参补脾胃

太子参补气益血、生津、补脾胃。滋补的力度比较温和，适合日常调理。反复感冒、食欲不振、肺虚咳嗽、心悸等虚弱之症，以及病后体弱无力、自汗盗汗的人，可以喝些黄芪红枣太子参汤。

取黄芪15克、红枣7枚、太子参10克。将黄芪、红枣、太子参加适量水煮30分钟，每晚临睡前或清晨空腹时代茶饮。

4.党参气血双补

气血两虚、面色苍白、头昏眼花、胃口不好、大便稀软、容易感冒的人，宜服用党参。贫血患者食用党参会有很好的补血作用。

参枣米饭：党参10克，大枣10枚，糯米150克。将参、枣洗净，煎水取汁，另将糯米隔水蒸。熟后反扣于碗中，上浇参、枣及其汁液，放入适量白糖。每日可食2次，用于脾虚气弱。

5.丹参活血

丹参可以改善微循环，降血脂，抑制血栓，增强机体免疫力。

三七丹参饮：三七100克，丹参15克。两者共研为细末，每次10克，泡茶饮，用于冠心病、心绞痛。

（《益寿文摘》/荐）

冬季保健粥疗歌

山芋去皮切成块，添米加水制成粥。
可防便秘和痔疮，利尿降压抗皱纹。
大米放入核桃仁，加水适量煮成粥。
健脑补肾治失眠，化痰定喘睡通宿。
玉米面粥要常有，翁妪冬食合胃口。
适应心梗冠心病，降压降脂且益寿。
栗子大米煮成粥，适宜腰痛等症候。
还治肾亏小便频，健脾养胃乐悠悠。
黑色芝麻需炒熟，混入大米煮成粥。
常食养血补肝胃，又润五脏人俊秀。

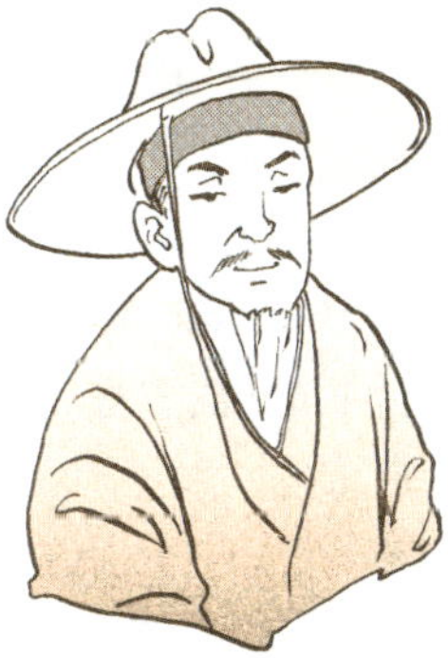

陆游

枸杞红枣和大米，一同加水煮成粥。
健脾益气抗衰老，滋补肝胃明双眸。
山药去皮先蒸熟，入锅同米煮成粥。
益脾补肺止咳喘，固肾益精也能够。
萝卜大米煮成粥，消食化痰止咳嗽。
适应老年慢支病，更益糖尿病朋友。
欲治失眠小米粥，养心安神胜药酒。
健脾胃来补虚损，除热解毒止吐呕。
菠菜大米煮成粥，止渴润肠便畅流。
常吃促进血循环，抑制卒中寿长久。
芹菜连根带嫩叶，切碎同米煮成粥。
利水消肿又凉血，防治痛风效果优。
莲子大米制成粥，养心补肾效果好。
止泻健脾增记忆，失眠首选利咽喉。
燕麦牛奶合成粥，想要安康多喝喝。
“三高”患者多亲近，滑肠通便利老叟。
薏苡仁粥历史久，赋诗赞美是陆游。
水肿患者疗效好，能消黑斑多种疣。

（《益寿文摘》/荐）

哪些食物可治冬季忧郁症

冬季北方地区日照偏短，有些人会因此患上冬季忧郁症。情绪不好，除了用娱乐、睡眠调节外，还可以通过食物改善缓解。

1.“快乐食物”——香蕉

香蕉是首屈一指的“快乐食物”，香蕉中所含的血清素、肾上腺素、多巴胺都是脑中的神经传导物质，可以抗忧郁、振奋精神、提高信心。香蕉中富含钾离子，能稳定血压、情绪，香蕉中的色胺酸和维生素 B_1，可帮助大脑制造血清素。

2.柑橘、葡萄柚、奇异果等水果

柑橘、葡萄柚、奇异果中含有丰富的维生素 C，不仅可以维持红细胞的浓度，使身体有抵抗力，也可以抗压。在制造多巴胺、肾上腺素时，维生素C是重要成分之一。最重要的是，维生素C可促进胶原形成，与体内细胞膜的完整有关，也具有消除紧张、安神、宁心等作用。

3.糙米、全麦面包等谷物

糙米、全麦面包等谷类含有丰富的碳水化合物即糖麦，可以帮助血清素的增加。美国麻省理工学院的研究人员就说："有些人把面食、点心这类食物当作可以吃的抗忧郁剂是很科学的。"因此，我们应多吃糙米、全麦面包等谷物。

4.鸡蛋黄、酵母粉、南瓜、菠菜等深绿蔬菜

它们含有丰富的B族维生素，如维生素B_6、维生素B_{12}、叶酸等，是维持神经系统及构成脑神经传导物质的必需物质。摄取足够的B族维生素，能有效预防疲劳、食欲不振、抑郁等。缺乏叶酸会导致脑中的血清素减少，导致忧郁情绪，而菠菜则是最著名的富含叶酸的食物。

5.豌豆、赤豆等豆类，瓜子、核桃等含镁坚果

豌豆、赤豆等豆类，瓜子、核桃等坚果还有紫菜等食物含有丰富的镁，菠菜除含叶酸外也富含镁。镁具有放松神经的作用，有助于改善情绪，如女性经前期的紧张、抑郁等情绪变化。

6.牛奶和酸奶

牛奶和酸奶中含有较丰富的钙和色胺酸，有助于抗忧郁。纽约西奈山医药中心研究发现，让有经前期综合征的妇女吃钙片3个月后，3/4的人都感到更容易快乐，不容易紧张、暴躁或焦虑了。

7."自然的阿司匹林"——樱桃

樱桃被西方医生称为"自然的阿司匹林"，因为樱桃中有一种物质，能够制造快乐。美国密歇根大学的科学家认为，人们在心情不好的时候吃20颗樱桃比吃任何药物都有效。

8.大蒜

大蒜虽然会带来口腔气味，但也会带来好心情。德国一项针对大蒜的研究发现，焦虑症患者吃了大蒜制剂后，感觉比较不那么疲倦和焦虑，也更不容易发怒了。

9.亚麻籽油、胡桃、大豆

亚麻籽油、胡桃、大豆等食物富含欧米伽3脂肪酸，它们与常用的抗忧郁药如碳酸锂有类似作用，能阻断神经传导路径，增加血清素的分泌；能明显舒解忧郁症状，包括焦虑、睡眠问题、沮丧、缺乏性欲以及自杀倾向。其中含有的EPA、DHA两种良好的不饱和脂肪酸，也有助于大脑神经系统改善情绪。

（《益寿文摘》/荐）

冬天老年人应吃“热水果”

冬天，多吃水果对健康来说是件好事，但是对于脾胃虚弱的老年人来说，水果吃不对就会适得其反。在寒冷的日子里，老年人可以将许多水果“热着吃”，以减少对肠胃的刺激。

煮水果汤：梨、苹果、山楂都可以与冰糖一起煮汤喝，但由于山楂较酸，胃酸偏多的老年人要少吃或慎吃。

熬水果粥：可以与大米粥同煮的水果有龙眼肉、干红枣、葡萄干等。

炖肉加水果：荸荠、龙眼肉等可以加入肉汤中同炖，还能增加肉的美味口感。

上锅蒸水果：山楂、红枣、苹果具有很好的补中益气、养血安神的作用，特别是蒸熟的枣，相对于生枣更易消化，脾胃功能比较弱的人可以适量多吃。

用微波炉加热水果：橙子、梨、苹果都可以切成小块，用微波炉加热后食用，也可将其榨成果汁，然后用微波炉加热后饮用。

做水果菜：水果做菜最常见的是拔丝。水果切块，用白糖熬成糖浆后，将水果裹上糖浆，拔成丝，如拔丝橘子、拔丝香蕉、拔丝苹果、拔丝梨等。

需要提醒的是，天凉时，老年人不宜过量吃水果，一般一天吃 1 个中型水果（如橙子、苹果）即可，否则会损伤脾胃，且最好在中午食用。

（《益寿文摘》/荐）

冬季关节疼痛别饮酒

一些关节炎患者天冷时病情会加重，他们中有些人认为喝酒是个很不错的保健方法，一则可以祛除寒冷，二则可以活血利关节。其实，酒的主要成分是乙醇，它产生的热量很有限，人们喝酒后有热乎乎的感觉，这是交感神经兴奋，加速了机体的代谢，放出了热量的结果。但这种作用是短暂的，随着血管扩张，热量大量丢失后，反而会让人感到更冷。长期饮酒会加速骨钙的丢失，导致脚软无力、关节不利、腰背疼痛等。经常饮酒能促使内源性胆固醇的合成，使血浆胆固醇及甘油三酯浓度升高，造成动脉粥样硬化。乙醇对消化道的不断刺激又能引起肝病病情的加重，导致胃和十二指肠溃疡、食管炎、胃炎等。因此，冬季关节疼痛别饮酒。

（《益寿文摘》/荐）

冬补首选果仁

果仁，包括花生、葵花子、核桃、板栗、杏仁、南瓜子、腰果、松子、开心果、白果、莲子等，是营养丰富的食品。果仁虽小，却集蛋白质、脂肪、糖于一体，含有多种营养成分。冬日吃果仁，不仅可以补充能量、抵御寒冷，还有助于摄取到许多只有从动物性食物中才能得到的营养素，从而获得营养的均衡。另外，中医认为，常吃果仁，还可以收到“齿宜常叩、津宜常咽”之功效，可固齿、补益身体。下面介绍几种常见的果仁。

1.长生果——花生

中医认为，花生味甘、性平，有补脾益气、润肺化痰、养血补血之功效，被誉为“长生果”。经常食用可助人长寿，且对脾虚食少、消瘦乏力、久咳肺虚等症均有一定的辅助疗效。花生的蛋白质含量非常丰富，每100克花生可以提供人体每日所需蛋白质的一半以上。现代研究表明，花生可降低血清胆固醇，减少心脏病的风险，适用于动脉硬化、冠心病、高血压等心血管病患者食用；花生还能延缓人体细胞衰老，加强脑细胞发育，防止人体衰老。

2.补脑果——核桃

中医认为，核桃味甘、性温，具有补肾固精、润肺止咳、化痰定喘、顺气补血等功效，对肾虚引起的尿频、咳嗽等症有很好的疗效。核桃含有丰富的蛋白质、脂肪、矿物质、维生素E，可防止细胞老化，有健脑、增强记忆力及延缓衰老的作用。核桃含有亚油酸及钙、磷、铁，经常食用可以润肌肤、乌须发，并防治头发过早变白和脱落。核桃中含有精氨酸、抗氧化物质等，对保护心血管，预防冠心病、脑卒中、老年痴呆症等大有好处。

3.肾之果——栗子

中医认为，栗子味甘、性温，有补肾壮阳、健脾和胃、活血化瘀的功效，尤其适宜肾虚所致的腰膝酸软、筋骨疼痛、小便多、尿血和脾胃虚寒引起的慢性腹泻。栗子所含的糖类比其他果仁多3~4倍，而蛋白质和脂肪含量却较少。它所含的多不饱和脂肪酸和维生素、矿物质能防治高血压、冠心病、骨质疏松症等疾病。栗子也是抗衰老、延年益寿的滋补佳品，

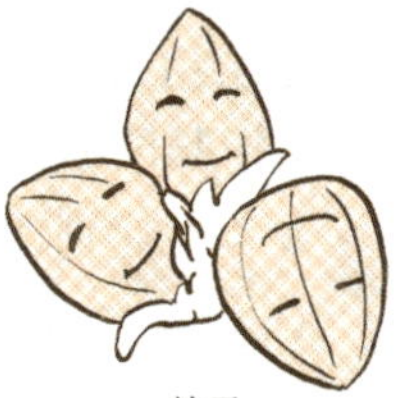
榛子

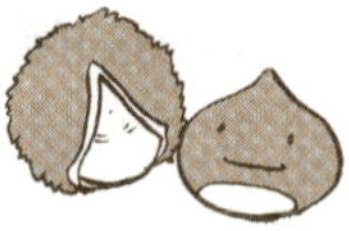
栗子

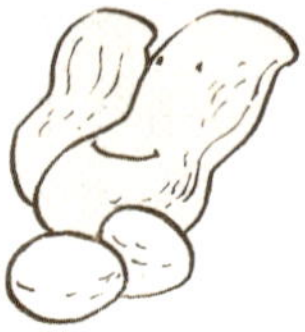
花生

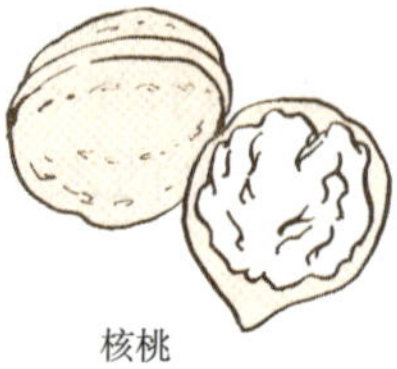
核桃

对人体的滋补功能，堪与人参、黄芪等名贵药材相媲美。

4.心之果——杏仁

中医认为，杏仁味苦，性微温，有小毒。有止咳化痰、润肠通便的作用。对有慢性便秘的老年体弱者，食用杏仁效最佳。杏仁的含钙量是所有果仁之冠，对预防骨质疏松症有一定益处。杏仁中蛋白质的含量高达20%，所含氨基酸种类也非常齐全。据研究发现，杏仁中含有维生素E和精氨酸，可以防止血小板凝结，从而降低心脏病的发病风险。经常食用杏仁，可以预防多种心血管疾病，所以杏仁被誉为“心之果”。

（《益寿文摘》/荐）

新年美食多，巧食不上火

冬季固然寒冷，但人们穿衣多、住房暖、活动少、饮食所含热量偏高，体内容易积热，故冬季也是一个容易上火的季节。如果出现咽喉干痛、两眼红赤、鼻腔热烘、口干舌痛以及烂嘴角、鼻出血、牙痛等症状，中医就认为是“上火”。此时就是要天然而美味的食物，以润“灭火”。

1.萝卜汁清胃火

胃火即胃热，对于嗜酒、嗜食辛辣、过食膏粱厚味等饮食不当引起的火气，通常是由湿热、食滞两方面原因造成。应清热、清滞，饮食节制，太过热气的东西少吃，甜腻的食物少吃，饮食上应增加黄绿色蔬菜与时令水果，以补充维生素和矿物质的不足，并且适当注意口腔卫生。

降火食方：鲜萝卜汁

萝卜汁味辛、甘，性凉，归肺、胃经，有胃火者可以饮用萝卜汁进行调理治疗。莲子、芡实、怀山药等皆为健脾开胃之物，西洋菜、油麦菜、西红柿、枇杷等都是利于消化的食物。

2.菊花茶除肝火

表现症状：头痛头晕、耳鸣、眼干、口干舌燥、口苦口臭、两胁胀痛、睡眠不稳、身体闷热、舌苔增厚。

此内火多由外界刺激引起，保持心情舒畅有助于调节体内的火气。睡眠质量不好，或经常熬夜，致肝脏不能如期休息和排毒，无疑加重了肝脏的负担。不宜吃辛辣、海鲜、过腻、过酸、煎炸的食品，以及羊肉、海虾、肥肉、乌梅等，以免火上浇油。

降火食方：川贝冰糖梨汁、枸杞菊花茶

梨含有丰富的糖分和维生素，有保肝和帮助消化的作用。菊花与枸杞都是中药护眼的药材，特别对肝火旺、用眼过度导致的双眼干涩有较好的疗效。多吃新鲜的绿叶蔬菜和水果，如黄瓜、橙子、苦瓜、无花果、豌豆苗、韭菜等，都有良好的清火作用。

3.莲子汤除心火

表现症状:虚火表现为低热、盗汗、心烦、口干等，实火表现为反复口腔溃疡、口干、小便短赤、心烦易怒等。

心火上炎可引起口腔疾病。中医提醒应控制情绪，以免心火气盛诱发心脑疾病。多食蔬菜、水果,少食辛辣之物,禁酒,多运动。用黄连、莲子心等药物清心泻火。

降火食方:冰糖莲子汤、百合银耳玉竹汤

对于心火，可多食一些性寒而味苦的食物,如苦瓜、苦菜、百合、苦丁茶类。虚火上升的人可常喝清心润燥的冰糖莲子汤。百合微寒无毒、补虚清心、除烦安神,用百合、银耳、玉竹煮的甜汤,有清心养阴的作用。

(《益寿文摘》/荐)

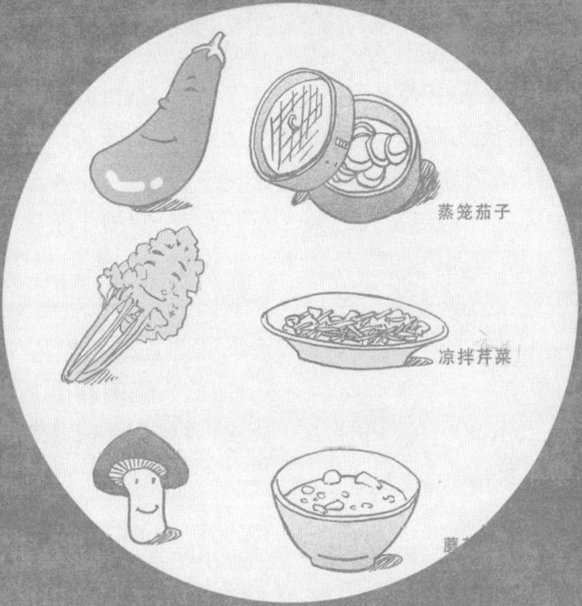

第六篇

家常美味食谱

腊味飘香

1.香芋腊味煲

原料：腊肉1条，腊肠2条，腊鸭腿1只，芋头半只，葱段适量，姜片3片，蒜粒5粒，冰糖、酱油各适量。

做法：①将芋头洗净，切片，煎至两面金黄，备用。②将腊肉切块、腊肠斜刀切片、腊鸭腿斩小块，放水中煮开，氽烫一下。③锅内倒入油，放入姜片、蒜粒爆香，再倒入芋头、腊味略翻炒，加入冰糖、酱油、水，加盖大火煮开后转文火炖煮20分钟，收汁时放入葱段即成。

特色：芋头香糯，腊味惹味，佐饭最佳。

2.腊猪蹄煲白萝卜

原料：腊猪蹄250~300克，白萝卜1 000克，晶粒冰糖4粒，姜块适量。

做法：①将腊猪蹄斩块，用清水略清洗，与晶粒冰糖、姜块（洗净，连皮拍扁）放入汤煲中，大火煲半小时，只见汤色渐变奶白。②将白萝卜去皮后切菱形状，沥干水分后倒入汤中，待汤滚开后改文火继续煲大半个小时。③捞起腊猪蹄，用手指戳一下猪皮，如果感觉到猪皮已经黏滑，可改大火煲3分钟，汤即大功告成。

特色：对腊猪蹄而言，只有“煲”才能凸显其风味。

3.干锅茶树菇腊肉

原料：茶树菇350克，腊肉80克，洋葱200克，蒜蓉香辣酱1茶匙，红尖椒圈15克，姜丝、蒜片各5克，香菜、葱段、鸡精各少许，料酒1茶匙，油、盐各适量。

做法：①将去蒂切段的茶树菇与切片腊肉分别氽水后滤干。洋葱切丝垫在干锅底部备用。②锅中热油，煸香姜丝、蒜片，放入腊肉炒至表皮略焦香，炝少许料酒，再放入茶树菇爆炒，调入蒜蓉香辣酱、盐、鸡精炒匀，最后撒上红尖椒圈、香菜、葱段即可。

小贴士：这道菜也可以用干茶树菇来做，但需要提前用水泡发1小时。腊肉选用七分肥三分瘦的湖南烟熏腊肉最香。

（《益寿文摘》/荐）

美味家常菜

1.熘肝尖

原料：猪肝约400克，黄瓜1根，木耳4个，葱末、姜末、大蒜、白醋、盐、干淀粉、老抽、糖、白胡椒粉、芝麻油、生抽、料酒、水淀粉各适量。

做法：①将木耳洗净掰成小块；大蒜切成碎末；黄瓜洗净后切成菱形片。②在清水中添加白醋，将切成薄片的猪肝放入浸泡15分钟。然后用清水反复冲洗干净,沥干水分后放入碗中,加入适量盐和生粉腌制待用。③取一只小碗，倒入生抽、老抽、料酒、糖、白胡椒粉、水淀粉和芝麻油调成芡汁。④锅中倒入油,加热至七成热时放入猪肝，炒至变色后捞出备用。⑤将锅洗净后烧干,倒入少许底油,放入葱、姜、蒜末炒香,然后放入黄瓜和木耳翻炒。⑥将猪肝倒入锅中,迅速调入芡汁,以大火快速翻炒约10秒即可。

2.干煎辣豆腐

原料:白豆腐1盒,鲜香菇4个,胡萝卜1根,尖椒1个,橄榄油60毫升,豆豉辣酱30克。

做法：①将白豆腐切成2厘米大小见方的块,胡萝卜洗净切片,尖椒去蒂、去籽切成三角形状，香菇洗净后切成小块。②锅中倒入橄榄油,烧至七成热时放入豆腐块，并改成中小火煎炸成金黄色时捞出。③加热锅中的底油,烧至七成热时放入胡萝卜片、香菇块,充分炒透后放入豆腐块和豆豉辣酱,不要加水,用中小火继续煸炒1分钟左右。④加入尖椒块翻炒30秒后即可出锅。如果咸度不够,可以适当地加一点盐。

(《益寿文摘》/荐)

四川麻辣火锅

主料：四川麻辣火锅底料（超市有售,认明四川成都或重庆生产)、小磨香油(尽量选用100%芝麻油)。

配菜:猪骨头、牛毛肚(普通菜场卖水发制品处有售)、肥牛、鸡翅、鸭掌、鸭舌、猪腰(切片)、猪肉片(最好选用五花肉,切薄片,用酱油、味精、淀粉腌制10分钟)、鱼丸、燕饺、藕片、土豆片、西蓝花、红薯粉丝、生菜、木耳、豆腐、海带结……

做法：取一至两根猪骨熬汤约半小时,汤中加少许姜片和胡椒粉,大火烧开后用中小火焖;利用熬猪骨汤的时间,整理配菜,切、洗、装盘。配菜整理好后,炒锅上油,将火锅底料在热油中爆一下,能吃辣的可以同时加入干花椒和干辣椒,然后将熬好的骨头汤倒入热油锅中,烧开,即可装入火锅专用锅中。

每个人碗中盛适量芝麻油、少许盐和味精,三五老友围坐,冬天里的家庭热火锅,经济实惠,营养丰富。

(《益寿文摘》/荐)

美味珍珠丸子

原料：猪肥瘦肉400克，葱、姜、白胡椒粉、盐、料酒、蛋清、水、糯米各适量。为了增加肉丸口感，也可加些马蹄（荸荠）或虾肉，味较鲜，也筋道些。

制作步骤：

1.将糯米提前浸泡30分钟备用。

2.猪肥瘦肉按比例3:7或4:6来挑肉。

3.剁肉末，越细腻越好，加入蛋清。将虾去壳，取虾肉，剁成泥，将虾肉和肉末一起搅拌上劲儿。

4.加水。可把葱、姜切末加清水浸泡调成葱姜水。用的肉差不多有250克，葱姜水差不多有50克。如果水加得过多，肉静置时会有水渗出。可边搅拌边分几次加入，并用白胡椒粉、盐、料酒调味。

5.搅拌。搅拌对肉丸的黏合性起着关键作用，要顺着一个方向搅拌，让肉馅更紧密、更黏稠。

6.取适量肉馅做成小球形，黏上糯米；在蒸盘上刷层薄油，以防粘连，将肉丸摆放好，上蒸锅以大火蒸20分钟即可。

（《益寿文摘》/荐）

两道别样豆腐菜

◎豆腐狮子头　①将豆腐清蒸5分钟，取出后将其压碎，将虾仁、猪肉、木耳、马蹄都剁碎，再在豆腐中放入虾馅、猪肉馅，加入马蹄丁、木耳末、碎香菜，放入生粉、盐、鸡蛋进行搅拌。②将做好的馅料捏成球状，再在锅中加入适量清水，待水温渐热后下锅，小火加热至其定型，再煮约5分钟，加入香菜及调味料即可。

◎泰汁脆皮豆腐　①将日本豆腐切成小块，均匀地抹上地瓜粉，放入油锅中炸，直至豆腐外皮呈金黄色，捞出沥干油。②取适量泰式甜辣酱加入少许水和盐，再放入锅中烧开，加少许油，将味道调好后出锅，浇在脆皮豆腐上即可。

（《益寿文摘》/荐）

番茄酱鸡翅

材料：鸡中翅。调料：番茄沙司、老抽、料酒、蒜片、八角、香叶。

做法：

①锅烧热，放色拉油，将香叶和八角

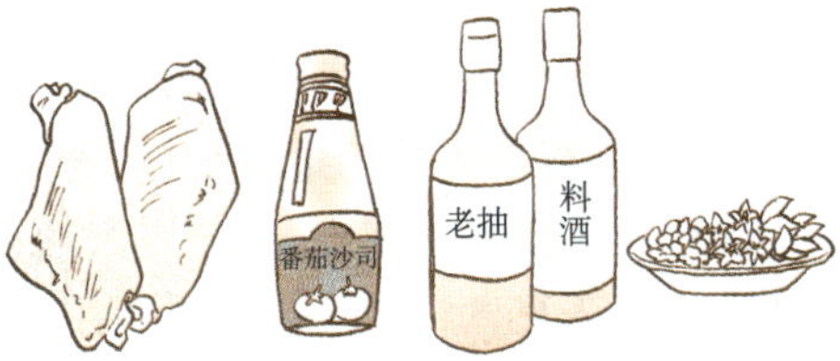

放入小火炸香后捞出扔掉。②将蒜片放入爆出香味。③将鸡翅放入，中大火不断煸炒至表皮收紧并稍呈金黄色。④放点料酒翻炒几下后，马上放半汤匙老抽翻炒均匀。⑤倒入100毫升左右的番茄沙司，加水和鸡翅齐平。⑥盖上盖子，转小火焖煮10分钟左右，开盖加鸡精，把汁收浓稠即可出锅。

小提示：

①鸡翅洗净后，建议用剪刀剪去两边多出来的皮，这部分包含了鸡翅的大部分皮下脂肪。②番茄沙司要放足量。

（《益寿文摘》/荐）

扬州炒饭

扬州炒饭又名扬州蛋炒饭，相传源自隋朝越国公杨素爱吃的碎金饭，即蛋炒饭。隋炀帝巡视江都（今扬州）时，将蛋炒饭传入扬州，后经过历代烹饪高手的逐步创新，发展成为具淮扬风味的有名主食之一。

所谓“金裹银”就是在饭粒的外层裹上一层金黄色的鸡蛋，其做法是：先将米饭放入锅中翻炒，然后用打散的鸡蛋液均匀地包裹住米饭。经过这样炒制的米饭，其饭粒的外层是金黄色的，里面则是白色的。

什锦蛋炒饭是扬州炒饭中最典型的品种，它有很多配料，常用的有鸡蛋、海参、火腿、青豆、虾仁、猪里脊肉、香菇、笋、葱花等。制作时先将鸡蛋炒好，再将其他配料炒熟，加清汤和盐调好味，盛起备用，然后开始炒米饭，米饭要炒得粒粒分明，最后将炒好的鸡蛋和其他配料倒入一半炒匀，炒匀后盛出三分之二放在盘中，再将剩下的配料与锅中的米饭炒匀，盖在盘中的炒饭上。如此做出的炒饭既漂亮，又有很多配料在上面，真是好吃看得见啊！

（《益寿文摘》/荐）

煎酿杭椒

原料：杭椒250克，猪肉馅100克，干香菇15克，料酒、盐、酱油、醋、油、白砂糖、鸡蛋、水淀粉各适量。

特色：这款用小巧的杭椒做成的酿

菜精巧入味，糖醋汁中和了杭椒的微辣，而酿入其中的香菇肉馅则更添一份鲜香。

做法：①将杭椒洗净，切去绿蒂，用筷子捅入刮去辣椒籽备用。②将干香菇泡好后洗净切丁，加入猪肉馅中，再调入盐、料酒和酱油，打入鸡蛋，顺时针方向搅打上劲，用筷子酿入尖椒中。③中火加热炒锅中的油至七成热，放入酿好的杭椒，先煎一下露出肉馅的地方封口，再用小火慢慢将杭椒煎出虎皮色，调入酱油、醋和糖不盖盖烹煮约2分钟，最后用水淀粉勾芡收汁即可。

（《益寿文摘》/荐）

自制特色泡菜

泡什锦菜

原料：大白菜、蒜瓣、茭白、蒜薹、苦瓜、扁豆、葱头、苔菜、萝卜、盖菜、青笋、黄瓜、嫩姜芽、鲜红辣椒共2 800克，干辣椒、花椒、老姜各120克，食盐150克，白酒40克，红糖80克。

做法：①将凉开水注入坛内，放入食盐、干辣椒、花椒、老姜、红糖、白酒等，成为泡水。②将要泡的各种菜全部择洗干净，晾干，放入坛中；盖好坛盖，并经常进行检查。如此泡制10天，即可食用。

萝卜酱菜

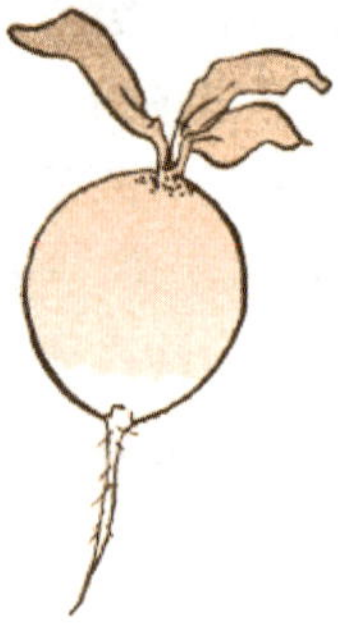

原料：萝卜800克，酱油100克，白砂糖5克，大蒜5克，姜2克，辣椒粉2克，芝麻3克。

做法：①将萝卜切成4厘米长，筷子粗细的条，装进坛子或瓶子中，再倒入酱油和白糖腌一天左右再将酱油倒出。②将倒出的酱油放到锅里煮开，晾凉后重新倒入盛萝卜的容器里，每隔一天重复一次，这样反复2~3次。③食用时，蘸着用大蒜、姜、辣椒粉做的调料吃，每次吃多少拿多少。

（《益寿文摘》/荐）

软烧鲫鱼

特点：鱼肉鲜嫩入味，甜酸可口，姜葱蒜味浓郁。

原料：鲫鱼6条（约750克），姜米、蒜米各20克，花椒、葱花各5克，郫县豆瓣30克，姜葱水、盐、料酒、味精、胡椒粉、白糖、醋、湿淀粉、色拉油各适量。

做法：①将鲫鱼宰杀洗净，加入盐、姜葱水、胡椒粉和料酒拌匀后，腌一会儿待用。②锅里放色拉油烧至八成热时，下鲫鱼炸至表面硬脆，倒出来沥油待用。锅留底油，下郫县豆瓣、姜米、蒜米和花椒炒香出色，兑清水烧开后，下入鲫鱼并转小火烧制，其间加盐、醋和白糖调味。③待烧至入味时，用筷子把鲫鱼夹出来装盘，锅内汤汁则用湿淀粉勾成芡，等淋醋并撒入葱花搅匀以后，起锅浇在鲫鱼上即成。

（《益寿文摘》/荐）

木耳山药炒肉片

山药营养丰富，清脆可口，有调理脾胃、滋肾益精、益肺止咳等功效，是补虚佳品。简单的木耳山药炒肉，不但可吃出美味，更能吃出健康。

主料：山药、木耳、猪肉、青椒、胡萝卜。

辅料：生粉、料酒、酱油、盐、鸡精、食用油。

制作方法：

步骤1：先将猪肉切薄片，用料酒、生粉、酱油拌匀腌制15分钟。

步骤2：将山药、胡萝卜切薄片，青椒洗净去蒂和籽切成片，木耳用水发好，洗净后撕成稍微小一点的块，然后沥水备用。

步骤3：锅内倒入油烧热，然后加入肉片翻炒，待炒至变色后盛出备用。

步骤4：锅内继续添些油烧热，倒入山药片、胡萝卜、青椒、木耳同炒，炒至汤汁黏稠时倒入肉片翻炒均匀，然后加入盐、鸡精调味即可出锅。

贴心小叮咛：

山药去皮切片后要用水浸泡，以免其表面氧化后变黑。

（《益寿文摘》/荐）

蚂蚁上树

原料：粉丝200克，猪肉馅50克，香葱3根，鲜姜2片，大蒜2瓣，红辣椒、青辣椒各30克，盐3克，香醋、油各20毫升，六月鲜酱油30毫升。

制作方法：

1.将粉丝提前2小时用冷水浸泡，直至泡软泡开，备用。

2.将香葱、鲜姜、大蒜、红辣椒和青辣椒分别切成碎丁；粉丝捞出沥干水分，用剪刀略剪开，待用。

3.将盐、香醋、六月鲜酱油和适量清水混合，调成芡汁。

4.小火烧热锅中的油，放入香葱碎、鲜姜碎、大蒜碎、红辣椒碎和青辣椒碎用小火炒香，加入猪肉馅反复翻炒直至将肉馅炒散，倒入调好的芡汁，加入粉丝用筷子拌炒均匀即可盛盘。

（《益寿文摘》/荐）

鲜虾藕饼

原料：瘦肉馅500克，藕1节，大虾仁8只，鸡蛋1枚，香菜1小把，鲜酱油、五香粉、黄酒、葱、姜、植物油各适量。

制作方法：

1.藕去皮，切成碎粒。香菜、葱、姜切碎末。

2.虾去壳，挑去虾线后洗净，控干水分切成大段。

3.所有原料放在盆中，打入鸡蛋，加入五香粉、鲜酱油、黄酒，朝一个方向搅拌均匀。

4.用平底锅小火加热油，先把肉馅做成乒乓球大小，轻轻放入锅内，用汤勺压扁，煎至稍硬，翻过来再煎另一面，5~8分钟即可装盘。

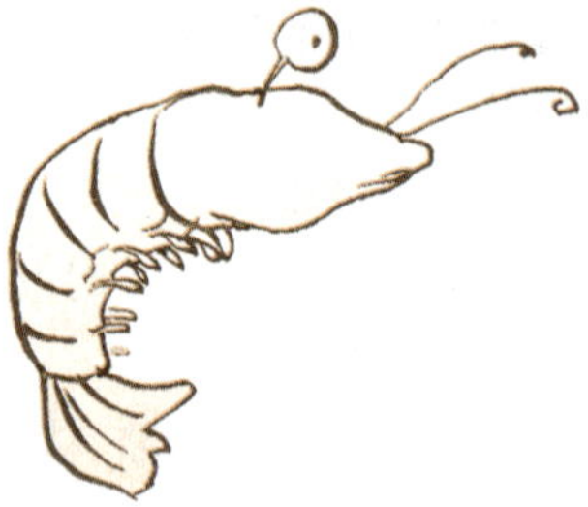

烹饪心得：藕的营养价值很高，富含铁和钙，且具有通便止泻、健脾开胃的作用。在煎制藕饼时不要急于翻动，以免馅料散开。

（《益寿文摘》/荐）

香菇扒菜心

原料：小花菇、白菜、盐、蒜、白糖、蚝油、水淀粉、葱。

做法：①将小花菇冲净表面的灰尘后用温水泡发，白菜对半剖开，洗净备用。蒜切末。②烧一锅开水，加入盐和几滴油，放入白菜焯水至断生。③焯好的白菜捞出沥干水分，摆盘。④热锅上油，油热后下蒜末煸香，倒入泡好的小花菇翻炒。⑤调入盐、蚝油、白糖略炒后倒入泡香菇的水，焖3~4分钟，淋少许水淀粉后大火收汁。⑥将焖好的香菇起锅码在菜心上，撒少许葱花即可。

提醒：①焯水的时候，在开水锅里加入盐和几滴食用油，焯出来的蔬菜色泽会更翠绿好看。②在做这道菜时，香菇要提前泡发。③如果家有高汤，用高汤浸白菜，味道更鲜。

（《益寿文摘》/荐）

酸辣土豆丝

土豆去皮后切丝，大小控制在火柴棒大小为最佳。而为了使炒土豆丝不黏锅，可先往清水里加些盐，放入土豆丝浸泡10分钟左右，再换清水反复洗约3遍，直至水变清澈为止，然后沥干水分。

将花椒放入油锅中以慢火炸制，不要等油热了才放花椒，否则容易炸煳。随着油温的升高，花椒的香味慢慢溢出，炸3~4分钟待花椒变深色便关火，再加入1勺没加热的油，拣去花椒。

炒土豆丝时，为了使土豆丝不出水，需猛火快炒；为了使土豆丝更爽口，下锅炒时油温不能太高，要控制在四五成热；另外，加点白醋，色泽会更鲜亮。

做法详解：

原料：土豆、青椒丝、红椒丝、芹菜、料酒、盐、鸡精、白糖、花椒油、白醋。

做法：起油锅，加入青椒丝、红椒丝、芹菜轻炒几下，再倒入土豆丝、盐、料酒、白糖、鸡精等，大火快速炒匀后淋上花椒油，再加入白醋翻炒至土豆断生（土豆丝由白色变淡淡的黄色）就可以起锅装盘了。

（《益寿文摘》/荐）

八宝辣酱

“八宝辣酱”是上海著名的特色菜，用虾仁、鸡腿肉、鸭肫、猪腿肉、肚子、开洋(虾皮)、香菇、笋片等八样主要原料烹制。“八宝辣酱”味道辣鲜而略甜，十分入味，深受食客的欢迎。

用料：鸡腿肉50克，猪腿肉50克，虾仁(上浆)少许，豆干3片，冬笋50克，鸭肫50克，开洋少许，青豆少许，蒜末、姜末、香辣酱、海鲜酱、老抽、白糖、高汤、水淀粉、腰果、食用油各适量。

做法：①将鸡腿肉、猪腿肉切成1.5厘米见方的小丁，用水淀粉和少许鸡精上浆腌制10分钟。豆干切丁备用。②锅中倒油烧至七八成热，下青豆与虾仁过油炸1分钟左右后捞出沥干，再将鸡腿肉、猪腿肉、豆干、冬笋、鸭肫入油锅中炸至七八成熟，捞出控油。③锅中留少许底油，加入蒜、姜末爆香，再放入香辣酱、海鲜酱炒香，加入过油的鸡腿肉、猪腿肉、豆干、冬笋、鸭肫翻炒均匀，调入少许盐和老抽，大火翻炒1分钟左右加入高汤，烧至汤汁浓稠时淋少许水淀粉勾芡，出锅前放入腰果、开洋，最后撒上青豆与虾仁即可。

(《益寿文摘》/荐)

客家酿豆腐

原料：猪肉馅150克，北豆腐250克，木耳20克，红、绿菜椒各30克，料酒10毫升，姜末、香葱末各5克，酱油15毫升，鸡蛋半枚，水淀粉15毫升，盐5克，油20毫升。

特色：酿豆腐是一道非常经典的客家菜，馅料以肉糜搭配各种蔬菜酿入豆腐中，先煎至金黄再回锅焖煮，味道浓郁，吃起来外焦里嫩。

做法：①将木耳、红绿菜椒切碎，拌入猪肉馅，调入料酒、盐，倒入蛋液，顺时针方向搅打上劲。②将豆腐切成厚约2厘米、长约4厘米、宽约3厘米的块，用勺子在中央挖一个深至2/3的洞，将肉馅酿入其中。③中火加热炒锅中的油至七成热，放入豆腐两面煎黄(先煎露出肉馅的一面)，捞出滤油备用。④锅里留少量底油，下入姜末爆香，加入少量的水烧开，放入煎好的豆腐，调入酱油焖煮3分钟，最后撒入香葱末，用水淀粉勾芡即可。

小贴士：挖出的豆腐不要丢弃，可以用勺子压碎，与剩下的肉馅拌在一起做成丸子，入油锅煎好后与酿豆腐一起焖煮起锅。豆腐的加入让丸子的口感更鲜嫩，十分好吃。

(《益寿文摘》/荐)

城南酱牛肉

原料：牛前腿腱子肉 1 200 克，调料包（八角、桂皮、丁香、香叶、豆蔻、砂仁、肉桂、小茴香、陈皮、花椒、甘草）1 份，生姜、香葱、香芹、干辣椒、绍酒、精盐、黄酱、酱油、白糖、五香粉各适量。

做法：①将腱子肉切大块，姜块拍松、香葱打结，香芹洗净切段待用。②炒锅上火，舀入清水烧热，放入牛肉略煮去除血水，捞出放入冷水浸凉。③炒锅再上火，舀入清水，放入调料包、姜块、葱段、香芹、干辣椒、绍酒、黄酱、酱油、白糖、精盐、五香粉连同牛肉旺火烧沸，撇去浮沫改中火烧制 20 分钟，取出放通风口晾 2 小时以上，再放入汤汁以中小火焖制 2 小时，最后以旺火烧制 10 分钟至牛肉酥烂入味，离火浸泡冷却后切片装盘即成。

特点：色泽酱红，酥烂入味，油润光亮。

（《益寿文摘》/荐）

酱味烧茄子

原料：茄子 3 根，肉馅 100 克，西红柿 1 个，尖椒 2 个。

腌肉调料：黄酒、生抽、白胡椒粉各少许。

调味料：甜面酱 1 大匙，豆瓣酱 1 大匙，蚝油 1 大匙，盐 1 小匙，糖 1 匙，葱、姜末 1 大匙，蒜 5~6 瓣。

做方法：

①将茄子洗净切滚刀块，肉馅加入黄酒、白胡椒各适量，加入生抽，拌匀备用。②油热后下入茄子，炸至变软熟透、边缘变黄后盛出，沥干余油。③将葱、姜、蒜切末，尖椒、西红柿切块备用。④锅内热油，下入葱、姜末爆香后加入肉馅炒散，加入豆瓣酱、甜面酱、蚝油炒香。⑤下入茄子、尖椒、西红柿快速炒匀，加入盐、糖调味后翻炒均匀，撒入蒜末，制作完成。

（《益寿文摘》/荐）

粉蒸排骨

原料：猪肋排 300 克，大米 30 克，糯米 100 克，老姜 10 克，荷叶 1 张，花椒

10粒，八角2枚，料酒1汤匙(15毫升)，老抽1茶匙(5毫升)，白胡椒粉1/2茶匙(2克)，白砂糖1茶匙(5克)，郫县豆瓣1汤匙(15克)，油1汤匙(15毫升)。

做法：①干荷叶用温水浸泡回软，如果使用新鲜荷叶则洗净即可。老姜切成姜末备用。②大米和糯米放入干净炒锅，加入花椒和八角用小火加热并持续翻炒，直至米粒微焦，香气四溢，将炒好的米摊放在大盘中晾凉。剔除米中的花椒和八角（如果喜欢香料味重的也可以保留），将米放入食品加工机中打成碎末成米粉。③排骨洗净，斩成寸段，加入姜末、料酒、老抽、白胡椒粉、白砂糖、郫县豆瓣和油翻拌均匀腌渍20分钟。④蒸笼中铺上荷叶，腌渍好的排骨逐块裹上一层米粉后放入荷叶包好，盖好蒸笼盖。⑤大火烧开蒸锅中的水，放入蒸笼，大火加盖蒸30分钟即可。

（《益寿文摘》/荐）

糖醋黄鱼

原料：黄鱼1条(500克)，胡萝卜丁、豌豆各少许，色拉油、盐、料酒、淀粉、葱花、姜末、蒜末、番茄酱、糖、水淀粉、白醋各适量。

做法：①将黄鱼去鳞、鳃、内脏，洗净后在鱼腹上剞上花刀，用盐、料酒腌渍约30分钟。②将黄鱼拍上淀粉，下锅油炸至两面金黄色时，捞出控油。③锅内留少许底油，放入葱花、姜末、蒜末爆出香味，加入胡萝卜丁、豌豆仁，添加料酒、番茄酱、糖及适量清水，煮至开锅后，用水淀粉勾芡成糖醋汁。④将炸好的黄鱼放进锅里，烹入白醋，起锅装盘，浇上糖醋汁即可。

（《益寿文摘》/荐）

笋干老鸭煲

原料：鸭子（老鸭）半只，天目山山笋，金华火腿，葱白，姜片，精盐，绍酒。

做法：①将鸭子洗净，放入沸水中大火烧5分钟，让血沫出净，然后捞出鸭子洗净。②山笋泡好，洗净，切段，金华火腿切成片。③将鸭子放入汤煲中，放入笋干、金华火腿、葱白、姜片、绍酒少许。④倒入足够的水，水要没过鸭肉，煲4个半小时，出锅前调味，金华火腿和笋干都有盐分，请记住不要加太多的盐。

特点：制作简单，不乏浓郁的江南　风味。

（《益寿文摘》/荐）

酸汤肥牛

原料：肥牛 200 克，酸菜 150 克，小葱 2 根，姜、蒜各 5 克，番茄酱 10 克，野山椒 8 个，红尖椒 2 个，盐、鸡精各 5 克，糖、白胡椒粉各 2 克，油 15 毫升，生粉 10 克。

做法：①将四川酸菜用水冲洗干净，切成细段。②将肥牛从冰箱冷冻室取出后，稍微放在室温环境中缓一下，之后上面撒上生粉，用手抓匀。③锅中水烧开后，转小火，将肥牛放入水中，氽烫成熟后立即捞出，控干备用。④锅中放油，烧到五成热，放入葱、姜、蒜、野山椒，煸出香味，之后放入番茄酱划炒开，稍微变色后，加入切好的酸菜，煸炒出香味，加入高汤（或者清水）。将火开大，烧开后加入各种调味料。⑤再次烧开后，捞出酸菜，放入盛盘中垫底。⑥将氽烫好的肥牛码放在酸菜上，之后将锅中的汤汁浇在肥牛酸菜上面。红尖椒圈和香葱段淋上热油，捞出，放在做好的酸汤肥牛上即可。

（《益寿文摘》/荐）

藿香小河鱼

原料：小河鱼适量，豆瓣酱 50 克，豆豉 20 克，干花椒粒 10 克，子弹头辣椒 50 克，大头菜丝 15 克，青花椒末 20 克，鲜汤、泡姜丝、盐、味精、鸡粉、白糖、芝麻、花椒粉、胡椒粉、藿香末各适量。

做法：将小河鱼洗净，加盐、味精、花椒粉、胡椒粉抓匀，入油炸熟；锅内留底油烧热，放入泡姜丝炒香，再加豆瓣酱、豆豉、干花椒粒、子弹头辣椒、大头菜丝、青花椒末炒香，入鲜汤烧开，加盐、味精、鸡粉、白糖调味，烧开后放入炸好的小河鱼煮至入味，取出，装入器皿中；锅内入油，入子弹头辣椒、芝麻炸香，浇在鱼身上，撒一大把藿香末即可。

（《益寿文摘》/荐）

麻婆豆腐

原料：嫩豆腐300克，黄牛肉、菜籽油、蒜苗各100克，辣椒面、花椒面各15克，豆豉、酱油、湿淀粉各20克，盐10克，鲜汤200克。

做法：①将嫩豆腐切成1厘米见方的小丁，放入温开水锅中略焯，滤水取出。牛肉剁成末，蒜苗切成1厘米长的小段。②炒锅加油烧热，下黄牛肉末炒散，至颜色发黄时，加盐、豆豉、酱油同炒，再放辣椒面炒匀，加鲜汤，下豆腐块同烧一会儿，最后放入蒜苗，用湿淀粉勾芡，浇少许熟菜籽油，出锅装盘，撒上花椒面即成。

（《益寿文摘》/荐）

玉米南瓜羹

原料：南瓜1个、玉米粉、糯米粉、冰糖适量。

做法：①将去皮切块的南瓜放入沸水中隔水蒸8~10分钟，然后将煮烂的南瓜压成面糊状。②锅内加凉水，玉米粉、糯米粉放进后搅拌均匀，然后点火开煮，加冰糖，适时搅拌，防止粘锅底。③开锅将南瓜糊放入，继续搅拌至开锅，再煮2~4分钟即可起锅。

（《益寿文摘》/荐）

苦瓜炒肉片

原料：苦瓜500克，猪肉200克，大蒜3瓣，红尖椒3个，食用油、盐、生抽各适量。

做法：①准备食材，洗净待用。②苦瓜去瓤切片，猪肉切片，大蒜切末，红尖椒切成小圈。③锅烧热放油，下入大蒜煸香，然后放入肉片翻炒。④待肉片煸炒至微黄，倒入苦瓜片翻炒。⑤待苦瓜颜色变浅，放适量盐，淋少许生抽，将红椒粒撒入，翻炒装盘。

营养价值：促进饮食、消炎退热、防癌抗癌、降低血糖。

（《益寿文摘》/荐）

美味红烧肉

原料:带骨五花肉 600 克。A 料(黄酒 10 克,酱油 7 克,糖 25 克,鸡精 5 克,味精 1 克),高汤 500 克,小葱 10 克,姜 8 克,色拉油 20 克。

做法:①将生的带骨带皮五花肉切成 4 厘米见方的块。②取锅下色拉油烧至三成热,下入葱、姜煸香,下入五花肉稍炒,逐次下入 A 料,加入高汤,用大火烧 30 分钟,中小火烧 20 分钟至汁浓稠,取出即可。

起菜:将提前预制好的红烧肉回锅烧热,上桌即可。

关键:①肉一定要冻硬的时候生切,不能焯水,否则会导致肉的鲜香味大受损失。②肉烧熟后应放置 1 小时,这时料汁充分渗入到原料中,这样回锅加热,香味较浓。③收汁时要注意火候,才能成自然芡。

(《益寿文摘》/荐)

家常炒面

素炒面

原料:新鲜手擀面 1 人量,扁豆 1 把,胡萝卜半根,红辣椒、葱、姜、蒜、蚝油、老抽、生抽、盐各适量。

做法:

一、准备工作

1.面条上蒸锅,上汽后大火蒸 20 分钟,中间用筷子翻一次面。

2.蒸好的面条用筷子抖散。

3.将胡萝卜、扁豆、红辣椒切成丝。

4.将蚝油、老抽、生抽倒入碗中混匀,提前调好。

二、炒面

1.锅入油,油要稍多一些,爆香葱、姜、蒜;倒入胡萝卜和扁豆丝煸炒至变色。

2.倒入辣椒丝快速翻炒片刻,倒入刚才调好的酱汁炒匀。

3.下入面条翻炒均匀,如果这时觉得颜色浅就再倒老抽;然后倒点热水,翻炒,可以直接用筷子挑散。这时可以尝一尝,如果觉得淡再加盐调味。

肉丝炒面

原料:宽的鲜面条一把(也可以用细的、圆的、扁的,随自己喜好),猪颈背肉一块,绿豆芽一份,胡萝卜半根,青蒜几根,油、老抽、生抽、黑胡椒粉、淀粉、盐各适量。

做法:①将猪颈背肉切丝,加入老

抽、生抽、黑胡椒粉、淀粉，腌制20分钟。胡萝卜切丝，青蒜切段。②鲜面条入锅煮八成熟，捞出过冷水。③锅里热油，加入腌制好的肉丝翻炒至变色，加入绿豆芽和胡萝卜继续翻炒2分钟，加入过冷水的鲜面条继续翻炒均匀，根据口味调入适量老抽与盐，加入青蒜立刻出锅。

蛋炒面

原料：面条1人量，青菜5棵，鸡蛋一个，食用油、老抽、蚝油、芝麻油各适量。

做法：

①水烧开后下面条，放点食用油，煮至6成熟即可。②面条放入冷水里过凉后，放入碗里控干水分，再放几滴油拌一下，防止粘连。③将青菜焯好水后放入冷水里过凉。④在面条里放半勺老抽上色，加入半勺左右蚝油调味。⑤热锅冷油，放入面条煸炒，不断用筷子翻炒，将水分全部炒出后放入青菜煸炒至面条有点焦时，淋上芝麻油就可以了。⑥再煎个鸡蛋放在炒面里，配上一碗紫菜汤会更好。

（《益寿文摘》/荐）

经典美味红焖虾

原料：大虾400克，姜、大蒜各5克，黄酒100毫升，白胡椒粉1/2茶匙，香菜5克，食用油80毫升，洋葱60克，白糖40克，蒸鱼豉油2茶匙，蚝油1茶匙，芝麻油1/2茶匙，盐1/2茶匙。

做法：①剪去大虾头部的尖刺，再沿着刺口将大虾头部的黑色沙袋挑出（小心别剪去虾油），最后剪掉长须和脚。②沿着大虾的背部从头至尾剪一道口子，再将黑色的虾线挑出。用厨房用纸吸干表面水分。③洋葱切片再横切成丁，姜、大蒜切碎末，香菜洗净切末。④将大虾中调入白胡椒粉、少许盐腌制5分钟。⑤煎虾。这里不采用传统油炸的方式，改用砂锅煎焖，可以减少油脂摄入。⑥锅中留底油，改小火，放入切好的洋葱丁、姜末、蒜末炒出香味。⑦放入虾，加入白糖用大火翻炒，给虾表面裹上一层油亮的糖色。⑧加入盐、蒸鱼豉油、蚝油，用大火炒香后炝入黄酒（可加几滴香醋增加风味），盖上锅盖用小火焖5分钟至汤汁收干，再加入香菜和芝麻油即可。

（《益寿文摘》/荐）

水煮鱼

原料：草鱼1 500克，豆腐皮300克，油菜300克，郫县豆酱2大勺，花椒、大料、桂皮、小茴香、麻椒共1勺，葱1根，姜、蒜各适量，白酒1勺，鸡蛋1个，胡椒粉1勺，淀粉1勺，芝麻油2大勺，红辣椒50克，盐1勺。

做法：①将草鱼洗干净，沿鱼骨取下肉，切成连刀片。用白酒、蛋清、盐、胡椒粉、淀粉抓匀备用。②热锅，下芝麻油，炒香豆腐皮和油菜，盛在碗中。③用冷锅、凉油慢慢炒热郫县豆酱，加入花椒、大料、桂皮、小茴香、麻椒、葱、姜、蒜、红辣椒炒香，下入鱼骨和鱼头，炒到变色。④加水烧开，转文火煮10分钟。⑤下入腌好的鱼片，待鱼片变白浮起后，加入芝麻油、盐调味即可。然后将蒸锅的鱼连同汤一同倒入装豆腐皮和油菜的大碗中。

（《益寿文摘》/荐）

农家土菜四款

鸡汁萝卜

原料：萝卜300克，野生水发木耳200克，香葱、生姜、红椒、精盐、鸡精、鸡清汤、熟鸡油各适量。

做法：将萝卜去皮，切成0.5厘米厚的片；木耳摘洗干净，葱分别切丝、段，姜切片，红椒切丝。炒锅上火，舀入清水烧沸，将萝卜、木耳分别焯水，断生后捞出沥净水分，将萝卜按顺时针方向码放砂锅中，木耳堆积中间，放入鸡清汤、葱段、姜片，加盖炖至八成熟，拣去葱段、姜片，用精盐、鸡精调味，续炖至酥烂入味，撒上葱丝、红椒丝点缀，淋入熟鸡油即成。

特点：色泽黑白分明，萝卜软烂清香，汤汁醇鲜宜人。

咸鹅冬瓜方

原料：农家咸鹅300克，冬瓜400克，姜片、葱段、精盐、绍酒、清汤、香菜各适量。

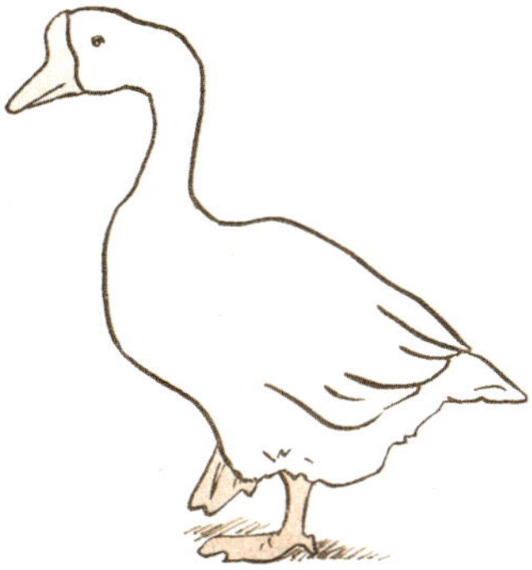

制法：将咸鹅用温水洗净，并浸泡5小时以上，剁块待用。冬瓜切方块。炒锅上火，舀入清水，放入咸鹅焯水，去除多余盐分。炒锅再上火，放入咸鹅加清汤、绍酒、葱段、姜片烧至汤汁浓白，再放入冬瓜烧至入味，倒入砂锅，上火加热略烧，用精盐适量调味，撒入香菜即可。

特点：咸鹅软嫩咸香，冬瓜酥烂入味，汤汁浓醇味美。

香辣鸭脖

原料：去皮鸭脖300克，香芹100克，干辣椒段、香料(八角、草果、小茴香、香叶、桂皮、白芷、白豆蔻、肉桂等)、红曲粉、花椒粉、孜然粉、姜片、葱段、精盐、白糖、绍酒、酱油、肉汤、食用油各适量。

做法：将鸭脖洗净，用精盐、绍酒、葱段、姜片腌渍入味。炒锅舀入底油烧烈，放入干辣椒段、香料、葱段、姜片煸炒出香，加入肉汤、红曲粉、酱油、白糖、精盐适量以旺火烧沸，放入鸭脖，改中小火焖至鸭脖成熟，捞出风干，再放入冷卤水锅浸泡12小时，取出剁成块。香芹切段，焯水待用。炒锅再上底油，放入干辣椒段、姜片、香芹煸炒出香，放入鸭脖，撒入花椒粉、孜然粉、精盐各适量调味，炒匀装盘即成。

特点：色泽红润，香辣适口，佐酒佳肴。

土法鲢鱼头

原料：花鲢鱼头半只，粉皮100克，葱段、葱花、姜片、蒜仔、排骨酱、豆瓣酱、南乳汁、酱油、白糖、精盐、米醋、清汤、食用油、芝麻油各适量。

做法：将鲢鱼头洗净沥干水分，粉皮用冷水浸软。油烧至七成热，放入鱼头炸至金黄色捞出沥油。炒锅再上火，留少许底油，用葱段、姜片、蒜仔炒香，放入鲢鱼头、清汤，加排骨酱、豆瓣酱、南乳汁、酱油、白糖烧至入味，放入粉皮略烧，收稠卤汁，淋少许米醋，加入精盐调味，淋芝麻油、撒葱花装盘即成。

特点：鱼头红亮细嫩，粉皮爽滑入味，咸甜鲜味浓厚。

(《益寿文摘》/荐)

苏式家常小菜

白切猪肚

原料：猪肚1只(约1 000克)，黄酒10克，香葱10克，生姜10克，酱油25克，芝麻油5克，米醋10克。

做法：将猪肚洗净；锅里入清水煮沸，放入猪肚烧开，加入黄酒、生姜、香葱煮至猪肚熟且松软，取出，用刀沿猪肚长的方向剖开，平摊在盆子里，用重物压住，使猪肚平整，待其自然冷却；将猪肚切成条装盘，酱油、芝麻油、米醋调匀装入味碟，佐食即可。

香糟毛豆

原料：鲜毛豆节300克，糟卤500克，盐15克，香叶2片，绍酒50克。

制法：将新鲜毛豆用剪子剪掉头尾尖的部分，洗净后入开水中煮熟，然后用凉开水冲洗冷却；将糟卤和其他调料倒入大容器中，再添加适量凉开水调匀，然后放入凉透的毛豆，加盖，入冰箱冰镇2~4小时即可。

（《益寿文摘》/荐）

豆腐鲜虾丸

此菜由多种原料制成，含有蛋白质、维生素和矿物质等营养成分，非常适合孩子食用。

原料：嫩豆腐2块，鲜虾仁250克，鸡蛋1个，猪肥肉30克，葱末、精盐、淀粉、胡椒粉、味精各适量，花生油500克。

做法：

①将嫩豆腐放锅内，注入清水、精盐煮沸，取出，沥去水分。②将鲜虾仁洗净，剁成虾蓉末；猪肥肉剁碎成馅。③将嫩豆腐、虾蓉、猪肥肉一同放入大碗内，加入葱末、鸡蛋、淀粉、胡椒粉、味精，调味后，搅拌上劲，成为豆腐泥。④锅置火上，倒入花生油，烧至五成热后，将豆腐肉泥挤成小丸子放入油锅，用中火炸至金黄色，捞出沥油，装盘即可。

（《益寿文摘》/荐）

蒜仔飘香翅

原料：鸡翅，蒜仔，鲜汤，红油，干辣椒，辣妹子酱，生抽，葱，姜，清汤，蚝油，海鲜酱，食用油。

做法：将鸡翅洗净，剁成小块；蒜仔用油炸成金黄色备用；锅内入油烧至七成热，下入鸡翅炸一下捞出；另起锅下少许红油，入干辣椒、葱、姜、辣妹子酱、蚝油、海鲜酱炒香，下入鸡翅煸炒，加少许清汤，调味，旺火收汁即可。

（《益寿文摘》/荐）

香辣猪蹄

原料：猪蹄，美人椒，豆瓣酱，辣妹子酱，老干妈酱，蚝油，料酒，葱，姜，老抽，清汤。

做法：将猪蹄洗净，剁成小块；美人椒切段，备用；起锅放入清水烧开，下入猪蹄焯烫；另起锅入油烧至七成热，下入焯好的猪蹄炸一下，捞出沥油；锅内留少量油，入葱、姜、豆瓣酱、辣妹子酱、老干妈酱、葱、姜、蚝油炒香，烹入料酒，加清汤、老抽，下入猪蹄炖至成熟，收汁，加美人椒翻匀即可。

（《益寿文摘》/荐）

马兰头豆腐

原料：马兰头 250 克，豆腐 20 克，盐、味精、芝麻油各适量。

做法：将马兰头洗净，入沸水煮熟后迅速捞出，挤干水分切成末；豆腐打成泥，与马兰头分别加调料拌匀，入模具做好造型，装盘即可。

小提示：马兰头的烫制时间不宜太长，以免影响蔬菜的外观和口感。

（《益寿文摘》/荐）

香煎小土豆

原料：新鲜小土豆 200 克，面包糠适量，炼乳 20 克，白糖 10 克，黄油适量。

做法：将小土豆蒸熟去皮，加炼乳、白糖、黄油捣成土豆泥，做成土豆丸子，粘裹面包糠，入八成热油炸成型，沥油装盘即可。

小提示：可以将小土豆更换为其他薯类食材，变炸为烤，这样也会有不错的效果。

（《益寿文摘》/荐）

美味酱焖小羊排

俗话说:“冬吃羊肉赛人参。”冬季常吃羊肉,不仅能增加热量,抵御寒冷,还能助脾胃消化,起到抗衰老作用。

原料:小羊排500克,土豆2个,胡萝卜1根,葱1棵,姜5克,蒜6瓣,尖椒1根,香菜1棵,桂皮1块,八角、花椒、小茴香、白糖、黄酱、孜然粉各少许。

制作步骤:

(1)将小羊排焯熟备用,黄酱(又称大豆酱、豆酱)加温水稀释备用。

(2)锅中放油,油热后放入葱、姜和两瓣大蒜炒香。

(3)倒入稀释好的黄酱翻炒出香味后放入焯熟的羊排,均匀地裹上酱料。

(4)加入桂皮、八角、花椒、小茴香和白糖翻炒出香味,最后放入孜然粉。

(5)加入开水要没过羊肉,小火炖煮1小时左右。

(6)放入切成小块的土豆和胡萝卜,转成中火炖煮,最后放入尖椒、香菜和剩余的大蒜出锅。

(《益寿文摘》/荐)

淮扬煮干丝

原料:方豆腐干100克,熟鸡丝50克,虾仁20克,熟火腿15克,笋丝25克,豌豆苗15克,开洋5克,香菇15克,熟猪油25克,鸡汤350克,盐适量,料酒3克,白糖5克,生抽10克,鸡粉少许,胡椒粉2克,葱、姜各适量。

做法:将熟火腿、香菇切细丝,葱、姜各切丝、备用;方豆腐干切成薄片,改刀成丝, 入沸水中浸烫, 同时用筷子来回拨,捞出沥水,如此烫制2~3遍,沥干、备用;另起锅,放入熟猪油烧至六成热,放入葱、姜丝煸香,加鸡汤,放入笋丝、开洋、香菇、料酒、白糖、生抽,加盐用中火煮15分钟,加入胡椒粉、鸡粉,将煮好的干丝捞出放入汤盘,撒上鸡丝、火腿丝;虾仁上浆,入锅翻炒至熟,摆在干丝上;豌豆苗氽水,点缀即可。

(《益寿文摘》/荐)